ハンセン病市民学会シンポジウム　第2回・第3回・第4回 記録

ハンセン病市民学会年報2020・2021合併号……目次

写真　ハンセン病市民学会

巻頭言

原点に立ち返り課題の検討を

ハンセン病市民学会共同代表
内田　博文

ハンセン病市民学会は、ハンセン病に対する偏見や差別を解消し、ハンセン病問題における歴史の教訓をこれからの社会のあり方へと引き継ぐことを目的に設立されました。

学会名に「市民」という語が挿入されています。これには、専門家も含めて、共に市民という対等の立場で、手を携えて、目的達成に尽力していこうという願いが込められています。

そのために、交流、検証、提言が活動の柱に据えられました。また、交流集会（年一回）、機関誌・ニュース等の発行、講演会や市民交流会等の開催、分野別部会の設置と成果の公表等が主な事業とされました。

第一回の総会・交流集会は二〇〇五年五月、菊池恵楓園内で開催されました。爾来、十八年が経過しました。第十七回総会・交流集会は二〇二三年五月に鹿児島県鹿屋市で開催されました。

ハンセン病問題は、当事者をはじめ、多くの人たちの格段の尽力にもかかわらず、いまだ多くの課題を抱えています。①療養所における医療・介護の確保、自治会のサポート体制の整備、療養所社会交流会館・歴史資料館等の任務等の明確化、②療養所の永続化問題、③退所者の医療・福祉等の確保、相談体制の充実、再入所問題等、④家族の生活支援等、居場所つくり等、⑤当事者の「語り」の記録化と情報共有、非当事者「語り部」の育成、⑥「無関心層」を対象とした教育啓発の実施等、⑦都道府県相談窓口の設置と既設置窓口の改善、法務局人権相談窓口との連携等、⑧国賠訴訟では未解決の被害の救済、救済のための被害の実態調査の計画と実施等、⑨国立ハンセン病資料館及び社会交流会館等の管理・運営の改善、展示及び社会啓発等の充実、当事者の居場所つくり、資料の保存と活用、雇用職員の身分の安定化等、⑩都道府県等のハンセン病問題への取り組み状況の実態把握と是正。担当センター（仮称）ないし対策協議会（仮称）の設置、等々。ハンセン病問題基本法の改正も課題となっています。改正に当たっては、関係諸機関・団体等との連携等も不可欠です。ハンセン病問題対策協議会はハンセン病問題に特有の問題解決システムですが、これまでの成果と課題の振り返り等を通した解決力の強化が求められています。菊池事件の再審も実現されなければなりません。

市民学会も多くの課題を抱えています。組織運営上の課題としては、①年報等の定期発行、②当事者が安心して参加できる集会の実現、③会員減少への対応、④事務局移転の検討、⑤役員の世代交代、等々があげられます。

市民学会にも高齢化・少数化の荒波が押し寄せています。このままでは縮小再生産に陥り、クローズを迎えかねません。どうすれば永続化できるか。その検討が避けて通れません。

活動上の課題も少なくありません。会員間での「ハンセン病問題の今」の情報共有の外、①都道府県等の取り組み状況の実態把握、②都道府県相談窓口の設置と改善への取り組み、③当事者の「語り」の記録化と情報共有への取り組み、④非当事者の「語り部」の育成への取り組み、⑤基本法改正への取り組み、⑥菊池事件への取り組み、⑦国賠訴訟判決以後の新しい研究成果の共有化、⑧他のマイノリティ諸団体の活動成果の共有、等々。

学会設立時、ハンセン病問題には「熱気」が満ちていました。基本法の制定に九十万人以上の賛同署名が集まりました。ハンセン病問題を「自分事」にする人たちを拡大し、この「熱気」をどう再現するかも今日的課題です。これらの課題への取り組みに残された時間は益々少なくなっています。

ハンセン病問題と同様、ハンセン病市民学会も厳しい状況にあります。会員一人一人が改めて原点に立ち返る必要があるように思われますが、いかがでしょうか。

第二回ハンセン病市民学会シンポジウム
（二〇二一年一〇月三一日開催）

第一部

ハンセン病に関する公文書等の保存の在り方について

シンポジウム

●シンポジスト

藤崎陸安（全国ハンセン病療養所入所者協議会事務局長）

高橋典男（NPO法人人権センターながの事務局長）

原田寿真（国立療養所菊池恵楓園歴史資料館学芸員）

周英煥（NHK岡山放送局）

●アドバイザー

内田博文（ハンセン病市民学会共同代表、九州大学名誉教授）

遠藤隆久（ハンセン病市民学会共同代表）

●コーディネーター

德田靖之（ハンセン病市民学会共同代表、弁護士）

基調報告

遠藤隆久（ハンセン病市民学会共同代表）

訓覇浩（進行・ハンセン病市民学会事務局長）　大変お待たせいたしました。ただいまより第二回ハンセン病市民学会シンポジウムを開会致します。本日のシンポジウムは会場とオンラインズームウェビナーを使いましたハイブリッド方式で開催致します。どうぞよろしくお願い致します。

本日は二部構成で開催致します。まず第一部は、「ハンセン病に関する公文書保管の在り方」、第二部は「新型コロナウイルス感染症とハンセン病~私たち市民はどう向き合って行くべきか~」という、午前と午後の二部に分けて開催致します。

本日進行をさせていただきます、市民学会事務局長の訓覇でございます。どうぞよろしくお願い致します。それでは、第一部に入らせていただきます。パネリスト等のご紹介も含めてコーディネーターの徳田靖之先生にマイクをお渡ししたいと思います。よろしくお願い致します。

徳田靖之　みなさま、おはようございます。第一部の司会を務めます市民学会共同代表の徳田です。どうかよろしくお願い致します。

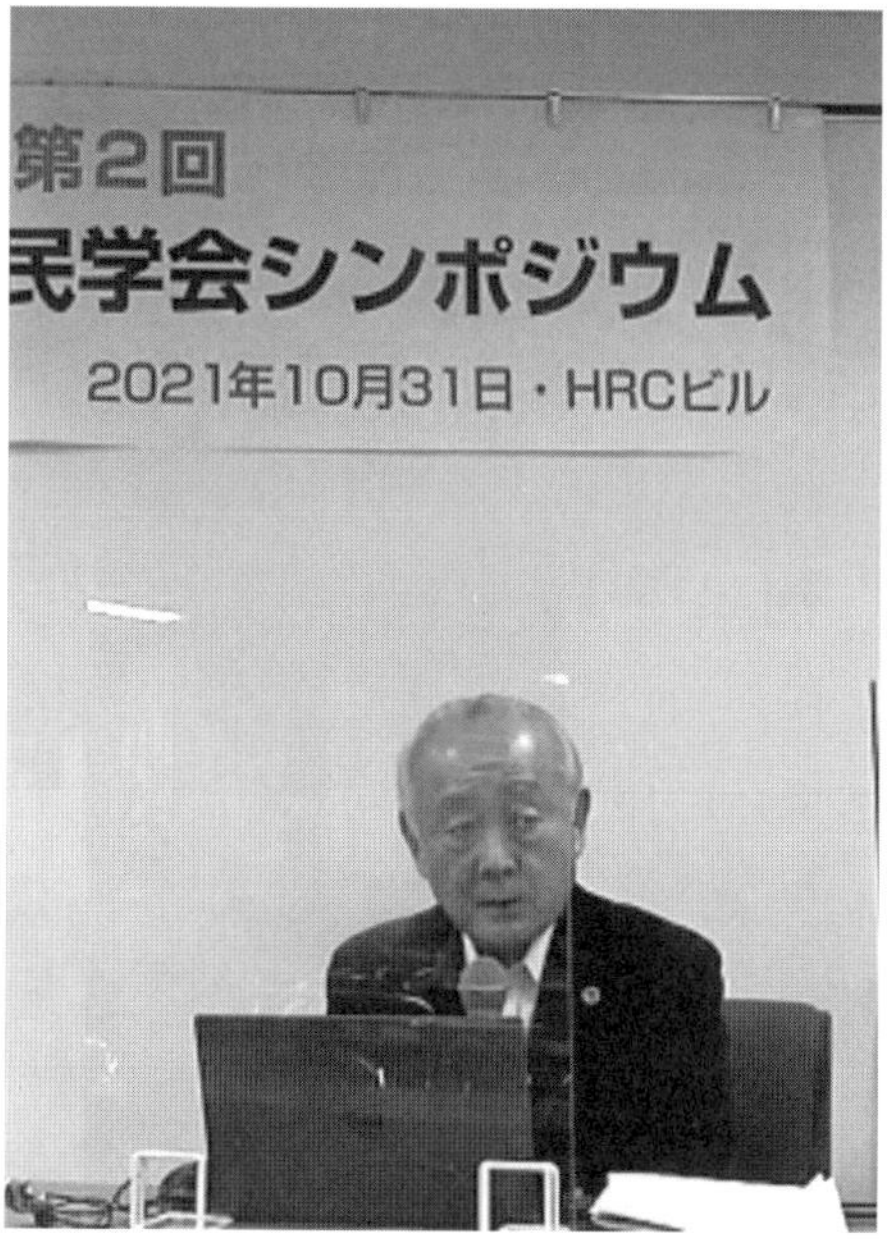

ご案内のとおり、第一部ではハンセン病に関する公文書等の保存の在り方について、みなさんと一緒に議論していきたいと思っております。お手元の資料に、今日の第一部の進行次第を載せております。それをご覧いただきながら参加してもらえればと思います。

第一部では大きく二つのテーマについて取り上げていきたいと思っております。第一の問題が、ハンセン病に関する全国調査台帳の流出問題です。ご承知のとおり、一八九九（明治三二）年に実施されました「明治三十二年癩病患者並血統家系調」という台帳がネットオークションに出るという問題が起こってまいりました。この問題をとおして、いま、どういう問題が起こっているのかということをみなさんと一緒に考えたいということです。

それからもう一つが、ハンセン病療養所にたくさんの個人情報を含めた隔離政策の資料が残っておりまして、この資料の保管の在り方等について問題提起をしていただき、みなさんと問題の共有化を図りたいと考えております。それではまず共同代表であります遠藤さんのほうから基調報告をしていただきまして、その後パネルディスカッションに移りたいと思います。それでは、遠藤さん、よろしくお願い致します。

遠藤隆久　遠藤です。よろしくお願い致します。早速パワーポイントを使ってご説明したいと思います。最初に、長野県大町警察署で作成された「明治三十二年癩病患者並血統家系調」というものの問題点を考えてみたいと思います。

この内容は、ハンセン病患者名、家族名、住所、その他検診した医師の名前も記載されていると仄聞《そくぶん》しております。また、当時の記載住所等から現住所にたどり着くことは容易な情報であるとも言われております。この問題発生の経緯の詳細と、大町警察署を所管する長野県との間で行われている問題発生以降の取り組みについては、シンポジストでいらっしゃいます「NPO法人人権センターながの」の高橋典男さんの方から、後で具体的な詳細な説明をいただけることになっておりますので、そちらにお任せしたいと思います。

この問題を考える際にもっとも重視すべき点として、私がまず問題提起したいのは、差別が存在する限り差別の助長につながる文書による被害者は存在し続けるということです。つまり過去の文書というにはとどまらず、現在にもその被害が及ぶ現在進行形の情報になるという点です。この点を今後どのように公文書管理の中で考えていく必要があるかと思います。

そしてまたそのことが、この『明治三十二年調』がYahoo!オークションに出品されたことが明らかになったことによって、当事者家族の方の底知れぬ不安を高めることになりました。また当事者の方々は、もうこうしたことが二度と起きないように焼却処分をしてほしいというご意見をお持ちの方がおられるということもおうかがいしております。

また新型コロナウイルス感染症のパンデミックが、社会にはいつどのような形で差別問題を引き起こすかわからないという火種が常にあるということをあらためて思い起こさせました。そういう意味でこうした情報が社会に漏れることによって何が起こるかわからないという心配も、現実的な心配としてお持ちになった可能性は十分にあると思います。

おそらく内務省が一八九九（明治三二）年に全国自治体及び警察に、「癩病患者並びに家族」に対し、「癩病患者並血統家系調」を行った可能性が高いようです。したがって、集めた情報を内務省がどういう形でか、まとめているはずです。そうした情報もどういう形でその後処理されたのかも含めて確認する必要がありますので、こうした情報・調査は、たまたま大町警察署から出た資料ですけれども、ある意味では大町警察署からこういう「明治三十二年調」が出たことによって、他にもこうしたことがあったということを推定される

には十分な証拠となります。どういう規模でどういう形で行われ、どのようにまとめられたのかということについても明らかにする必要があると思います。

ハンセン病市民学会は二〇二一年六月二三日に厚労大臣宛てに要望書を発出致しました。また同時に統一交渉団と合同で厚労省担当局長に面談の上、法務省も含めた上記調査を進めるための検討機関の設置を申請中です。なかなか厚労省の動きが遅いようですけれども、それについても鋭意背中を押すような努力をしていきたいと思います。

上記、『明治三十二年調』の保管状況の確認というのは、たまたま大町警察署作成の文書の流出が明らかになったことで、全国の警察及び自治体で現在どのように保管されているのか、将来に渡ってこのような流出が他の警察署の『調』がYahoo!オークション等で流出しないようにするために、どういう方法で保管していくべきかということについても考える必要があると思います。この点も上記、検討機関の課題であると同時に、後でお話しするように、「公文書管理法」との法的な整合性の点で、保管場所と保存期間について検討する必要があると思います。

こうした偏見差別を招きかねない情報がYahoo!オークションというインターネットで売却されるということが起こり得るということを、私たちは今回ひじょうに驚きましたし学びましたので、こういうネットオークションに対してどのような規制ができるのかということについても考える必要があると思います。出版物の差止めとインターネットオークションの削除ですけれども、いったん公文書が廃棄された場合には公文書とされない可能性があり、そうした公文書をどなたかが何らかの形で入手されると、それを規制するのはなかなか難しいというお話もあります。

また、公文書保存期間の保護の対象となると、出版物の差止請求の仮処分の問題がでて来ます。次のスライドでお話し致しますけれども、『全国部落調査復刻版』というものが、二〇一六年二月五日にもAmazonで予約が開始されて、そこで差止請求を巡って仮処分本訴事件に発展したという事件がありました。この仮処分は、裁判所でもかなり手早く認められたようですけれども、本訴事件のほうは東京地裁の判決が出て、原告被告双方が控訴していまして、未だに決着がついていません。ですから、仮処分で差止請求をするか差止請求を本訴でするとと最終解決にはかなり時間がかかるということが、今回の『全国部落調査復刻版』の出版問題でよくわかりました。ここも課題だと思います。

それから、ネットオークションで販売された場合、

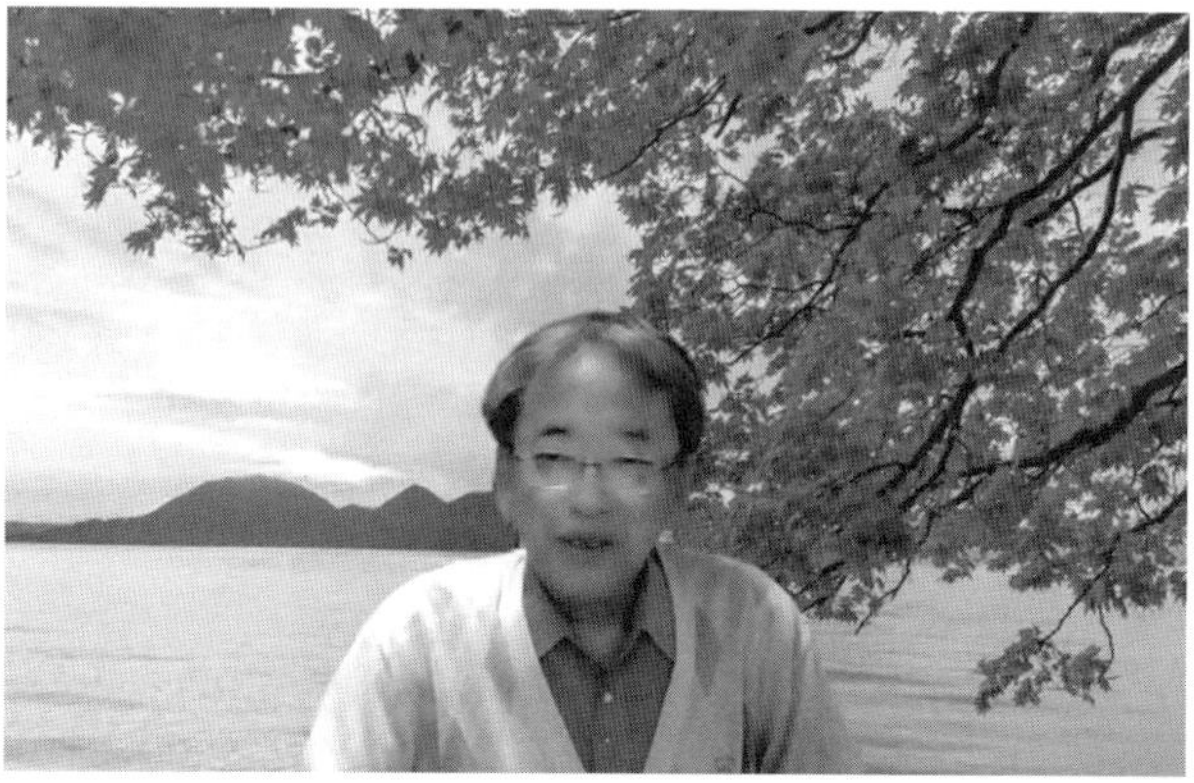

現状の法制度では法的強制力がなくて、ネットオークション主催事業者にオークションからの削除及び販売者の情報開示を要請することしかできません。これについては、高橋さん、藤崎さんもシンポジストになられていますので、藤崎さんからYahoo!との交渉の経緯について、触れていただけると思います。また内田先生がお話されるかもしれませんけれども、法務省が関わっても法務省もお願いベースでしか取り下げということができないというのが現状だということです。そうすると、インターネットオークションというのが便利でいろんな使い勝手がある中で、そこにこういう差別文書のようなものが出品されてくると、それをどういう形で有効に差し止められるかという問題は今後も続く問題だと思います。有効な手段を考える必要があると思います。

そこで、先ほどお話した『全国部落調査復刻版』の出版・ネット掲載の差止めについての本訴事件であるこの示現社合同会社他事件でつい先々月、九月二七日に東京地裁判決が出されましたけれども、この東京地裁判決は必ずしも原告の希望した形での結論が出ませんでした。プライバシー権侵害に対して、一度情報公開したもののプライバシー権侵害の成立を認めなかった。要するに、いままで公開されてないもののプライバシー権は侵害と認められましたけれども、たとえば、自分の本名で既に名のりをあげている人については、その人の情報に関して差し止める必要はないという判決内容でした。それから、『全国部落調査復刻版』に現在の住所・本籍地が掲載された原告のみを救済しながら、親族の住所地・本籍地や過去の住所地・本籍地が記載された原告の救済を認めませんでした。それから、差し止めの範囲についても『全国部落調査復刻版』のすべての記載に対する差し止めも認めませんでした。一部の都道府県の判決では差し止めの効力を及ぼさなかったという点で、情報の評価についての対応を仮処分と異にする判決がすでに出されています。今回の判決ですと、完全に情報を差し止めることができていません。ですから、当然この判決に対して原告も承諾し難いということで控訴しているわけです。

これと同じようなことが、たとえば、先ほどの『三十二年調』のような形のハンセン病関係の家族も含めた調査資料がでてきた場合、この販売をしようとして私たちの要求に答えなかった人たちに対して、もし差止請求の判決がでた場合、どのような裁判所の判断がでるかということについても、部落調査のほうの東京地裁のような裁判官の人権意識の認識がほかでもあるのであれば、危惧すべき点があると思います。ですから、この『三十二年調』を一つの典型として出された今度の問題から「全国部落調査」の東京地裁判決を見ると、かなり深刻に考えていく必要があるのではないかと思います。要するに、現状の法体制で十分に被害回復ができるかということについて、私たちはもう少し考えていく必要があると感じた次第です。

それでは、公文書の保存期間の問題点について、次の論点に移りたいと思います。公文書の保存期間と、国立公文書館等という問題についてまず触れたいと思いますけれども、「公文書管理法」では公文書保存期間は行政文書の性格によって最長三〇年から一年、その他の文書という分類のものにすると一年未満でも廃棄可能になっています。この保存期間が過ぎると「独立行政法人国立公文書館等」として、国立公文書館とその他の機関に移管するか廃棄をしなければいけないということが定められています。その根拠条文はこの「公文書管理法」の第八条に示してあります。それから後でまた触れますが、その保存期間中、情報開示をその期間はしないという形で、当事者の方の個人情報についても含めてきちんと管理をして、その期間が終わったら情報を公開するという期間があります。これが最長三〇年で果たして済むのか。つまり、『三十二年調』の例を取れば、これは一八九九（明治三二）年の調べですから、当然最長三〇年も超えてしまっている情報に当たります。

この最長三〇年というのが、現在進行中の差別についてこの長さ、いわゆる公文書管理の一般的な長さで対応可能かどうかという問題があると思います。

「国立公文書館等」は、スライドにありますように以下の法令の要件を満たした一六か所になっています。これは内閣府のホームページから引用したものですけれども、「国立公文書館等公文書管理法」では、現在のみならず、将来の国民に対する説明責任を果たす観点から、国や独立行政法人等から歴史的公文書等の移管等を受ける施設を「国立公文書館等」として指定しています。この「等」という言葉はなかなか馴染みがないと思いますし、この「等」というのに何が入るのかということについておわかりいただけない可能性もありますので、そこを少し情報共有したいと思います。

「公文書管理に関する法律の第二条の三」で、第一項一号が国立公文書館のことですが、二号に「行政機関の施設及び独立法人等の施設であって、前号に掲げる施設に類する機能を有するものとして政令で定めるもの」という規定があります。政令で定めるということは、場合によっては、厚労省が法令で定めれば可能ですから、国立ハンセン病資料館とか、各園の社会交流会館とか、歴史資料館がここに当たる可能性もあると読めますが、これについては施行令第二条第一項で「宮内庁の施設」と「外務省の施設」と「独立行政法人等の施設」で法第一五条から第二七条までの規定による要件を整備されているところでなくてはならないという規定があります。参考までにですが、シートでお見せしているものが法第一五条から第二七条までをピックアップしたものです。特定歴史の文書の保存等、それから特定歴史公文書の利用請求の取扱い、本人情報の取扱い、第三者に対する意見提出の機会の付与、利用の方法、手数料、審査請求及び公文書管理委員会への諮問とか、こういうものがあり、こうした要件を満たしてないと認められないということになるようです。

では、現実にどのような施設があるのかということですけれども、いまのところ認められている一三施設については、この中に入っていますのでそう簡単には、ハンセン病関係の諸施設でこの条文に当てはまるものがあるかどうかというのは微妙です。それ以外に、公文書管理法の適用対象外とする施設、歴史資料等保有施設というものがあります。これは、内閣府のホームページから見ると、「行政機関の研究所・博物館・美術館・図書館その他これに類する施設及び独立行政法人等が設置する博物館、美術館、図書館、その他これに類する施設のうち、歴史的若しくは文化的な資料または学術研究用の資料を保有する以下の施設については、その保有する資料は、特別な管理がされるもの」と書いてあります。さらに、公文書管理法の適用対象となる行政文書法人文書から除外されるというものがあります。

では具体的にどんなものが考えられているかといいますと、公文書管理法の適用除外となる施設は、歴史資料館資料と保有施設として政令で定める施設、政令で定める施設ですから、ここにも厚労省がハンセン病関係のいまの保存施設について政令で認めるという可能性はあり得ます。では、一三施設としてどのような施設があるかというと、シートでお示ししている施設です。その他に、歴史資料等保有施設で行政機関の施設として、やはり一三施設があるります。宮内庁とか国税庁とか文化庁、防衛省等の施設がここに含まれています。それに対して、歴史資料等保有施設、独立行政法人等の施設で、ご存知の方もいらっしゃるかと思いますけれども、各地の大学が全部集まった大学法人の施設として存在しています。ひじょうに充実した国立歴史民俗博物館という施設がありますけれども、こもこの区分の施設の中に入っています。

私の問題提起としては、これらの法制度を参考にして、国立公文書館等という位置付けであるいは「公文書館管理法」の適用対象外となる歴史資料保存施設、固有施設として、このどちらかでどういう形かで国立ハンセン病資料館及び国立ハンセン療養所にある社会交流会館及び歴史資料館に公文書保存期間を過ぎた資料を保存することができないか、具体的なシミュレーションをしながらつめていく必要があるのではないかと考えています。その場合、たとえば資料保存をする場所とか、学芸員等の員数とかの規模、人員というのも現状で良いのかという問題があるようです。

もう一つ、先ほどお話ししたように、実は、このハンセン病問題の資料が公文書保存期間というものの対象として考えられるのかという。保存期間の最長が三〇年で、現状では三〇年過ぎると廃棄するか国立公文書館に移管するしか方法がありませんけれども、当事者にとってみれば『三十二年調』のような公文書は廃棄してほしいと切実に考える方が少なからずいること
は理解できます。場合によっては、そういう資料があってそれによって自分の情報もわかるということで積極的に利用できる可能性もあるのではないかという意見もあると存じますが、ここは入所者や退所者及び家族それぞれのみなさんにとって、一番気になるところではないかと思います。

しかし、先ほどお話しさせていただいたように、国のハンセン病施設を、国の政策を歴史に残す貴重な資料であるという考え方、公文書館の適用除外であっても何らかの形で資料保存をする公文書も残す施設とするべきだという考え方があり得ます。その考え方を追求していくと、結局、公文書文書保存施設に保存する資料は開示することが原則となりますので、当事者の、幅広いみなさんにとってみれば、場合によっては三〇年じゃなくて五〇年、非開示のままであってほしいとか、永遠に非開示であってほしいというご希望があるかと思いますので、資料的な価値とご自身の差別

被害が起きるのではないかという危惧との調整が、どのようになされるかということ、また公文書の保存の問題を一般論として語ることとハンセン病特有の問題との間に、ハンセン病の問題だけではなく先ほどお話し致しましたように部落調査も同じ過去の履歴が掲載されている種類のものだと思いますけれども、あちらは一応公文書扱いにはならない文書問題があると思います。しかしハンセン病差別が継続している限り、いったんどこかで漏洩が起きたならば、現状では事後救済は大変困難だという問題があるということが、いままでの私の話でおわかりいただけたかと思います。

その意味で、保存期間を設けることへの不安が大きいとか、歴史問題への研究上の必要性の観点との調整がもし不可欠だとすると、当事者情報が漏洩されないことと当事者情報がわからないように厳密に保障されるマスキングを必要とするとか、誰がそのように判断するのか、恣意的にならないための制度を構築しなければならないとか、今回の『三十二年調』は、そういう問題が明らかになったその典型的な事例と言えるかと思います。実際にハンセン病問題を研究している歴史研究者の方でも他の研究者に対してあからさまな誹謗中傷を繰り返している方もいますし、場合によってはこの『明治三十二年調』も自分の調査の自分の業績にしたいと、そちらを優先して考える方もいる可能性はありますので、そういう意味でこうした資料をどういう形で研究者に開示するかということについても、研究者にもさまざまな方がいますから、慎重にする必要があるのではないかという危惧を、私は個人的に持っています。

問題点として、公文書の保存期間を過ぎた公文書を保管する施設が必要だと、つまり廃棄するか公文書館等というところに引き渡さなくてはならないかというのは、現行法の枠組みですから、保管する施設として現にある国立ハンセン病資料館とか各園の資料をどうやって保管するかという問題が一方であります。

そして先ほどもお話しさせていただいたように、情報開示を制限する資料であるかは、それから開示が必要な資料であるかという問題があり、後者の場合は、どのように個人情報を守りながら行うのかという、この二点を解決するしかないと思います。

国立ハンセン病資料館及び各療養所に設置されている社会交流会館、歴史資料館は、これから実際に療養所が歴史を伝える場所になるとすると、自治体が所蔵している公文書に含まれない資料も併せて保存管理する施設もありますし、園当局が持っている公文書資料を円滑に社会交流会館なり歴史資料館にどのように保存するかはとても重要な問題です。あるいは自治会が所蔵している資料のほとんどは自治会作成の資料かもしれませんが、こういう資料も併せて保存管理する施設となりうる可能性がありますので、こうしたハンセン病関係の資料を保存する目的、そしてその保存の中身、そうしたものに合わせてどのようにしっかりとした法的な説明根拠を作っていくかということが必要です。その意味では、やはり先ほどからお話していた、法の仕組みの現状に無理やり合わせるのではなくて、こうした問題を考えた上で、「公文書管理法」のハンセン病に関わる特別法の制定も、場合によっては検討対象にする必要があるのかもしれません。

『明治三十二年調』を私たちの間でなんとか古書店から引き取ることができて、いま全療協本部に保管していただいてますけれども、この資料はいま、一時的に預かっていただいているのですから、この『調』を今後恒久的にどこで保存していくかということは、焦眉の課題になっているわけです。『明治三十二年調』の流出の事情によってはいまだ公文書として扱われるべきものかどうかという点も、いったん廃棄されて民間の人が手に入れ、それを売りにだすというときに、間違いなく公文書として作られたものですけれども、現行法ではなかなか規制ができないということもありえそうですし、これから他の都道府県からも資料の所在が明らかになってくれば、こういう問題がまたぞろ出てくる可能性があると思います。

この公文書は各療養所にもありますし、自治会が持っている大量の自治会資料も未整理のままの状態がほとんどだと思います。こうした資料を今後どのように保存管理する必要があるかという点も併せて、先ほどコーディネーターの徳田先生が第二の論点として、考える必要があると言われた通りです。この現状を含めて、この後のシンポジストである原田寿真さんの報告に委ねさせていただきたいと思います。私の全体としての基調報告は以上とさせていただきます。ご清聴ありがとうございました。

徳田　どうもありがとうございました。それではいまの遠藤共同代表の基調報告を受けて、パネルディスカッションに移りたいと思います。私のほうから、パネリストの方のご紹介をさせていただこうと思います。順不同です。全療協の事務局長である藤崎陸安さんです。よろしくお願いします。

藤崎陸安　はい、藤崎です。どうぞよろしくお願いします。

徳田　「NPO法人人権センターながの」の事務局長を務めておられます。高橋典男さんです。よろしくお願いします。

高橋典男　高橋です。よろしくお願いします。

徳田　先ほど遠藤さんからご紹介がありました菊池恵楓園で学芸員をしておられまして、療養所における文書保管の問題をずっと長年訴え続けてこられました原田寿真さんです。よろしくお願いします。

原田寿真　原田です。よろしくお願いいたします。

徳田　それから、最後になってしまいましたが、NHK岡山放送局に勤めておられまして、療養所に残っているさまざまな資料についてのご調査を担当されました周英煥さんです。

周英煥　NHKの周です。よろしくお願い致します。

徳田　なお、パネルディスカッションには、先ほど基調報告をしてくださいました遠藤さんと、同じく共同代表である内田博文さんにアドバイザーという形で参加していただきたいと思っておりますので併せてよろしくお願い致します。

徳田　それでは早速ですけれども、療養所に現存する文書類等の保管の在り方について、貴重な報告になると思いますけれども、原田さんからご報告をお願いしたいと思います。よろしくお願いします。

原田　お願い致します。みなさん、画面のほうでご覧になっていただきたいと思いますが、今回パワーポイントで、療養所の文書はなぜ保存されるべきなのか、また、どのように伝えていくべきなのか、恵楓園収蔵資料と歴史資料館事業を事例にということで、国立療養所菊池恵楓園歴史資料館学芸員原田からご報告させていただきます。まず発表の前に確認しておきたいのですが、本発表を行う原田は恵楓園附属資料館に勤務しています。本発表では園実施の各種事業に言及致します。こちらは既に実施されている事項なので園自治会も把握されている事柄です。しかしながら、本発表で行う資料館事業の将来構想や提案、こちらについては現状、資料館学芸員としての見解ではなく、私、原田個人の見解に留まるものということを認識しておいていただきたく思います。

基調講演は、『明治三十二年調』について言及いただきました。ハンセン病施策事業に関する文書については人権問題の資料として重要であるとともに日本衛生行政史の資料としても貴重なものであります。ハンセン病に関する文書の主な作成主体は、そう考えますと、衛生行政を管轄する内務省衛生局、療養所監督県、各地方自治体、厚生省また厚生労働省、それから、公立、現存する国立の療養所等になるかと思います。このような想定がありますが、この中で特にこの部分、国立の療養所が最も多くの資料を収蔵しているのではないかと思われます。現に恵楓園では膨大な量の文書が収蔵されてきておりまして、これに関する調査整理も長年に渡り資料館のほうで実施してきています。資料目録上事務文書は五九一八件、入所者カルテは八九八八件、「患者身分帳」は五一一一件、これらの文書が登録されています。

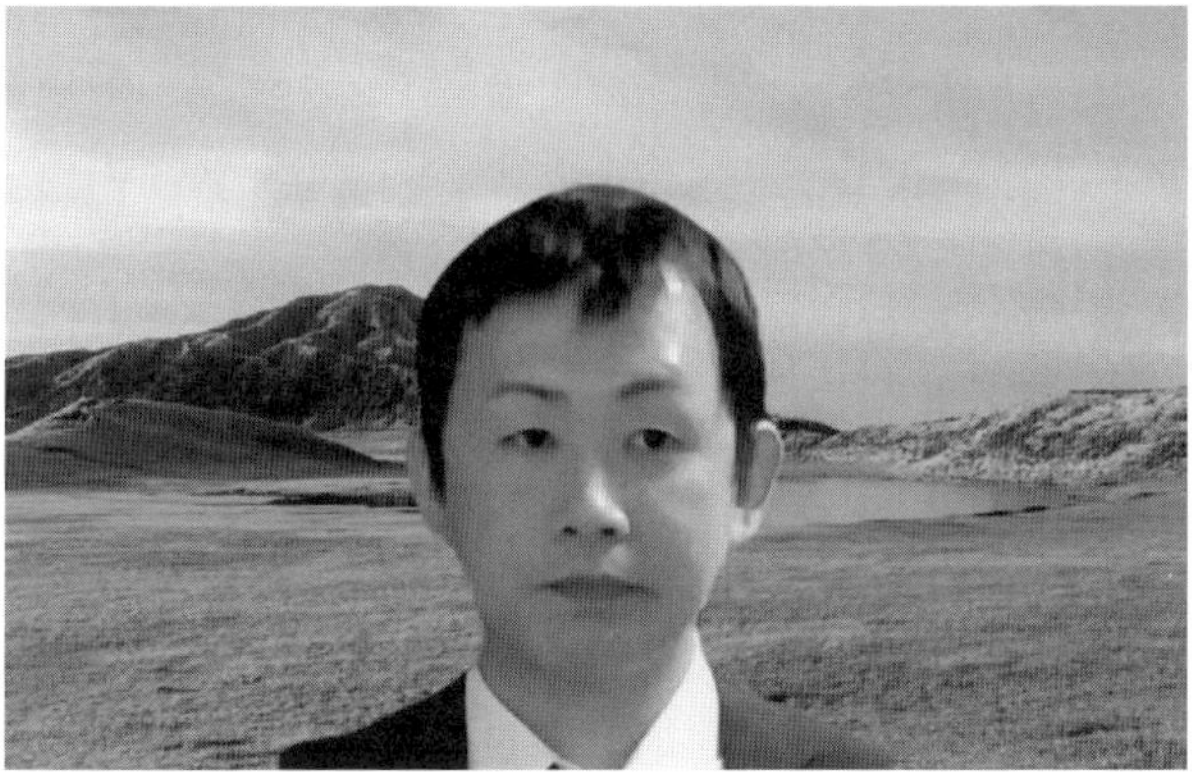

これは去年、二〇二〇年一二月現在なので、現在また数字も上がっているかと思うんですが、これら文書群の中には地方在住医師が「天刑病」と書いた診断書、療養所に強いられて妻の中絶を受け入れる夫の手紙、療養所医師による在宅患者を対象とした入所勧奨記録、これらは、いわゆる「無癩県運動」の記録です。その他にも「癩予防デーポスター」とかあるいは入所者の個人情報文書をまとめた「患者身分帳」などの超重要文書が無数に含まれているといった状態になっております。恵楓園が自治会や関係機関から出された調査依頼に応じるため、園内収蔵文書に対する資料調査整理を実施してきました。その過程でさまざまな希少、貴重、重要文書の存在が把握されているといえます。これら文書は現状、歴史資料館で所蔵させていただいております。しかしながら、これは先ほど遠藤先生が言われたとおり、厳密に言えば現行法にはそぐわない状態であるということがいえます。行政文書のうち使い終わったもの、いわゆる保存年限を満たしたものについては、捨てるかあるいは国立公文書館等に移管することが定められています。「公文書管理法」第五条の第五項です。このようになっていますが、こちらのほう、ゴミ箱でイメージ、廃棄を示していますが、実際には文書に関してはドロドロに溶かされた状態でしっかりとした廃棄がなされていますので、途中から回収の決定がなされた場合でも、回収することはできません。

療養所に収蔵される文書の扱いを検討せねばならないのですが、そのために、なぜ療養所に大量の文書が残っているのか、この経緯、次に、療養所の文書はいまどのような扱いがなされているのかという現状、また、これらの文書を何のために、どのように残していくべきかという将来、この三つの事項について確認をしなければなりません。

一つひとつ見ていきたいと思います。なぜ療養所には、大量の文書が残されてきているのか。行政機関における文書管理の傾向として、明治初期、太政官制がしかれていたころ、このころは記録編纂が盛んでこの時期の文書はよく保存されていると言われています。しかしながら、内閣制度が創設されて以降は各省内で文書を永久保存と年限廃棄に分けました。決裁文書はよく残るけれど、政策決定過程、行政に関する国民への説明責任を果たすための文書、このような文書はあまり残らなかったと言われています。

では、菊池恵楓園における文書管理を具体的に見てきますと、当初恵楓園は国の施設ではなくて、一九〇九（明治四二）年に公立九州癩療養所、九州七県連合立の公立療養所として成立しています。この監督は熊本県によってなされていました。熊本県と療養所との間で交わされた文書は、「熊本県公文類纂 衛生」といった文書、そういった形態で当園に残っています。同文書には療養所において作成するべき文書についての熊本県からの指示、そういったものも見られています。ただし、報告文書の様式についての規定が多いようです。その後、所内でも独自の文書管理規定が繰り返し出されていたようなんですが、そのようなものの一つ「九州療養所事務分掌細目」の中には、例えば、機密文書に関する件であるとか文書の収発整理に関する件などそういった規定が設けられていまして、文書管理は当時庶務課書記の管轄であったというふうに書かれています。

その後、一九四一（昭和一六）年に国立に移管され、国立療養所菊池恵楓園となりました。文書はおそらくそのまま恵楓園に引き継がれたと見られるのですが、この時から地方自治体の収蔵文書ではなくて、国の行政機関の収蔵文書に変わっています。国立移管時に新たな文書管理規程も作られているんですが、この中に文書の整理及び保存といった規定も設けられています。

このように文書の管理規定といったものは、療養所の中で何度か出されているんですが、戦後になっても国は国立行政機関の作成した文書について統一した管理方針を出してこなかった。そういった公文書一般に関する問題があるわけです。

恵楓園で文書管理規定が繰り返し出されてはいたものの、実際には各所に未整理の文書群が大量に収蔵されてしまっていました。文書管理が徹底されてくるのは、一九九九年「行政機関の保有する情報の公開に関する法律」、つまり「情報公開法」以降だと思われます。ただし、適用は新たに作成される文書に限られました。これまでつくられた文書、残されてきた文書については手が回らない。何しろもう九〇年分の文書が既に存在していたわけですから。

古い時期の文書は事務本館の引越しに伴い、旧事務本館、現在の歴史資料館に置かれたままとなってしまいました。このような状態で文書が残されていたわけです。このように行政機関に結果として残ってしまった文書の存在は、内閣においても認識されていました。「歴史資料として重要な公文書などの適切な保存のために必要な措置についての実施について」といった閣議決定がなされていまして、戦前作成の文書は、結果として三〇年以上保存された文書にもなされています。ということはつまり、当園の文書管理状況は決して好ましいとは言えないのですが、おそらく全国の末端行政機関においてもこのような文書はたくさん置いてあったということが言えるのではないかと思われます。このような文書がたくさんありました。では、この文書が現在どのようになっているのか、療養所文書の現状を見ていきましょう。園収蔵文書の整理開始は、国賠訴訟と関連しています。国賠訴訟の写真がありますが、二〇〇一年「らい予防法違憲国家賠償請求訴訟」で原告側が勝訴されました。国賠訴訟で行政の責任が明らかになったので、「熊本県、地方自治体はこれにどのように関与したかについて明らかにしてほしい」ということを恵楓園入所者が要請いたしました。ここで熊本県が「ハンセン病施策関係資料収集事業」といったものを実施いたしまして、県内ハンセン病関連機関に調査員を派遣しました。この時に恵楓園旧事務本館に膨大な量の文書資料の保存が確認されたわけです。事務本館に文書資料があるため、事務本館が園に対して提出される各種調査依頼、調査指示、調査要請の回答のための拠点になっていくわけです。

例えば、みなさんもご存知かと思いますが、「恵楓園入所者に対する解剖、骨格標本作製に関する調査」といったものも行なわれていますし、「ハンセン病患者に対して開かれた特別法廷に関する調査」、このような調査のための文書、そういったものもこれらの文書群の中から見出されています。これら各種調査に対応するために園をあげての資料整理が実施されてきました。

（スライド中の文書整理の写真を見ながら）こういうふうに、これは歴史資料館の中ではなかったんですが、園内の別の施設ですね。中央倉庫といった所にある文書の状態、こういったものを現状及び現況を記録致しまして、箱がどのような位置にあるのかといったことをしっかりと図に描いて示しています。こうしておかないと文書を持ち帰ってきた時に出所がわからなくて一体何の文書か全く意味がわからないといったこともありえますので、しっかりと記録を取ります。それから、仮目録といったもので大雑把な目録を作り、その後に基本目録の作成に移っていきます。こちらの基本目録に記載される項目については一応「公文書管理法施行令」第七条に規定された情報を掲載した「行政文書ファイル管理簿」に近しいものを目指しています。こういった形で文書の目録をかなり詳細に書き込んでいるんですが、このようなものを作成してまいりまして、ただ、これはもちろん園のみなさま、園の職員の方々が協力された結果、なんとかこのような目録を作成するに至っています。

文書を何のために、どのように残していくべきか、こういった文書の状態をご理解いただきました。療養所に多くの文書が残っていることが把握されました。では、なぜ療養所の文書は保存しないといけないのか、これについて「ハンセン病の歴史を学び、伝えるためである」とおっしゃる方々がいると思います。しかしながら、これは説得力がやや足りないと思われます。「歴史はなぜ学ばねばならないのか、この国にハンセン病の患者はほとんどいない、もう済んだ話じゃないか」、そのように言われた時になんと回答するか。

歴史を学ぶ理由とは何か、一般的なこちらの理由について考えていきます。歴史学からの回答、これは「歴史学的な営みの目的は、読者に思索の素材を提供して社会的自己認識の深化に誘うこと」であるとされています。やや難しいですね。簡単に言いましょう。つまり、いまの目の前の社会において、自分が何をなすべきか、深く考えることができるようになるために学ぶ。ハンセン病の歴史は、それを知ることによって、より良い社会を作ることができる、だから学ぶ必要があるのだと、そのようなことが言えるわけです。

ハンセン病問題は長く続いたゆえにさまざまな差別・人権問題と関連していますし、あるいはそれらを包括しています。身体障害者差別も含みますし、男女差別や人種差別、部落差別、さまざまな問題と関連しています。眼前の社会問題に正しく向き合う際に重要となる知見を多く含む。なぜどうして人は誤りをおかすのか、どうしたらその過ちは避けられるのだろうか、こういったことを考えるためにハンセン病の資料が必要です。歴史への問いかけから見解が得られるといったことは強調されねばなりません。

歴史を学ぶ意義について考えるために、ハンセン病問題の事例の一つで考えてみましょう。一九〇九（明治四二）年一〇月二日、開所して半年が経過した九州療養所で、一人の男性入所者が死亡しました。自殺しました。病室の裏手に設けられた便所の格子に締めていた帯をかけて首を吊り、空堀に足を投げ出していました。これを見つけた入所者が療養所に報告したところによると、死亡した入所者は家族との関係で悩んでいたとされています。

そういったものを示したのが、こちらの「始末書」という文書から把握されます。自殺者を発見した入所者の、療養所宛て報告です。こちらを見てみますと、「始末書。明治四十二年十月二日午前六時三十分所用ノ為病室ニ罷越タルニ入室中ノ患者〇〇〇〇ナルモノ兼ネテ自分ガ自宅帰サルニ就テハ婚家親類ノ恥ノミナラス他家へ嫁ギ居ル姉某モ必定離婚トナル実ニ迷惑ノ次第ナリケリト全室中ノ患者等ニ語リ苦心居リタルコトモ多シ姿見へサルヨリ一同不信ヲ抱キ捜索中ナルヲ以テ自分モ所々捜索居ル中午前七時頃男病室便所西裏手木柵ニズゴキ帯ヲ掛ケ外部堀中へ下リ縊死シ居ルヲ発見シ直ニ事務所へ其ノ旨急報致シタル次第ニ有之候。然ニ本人ハ或ハ夫事ノ為メ自殺シタルニアラザルカト存シ右以始末書上上申仕候也、明治四十二年十月二日、九州療養所収容患者〇〇〇〇」

昔の言葉でやや難しいんですが、療養所の中に収容されている入所者の方が、実家に帰されると自分の家族が迷惑に思ってしまう。そのことを悩んでいて自ら命を絶った。そういったことが報告されています。一九〇九（明治四二）年の法律第十一号「癩予防ニ関スル件」の時点では、患者が療養所に収容された後でも、本人や親類がある程度の資産を持っていることがわかれば実家に帰されていました。男性には資産があったため実家に帰されることが決まったが、男性が故郷に帰ると嫁いだ姉が離婚されてしまう。悩んだ結果、自ら命を絶ちました。

なぜ男性は死なねばならなかったのでしょうか。国が悪いのか。あるいは社会が悪かったのか。そもそもそのように誰が悪いかという責任追及をすることがこの場で有効な問いなのか。ハンセン病当事者の人生と向き合う時、さまざまな思考が頭を巡ります。答えが出ない悩ましい問題が多くあります。そしてこういったことを考えることは、目の前の人権問題と向き合う時に我々に慎重さを与えてくれる、深い思索を与えてくれるはずです。

ハンセン病問題の実例、これは入所者一人ひとりの記録。個々人の記録を読み直すと、人が、社会が、どのようにして一人の人生を奪っていったのかがありありと浮かび上がってきます。決して一般化できない人生の経験。これら個別の経験を重視し、そこから教訓を見出すことこそがハンセン病当事者の名誉の回復ではないかと考えます。療養所文書の整理保存活用は、当事者の人生の意味を取り返す「真の意味での名誉の回復」のために必須です。正確な手続で整理を実施し、入所者の個人情報を保持した条件下で調査研究を行ない、その考察の成果を社会に訴えるような管理体制を作っていかねばなりません。なお、本発表で用いられた資料のほとんどは『資料で読み直す菊池恵楓園、ハンセン病問題の歴史』といった資料集が出ましたのでこちらに掲載されたものです。こちらのほう、恵楓園社会交流、恵楓園歴史資料館にファックスで問い合わせていただくと、あるいは聴講いただいているみなさんにもご提供が可能かもしれません。これまでの各種調査を実施した成果が社会に還元された一例です。

博物館機能とは、資料館の理念、人類がハンセン病を克服する中でどのような過ち、不幸が生じたか、これについて深く考え、教訓とする。これを実現するために各種機能を実施しているものです。資料を集め、整理保管し、これについて調査研究を行ない、その成果を教育普及事業として社会に対して還元する。多くの療養所においては、どのような文書がどの程度収蔵されているかも不鮮明です。厚労省は過失のない療養所運営が責務ですので厚労省にとっては入所者に関連する情報は全て秘匿することが好ましいということが言えます。しかしながら、これは先ほど示した博物館機能と根本的に矛盾してしまいます。全国療養所史料館では専門的知見を有する学芸員が現状、残念ながら少ないということが言えるかと思います。これについて、NHKの周さんの報告によって明らかになることかと思うのですが、いま一度、文書保存の意義、意味と今後の資料館の役割を再考せねばならない、そのように自分は考えます。

以上やや早口になりましたが、療養所の文書はなぜ保存されるべきなのか、またどのように伝えていくべきなのかについて報告させていただきました。私の報告としては以上です。

徳田　原田さん、どうもありがとうございました。お聞きになっておわかりいただけたと思いますけれど、原田さんをはじめとする菊池恵楓園のみなさんがどれぐらいこの間、膨大な時間を割いて資料等の整理にあたってこられたか、そこからいろんな問題を出していただきました。それでは原田さんの報告を受けて、全国的にはどのような状況になっているのかという、概況的なことになるかはと思いますがNHK岡山の周さんからご報告をいただきたいと思います。よろしくお願いします。

周　あらためまして、NHK岡山放送局の周と申します。短い時間ですけれどもご報告をさせていただきます。先ほどお話がありました菊池恵楓園の原田学芸員から具体的な一つの療養所の状況についてお話いただきましたので、私の方からは全国的な状況がどうであったのかというところ、この度NHKで全国的な調査を実施させていただきましたので、その内容をご報告させていただければと思います。時間の状況もありますので早速、調査の報告から入らせていただければと思います。

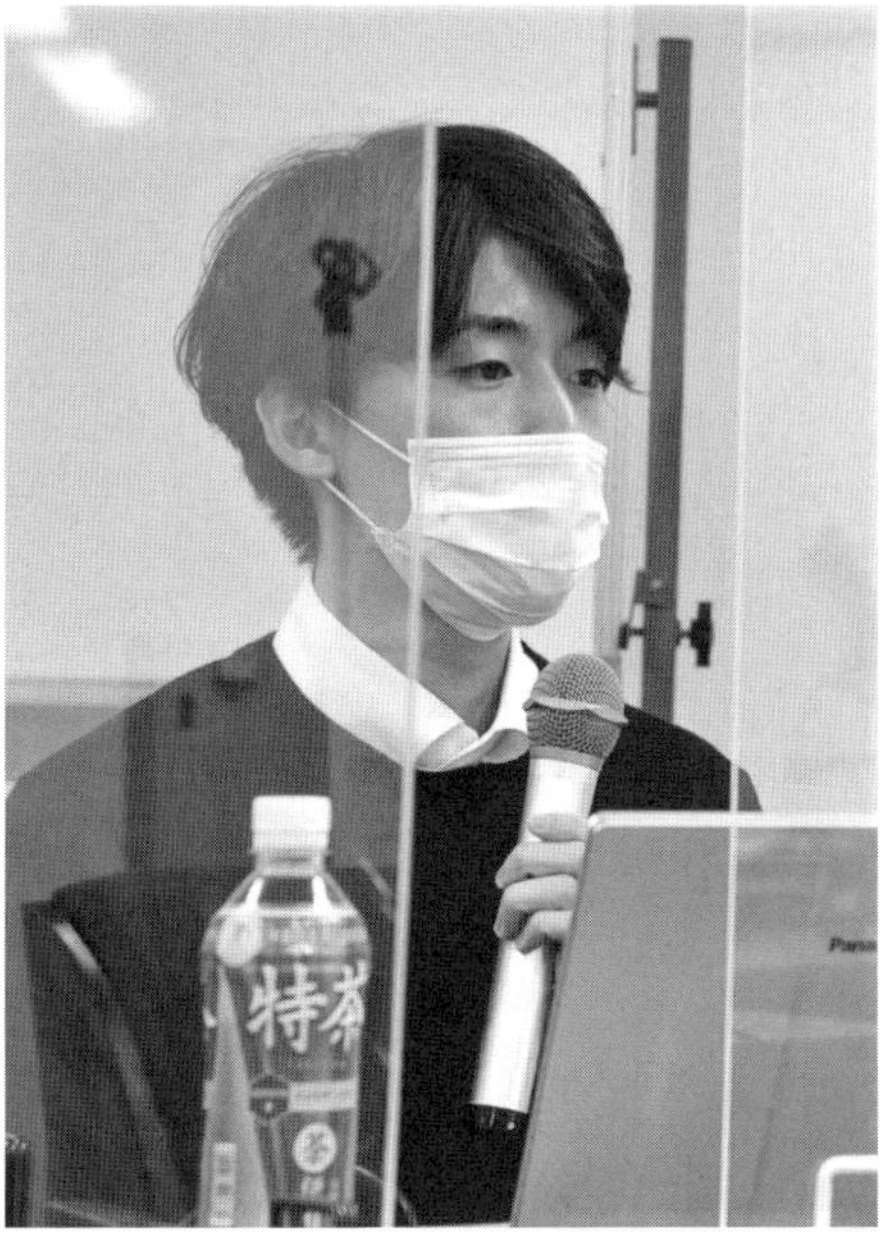

まず調査のきっかけ、なぜ私がこういう調査を行うことになったのかという経緯をご説明しますと、私が赴任した岡山では二つの療養所がありまして、長島愛生園それから邑久光明園でございます。それら二つの療養所では現在それらを世界遺産への登録を進めていくという動きが盛んに行われていまして、地元の自治体を含めてハンセン病の歴史を残していく、未来に伝えていくということが現場レベルで盛んに議論が行われている中であります。特に中でもその歴史的な建造物、収容桟橋であったりですとか、歴史館そのものの建物であったりですとか、そういった残されている建造物をどうしていくかというところで、かなりいまつめて議論がされているところなのですが一方で、同じ歴史を残していく上で欠かせない文書の類のものについては、現場の職員の方とか学芸員の方と取材の一環で話をすると、そもそも特に療養所がかつて作った公文書の類のものは本来どう扱われるべきなのか、あるいは現状残っているけれども本当にこのままの状態で残して良いのかとか、そういった問題意識が現場からすごく聞かれてきました。

私もこのハンセン病問題に関わらせていただいてまだ日が浅いのですけれどもなかなかこれは根深い問題

だなと思って、取り組まなければいけないと感じました。それは私だけではなくて実際にお話を伺わせていただいた入所者の方々からも、将来そういった資料が流出したり、十分な検討なく廃棄されてしまったり、そういったところへの懸念の声もすごく聞かれておりました。よく報道機関ですと、こういったかつての歴史を残すべきであると、喫緊の課題であるというような形でハンセン病問題に関わらず、抽象的に残すべきということを言いがちなのですけれども、私としてはただ抽象的に言うのではなくて実際、現状どうなっているのかというところを具体的な現状をお示しした上で、それをみなさんにご活用いただいて、物事を一歩一歩前に進めていかなければいけないという問題意識を私自身が持ちまして、今回さまざまな方のご協力ご理解をいただきまして調査を実施させていただくことになりました。今回このように内容をご報告することができて大変嬉しく思っています。

具体的な調査の内容としましては二つ実施いたしました。一つ目①が国立ハンセン病療養所の療養所自体を対象にさせていただいた調査でありまして、去年の一一月頃に実施させていただいたものです。文書というのは、先ほど遠藤先生からのお話にもありましたが、入所者の方々の自治会が所蔵されている、いわゆる私文書というものは今回は排除して、かつて療養所が作った、療養所の職員が職務上作成したあるいは取得した文書の資料、当時の公文書の状況がどうなっているのか、どれくらい残されているのか、残されているとしたらその保管環境はどうなっているのか、というのがメインな調査内容でした。それが一つ目です。

二つ目②が国立ハンセン病療養所の入所者自治会様を対象に実施させていただきました。これは①の調査の療養所の結果を受けて、それについて入所者のみなさまがどう感じておられるか、現状をどう感じられているのかということと、将来に向けてこの現状をどう変えていくのかについてご意向ご意見を伺うことが主な内容でございました。これは今年の五月から六月にかけて実施させていただきまして、残念ながら、奄美和光園さんと宮古南静園さんは入所者自治会が現在休会中ということでしたので、その二か所を除く全国一一か所の自治会の代表者様に今回調査を投げさせていただきました。

まず療養所を対象にした調査の結果から移らせていただきます。これがまずそういった公文書の類のものが現状どれぐらい残されているのかというのを、いくつかの文書の種類をこちらでピックアップして、残存状況を確認していきました。

この文書の種類というのは、以前行われた国の検証会議で被害実態調査というのが行われましたが、その在園被害として、検証会議の最終報告書に載っていた内容をこちらで再び掲載させていただいて、これがどれぐらい残っているのかということを聞いていきました。中を見ていただきますと、例えば、遺体解剖、一番上にありますけれども、遺体解剖に関しては文書が残されていると回答したのが八か所の療養所です。そのまま目を下に移していただきますと、例えば、患者作業、優生政策、それから懲戒検束に係る文書がそれぞれ四つ、三つと残されていることが明らかになりました。なので一定程度、こういった文書が残されているというのが今回、私自身も驚きましたし、一定程度残されているんだというのが示されたのかなと思います。

ただ一方で、残されていないというところが結構あったりですとか、一番私が重要だなと思ったのが、不明というところです。残されているのか残されていないかもわからないと。現場レベルで、これは当然、療養所の職員の方々に調査をお願いさせていただいたのですけれども、その職員の方でも残されているのかどうかがわからないというところ、これが現状の多くを物語っているのかなと思っております。これは療養所の職員の方の怠慢だとかそういうわけではなくて、目の前の入所者の方の生活がまずは第一優先でありますので、そこまで手が回らない、どういった文書が残されているのかわからないというのも一つの現状なのかなと。これをどう考えていくかというのが、これから重要なのかなと思ったのが、文書がどれぐらい残されているのかという質問から見えてきた結果であります。

そして二つ目、そういった文書が残されていると、少なくとも残されていることがわかっている文書について、それらはどういう状況でいま残されているのか。というのも、こういった文書はすべて紙媒体で残されておりますので劣悪な環境に残されていると、例えば虫食いですとか、雨風とかにさらされると、どんどん損傷が進んで将来読めなくなってしまう可能性もありますので、それらがどういった状況で残されているのかというのを聞いていきました。文書の保管対策として、いくつか私のほうで項目を設けさせていただきましたが、これは国が作成した特定歴史公文書等の保存利用及び廃棄に関するガイドライン、つまり国立公文書館等でどのような設備が設けられるべきなのかというガイドラインを国が作っております。なので、こういった歴史的な文書を保管するためにはこういった設備があった方がよろしいですよ、というのを国が提示しているものでございますので、それが、ではどれぐらい現在の各療養所で確保されているのかというのを一つひとつ聞いていきました。対策を実施している所を見ていただければと思うんですが、例えば上から二つ目、温度・湿度の管理をしているところは、一つの療養所。あるいは文書の目録を作成しているところは四つですとか、文書のデジタル化をしているところは三つですとか。なかなか一三か所の療養所がある中で半分以上いっているところがないというものです。それから、かなり療養所毎にもバラつきがある。対策を一定程度実施しているところもあれば、ほとんど何も実施されずに文書は残されているけれどもそういった環境が整えられていない所もある。こういったバラつきがあるというのも、この質問から見えてきたところであります。

それから、いまのところに通じるところですが、先ほど原田学芸員からもご説明があった、では、その文書を取り扱う際、現場で職員それから学芸員の方々がそれらの文書をどう扱うのかという内規、あるいはガイドライン、療養所内でどう扱うかというものを、共通認識を持って扱っているのかというのを聞いた質問なんですけれども、こういった園内での取り決めをしているというところが七つの療養所に限られておりました。構築していないところも五つの療養所でありました。ガイドラインを作っているところ作っていないところにも大きなバラつきがあるというのが現状なのかなと思っております。

なので、今回まず療養所を対象にした調査から見えてきた結果としましては大きく二つあります。一つが、文書が一定程度残っていることが初めて判明したんですが、先ほどお伝えしたように、不明と回答するところも多く、少なからずありました。なので、文書の全容が把握し切れていない、どれぐらいの文書が残されているのかあるいは残されていたとしても、その中身がどういうものが書いてあるのかというのが把握し切れていない可能性というのがうかがえました。これには、職員の方々の人手、これを調べるためには莫大な、膨大な人手が必要ですし、調べるには知識も必要になりますし、そういったものが現状の職員の体制で足りるのかという問題。

それから、学芸員の方々に関しても実際、公文書として療養所が作った文書を学芸員の方々が中身を読んで取り扱っても良いのかというところで悩まれている学芸員の方もたくさんいらっしゃいました。話を聞くと、療養所の入所者自治会が作った文書、いわゆる私文書に関してはアクセスしてよいと思うけれども、かつて療養所が作った公文書の類を私たちが中身を読んで良いのかどうかというところ。せっかく知識ですとか、どうすれば良いのかという考えをお持ちの方々が、そこで悩まれてしまうというところも今後解決しなければいけない。せっかく志を持った学芸員の方々がたくさんいらっしゃるので、その問題も今後必ず考えていかなければいけない問題だなと思いました。

それから二つ目としては、実際に残っていることが確認されたとしても対策、残していく上での設備に関しては、まだまだ足りていないと言わざるを得ない状況でした。それからその対策を実施しているところと実施していないところのバラつきがかなり目立ったというところが、ざっくりなんですけれども、①国立ハンセン病療養所を対象にした調査から見えてきた結果でありました。より根本的な課題の点では、先ほど遠藤先生や原田さんからもご指摘をいただいたんですけれども、基本的に公文書というのは、法律に則って保存期間が設定されて、満了後には国立公文書館等に移管するか廃棄するかということになります。

ただ、この法律が施行されたのは二〇一一年です。先ほど原田さんからもお話ありましたけれども、その前に作られた文書をどうしていくかというのが喫緊の課題でして、私から国の厚労省の方にも現在残っている、かつて公文書を作られた年で作られた文書は、現在どういうたてつけで残されていることになっているのかというのを何度も国に問い合わせたんですけれども、国曰くそれは行政文書ではないと判断しているから残っているんですと。つまり、現在の「公文書管理法」上の適用を受けていないから残されているという回答を受けました。裏返すと、療養所に残されている、かつてすごく古い公文書の類のものというのは法律上いつなんどき誰が廃棄をしても法律的にはオッケーということになってしまうということなんです。それは入所者の方々もご高齢化が進んで少なくなっていって、将来療養所の建造物、そもそも現在文書が残されている建物自体が今後どれぐらい残されていくのかというのもわからない状態で、かつ、今後療養所を将来、誰が管理していくのかというのもわからない状態で、文書を守っていく法律的な根拠が乏しいというのは、将来残していくという上で、根のない状態というんですかね、極めて不安定な状態に置かれているんだなというのが一つ、これから考えなければいけない問題なのかなと感じました。

それから、現在の法律を適用させていないと申し上げたんですけれども、一部は現在の公文書管理法に則って保存期間を設定している文書も、今回調べてみると、ありました。これは国のホームページ、e-Govの文書管理行政文書ファイル管理簿、現在の法律に則って保存期間を設定している文書の類はここに載っているんですけれども、国立療養所で調べると、いくつかヒットしまして。例えば、邑久光明園さんで、一九三〇年の四月一日に作成されたことになっている解剖承諾書綴り、これは、登録されてます。保存期間は三〇年と設定されていて、保存期間満了時期は「未定」です。一番下です。四角い赤い印で囲ませていただいたんですけれども、満了時にどういう措置を取るかというのが「未定」となっています。私の知識が乏しくて、まずこういったことがあるんだと、保存期間が満了時の措置が未定というのを初めて見たので、私もこれをどう解釈して良いのかわからないんですけれども、こうやって残されて現在の法律で適用されているものが一部あるというのが最近気づいたところであります。

二つ目です。他にも栗生楽泉園で、一九三二年に作られた診療録等とありますが、これは恐らくカルテの類になるのかなと思いますが、これは保存期間満了時期、これも「未定」になってまして、ただ、保存期間満了時の措置は「廃棄」になってるんです。なので、今後、保存期間を設定して、それが満了時期には法律上は廃棄されなければいけないことになっていると。確かに法律上は廃棄するのが好ましいということになっているんだと思うんです。けれども先ほど遠藤先生のお話にもありましたけれども、このハンセン病問題に関して、その他多数の文書と一緒に、単純に廃棄として取り扱って良いのかどうかというところも考えなければいけないと思いました。こういったものが①の調査から見えてきたところであります。このまま廃棄しても良いのかというところです。

ここからは、自治会を対象にした調査なのですけれども、こういった文書、少なくとも現在残されている文書は今後どうするべきだと思いますか、保存するべきだと思いますかという質問をしたところ、回答いただいた全一一か所の自治会が全て保存してほしいと回答されたのです。

その理由はなぜか、保存するべき理由は何ですかということを尋ねさせていただきました。これは自由記述で回答いただいたので一部しか抜粋できなかったので、大変心苦しいのですけれども、中を見ていくと、例えば、国による「隔離政策の実態を後世に伝える資料として整理保存してほしい」、国がどういうことをしたのかということをちゃんと残してほしいという意見ですとか、あるいは、下から三番目ですと、国だけじゃなくて「国民全体の教訓として未来に伝える意義がある」、国がどういうことをしたのかではなくて、国民がひとりひとり考えてほしいというところ、そこに残すべきという意見がその意義を見出してほしいという意見もありました。それから、「人権が尊重される社会を実現するためには必要不可欠なものである」とこちらは、先ほど原田さんがお話しいただいたところにも通ずると思うのですけれども、今後に生かすというところに意味を見出しているところもありました。

なので、こういった、なぜ残すのかというところも、入所者のみなさまの思い、入所者のみなさまだけじゃなくて、回復者のみなさまの思いが最も優先されるべきであると私は考えておりますので、そういったところの聞き取りというのも、今後、残すのであれば、なぜ残すのかというところも突き詰めて考えていかなければいけないのかなと感じました。実際、じゃあどこで残して欲しいですかと。将来、保存先はどこがよろしいかというところをお尋ねしたところ、療養所の敷地内（社会交流会館ですとか歴史館等も含む）ところが九つの自治会。これは複数回答で尋ねましたが、他にも国立ハンセン病療養所が二か所、それから、国立公文書館が二か所となりました。その他という選択肢も設けたのですけれども基本的にはこちらの回答でした。

ただ、先ほどの①の調査でも見えてきたように、じゃあ、現在の療養所の敷地内で残すにしても圧倒的に設備が足りておりませんので、その点、入所者の想いと現状にギャップがある、乖離しているというところが見えてきたかなと思います。

では、現状への認識ですね。入所者の代表の方々にうかがったところ、療養所の文書を保存するための設備、現状の設備についてどう思いますかと尋ねたところ、一一自治会のうち八つが不足していると、単刀直入に、不足していると回答しておりました。その他、国による文書の保存に向けた取り組みについてどう感じているかというところですと、半数以上の自治会が不足を感じると回答しました。さらに、四つの自治会はそもそもどういう取り組みが行われているのかというのがわからないと回答いただきました。これはもう圧倒的に議論が不足しているというところの表れなのかなと思います。実際にどうするのかというのは、みなさんで、一朝一夕にはできない問題なので話をして方向性を決めていく必要があるんですけれども、そもそもどういう取り組みが行われているかわからないというのは、すごく重い問題だなと感じました。それから、療養所に残された文書について、今後、先ほど、そもそもどういう文書がどれだけ残されているのかというのもわかっていない現状がありますというのをお伝えした上で、実態調査を求めたいですか、という質問をしたところ、一一のうち九つが調べて欲しいという回答をしていました。これも重く受け止める必要があるかなと思います。

最後ですが、今回自治会の調査から見えてきたのは将来に渡って、本来であればご存命のみなさま、お一人おひとりに意見を聞くのが好ましいと私も考えているんですけれども、今回、自治会の代表者様に伺った限りでは、やはりみなさん文書を残して欲しいと強くご意見をいただきました。その理由についてもすごく訴えるものがありました。

では、その文書をなぜ残していくのかというところ、文書を残すためには人員もかかりますし、予算もかかりますし、その点、なぜ残していくのかというのを考えていかなければいけないかなと。それが土台になるかなと思います。その土台があった上で、どこで誰がどう残して行くのかというところも考える必要があると思います。同時に、では、残すのであれば、それをどう活用して行くかという議論になると思いますが、活用する時にプライバシーの問題をどうするのかというところも、先ほど遠藤先生からのお話にもありました。そういったところもつめて考える必要があると思います。つめて考える必要があるのですけれども時間は限られていると。入居者のみなさまのご高齢化が進んでいる中、時間をかけることもなかなか難しいところ、悩ましい問題なんですけれども考えなければいけない問題だと思います。その中で、今年、統一交渉団の方で統一要求書の中でこうした問題について作業部会を設置するよう国に求めるという要求書が出されました。国の回答状況というのも今後注視してみていきたいと思っております。

駆け足になりましたが、長くなりました。失礼いたしました。これでご報告を終わらせていただきます。

私事なのですけれども、現在は岡山にいるんですけれども来月から東京に異動になりまして、なので、岡山放送局にご連絡をとっていただいても私にはつながらないので、ぜひメールですとか携帯に何かありましたらご連絡いただければと思います。以上になります。ありがとうございました。

徳田　どうもありがとうございました。私もいま、拝聴していまして原田さんと周さんの問題提起というのは、公の場でこういう問題が提起されるのはおそらく初めてではないかというふうに感じています。本当にありがとうございました。

お聞きになって、藤崎さん、全療協事務局長としてというか、藤崎さん個人としてでも構いません、感想を含めてコメントやご意見をお願い致します。

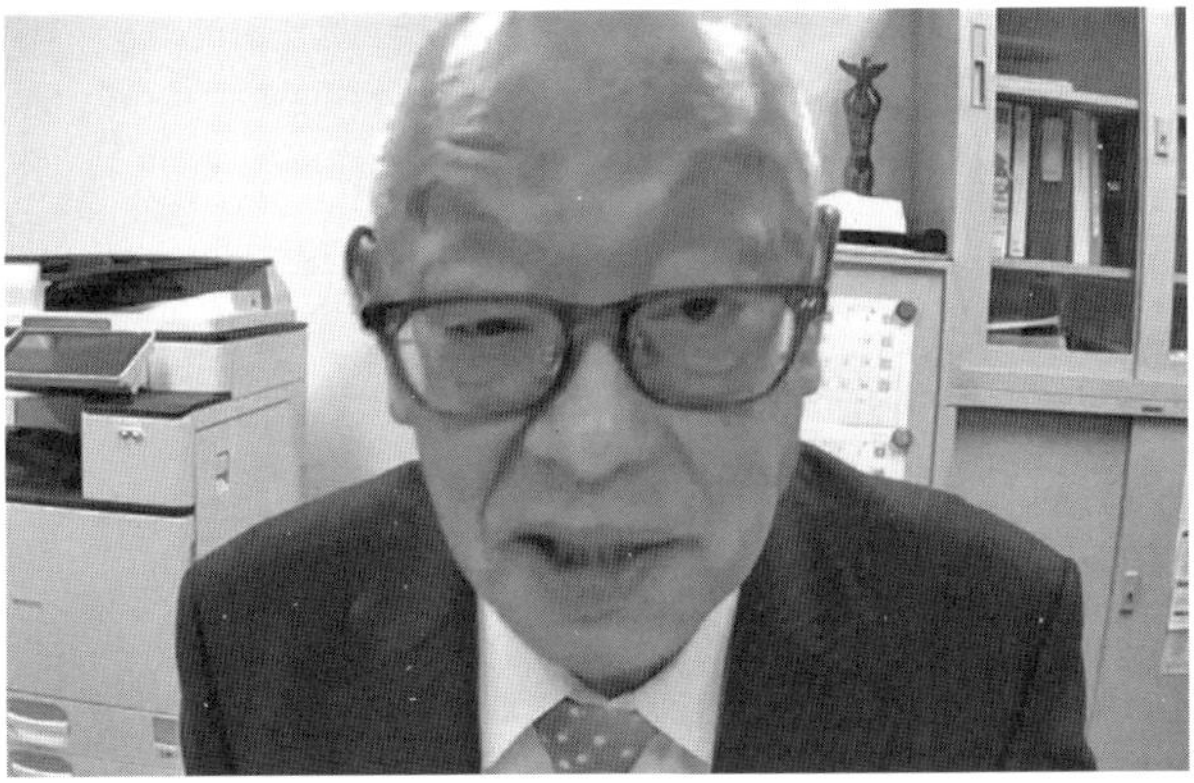

藤崎　はっきり言って、全療協が組織として、こういう問題に真剣に取り組んだという記憶は私にはないんですよ、実際には。今だって、こうしてお二人の話、あるいは遠藤先生の基調報告を伺いまして、これはある意味ではシマッタという思いがしています。これからの問題とする場合、やはり大事に保管していかなきゃいけないものだと思いますが、なにぶん個人のプライバシーに関する部分がかなり比重を占めているんです、この古い文書の中に。したがって、簡単にどこで扱うべきかという話じゃなくて、どこかで厳重に人目に触れないような形で保管していかなきゃいけないんじゃないかと。保管することが大事なので、是非そういう形で取り組んでいきたいと思いますが、やはりどういう形で取り組むのか、保管するのかというのは、いまの法律は、一定期間終われば人目にさらしても良いんだという状況の法律だったら、それはやっぱりまずいと思いますので、ここのところが難しいんじゃないかと。それと、『明治三十二年調』の話もそうなんですが、現物をもう取り戻した、あるいは自分たちのところに戻ったのは良いのですが、これを今後どう保管するかっていうのは、ひじょうに難しい問題で、議論が必要なんじゃないかという気がしました。

　いずれにしても全療協が組織として、この問題にいままでほとんど取り組んでないということに関する反省は、組織としてはしなきゃいけない、そういう感じでおります。それと、大事なのはプライバシーをどう守るかという話ですね。大概、この書類の中には、かなりプライバシーに関わる性質のものが結構あるというふうに聞いていますし、そこは慎重に対応しないとダメなんだというふうに思います。

徳田　ありがとうございます。反省すると言われると、もう我々弁護団もまさに反省しなければいけません。統一交渉団としてやっと厚生労働省に対する検討項目としてあげたという段階ですから。

実は今日ここで少し意見交換もしたかったのですけれども、申し訳ありませんが意見交換はカットさせていただいて、ここで基調報告をされた遠藤さんから、コメントなり、何かご発言があればお願いしたいと思います。

遠藤　いま、藤崎さんが全療協が取り組んでいなかったという反省のお話をされたんですけども、全療協は五年前に有識者会議を設置して、その中で資料館の問題を検討課題に致しました。そして、私がこの資料館の問題の検討を任せていただいて、その時に、この公文書資料をどうしたら良いのかというのは、大きな問題になるというお話を、その時以来、何回か報告しております。その際、まだまだそれは早い話だろうというご意見も強くありました。しかし、私自身はいずれこの問題は解決しなければいけないという話をしてまいりました。『明治三十二年調』が出てきて、ようやくこの問題が有識者会議で本格的に議論することになりました。ハンセン病市民学会ではもう十年以上前に資料館プロジェクトを設置し、資料館の在り方について議論してきたことがあります。ですから、そういう意味では、決していままで考えてこなかったことではないのですけども、リアルな問題としてもう時間がないということがはっきりしてきたという点では、みんなでこの問題について真剣に考える良いきっかけになったのではないかと思います。

徳田　ありがとうございます。ここで内田さんから、アドバイスやご意見がありましたら是非お願いしたいんですが。

内田　はい、今日の遠藤さんから原田さん、周さんのご報告で問題点が何かということはかなり明らかになったのではないかと思うんです。

そして、その問題を解決する方向についてもかなり道筋が明らかになったのではないかと思います。ただ、問題を解決するためには法的な手当てが必要だ、人手の手当ても必要だ、設備の面での手当ても必要だ、当然、その前提として予算的な手当ても必要だ。

それから、原田さんのお話にあった理念の問題ですね。どうして保存するのか、どうして活用するのか、理念の問題も解決していかなきゃいけない、明確化していかなきゃいけないということも明らかになったのではないかと。

問題はそれを実現するための道筋でして、厚労省に全部お任せするのでやってくださいということで実現できるかというとそうはいかないだろう。ということで、例えば、仮称ですけれども、検討会のようなものを設置していただいて、周さんがご報告になられたよ

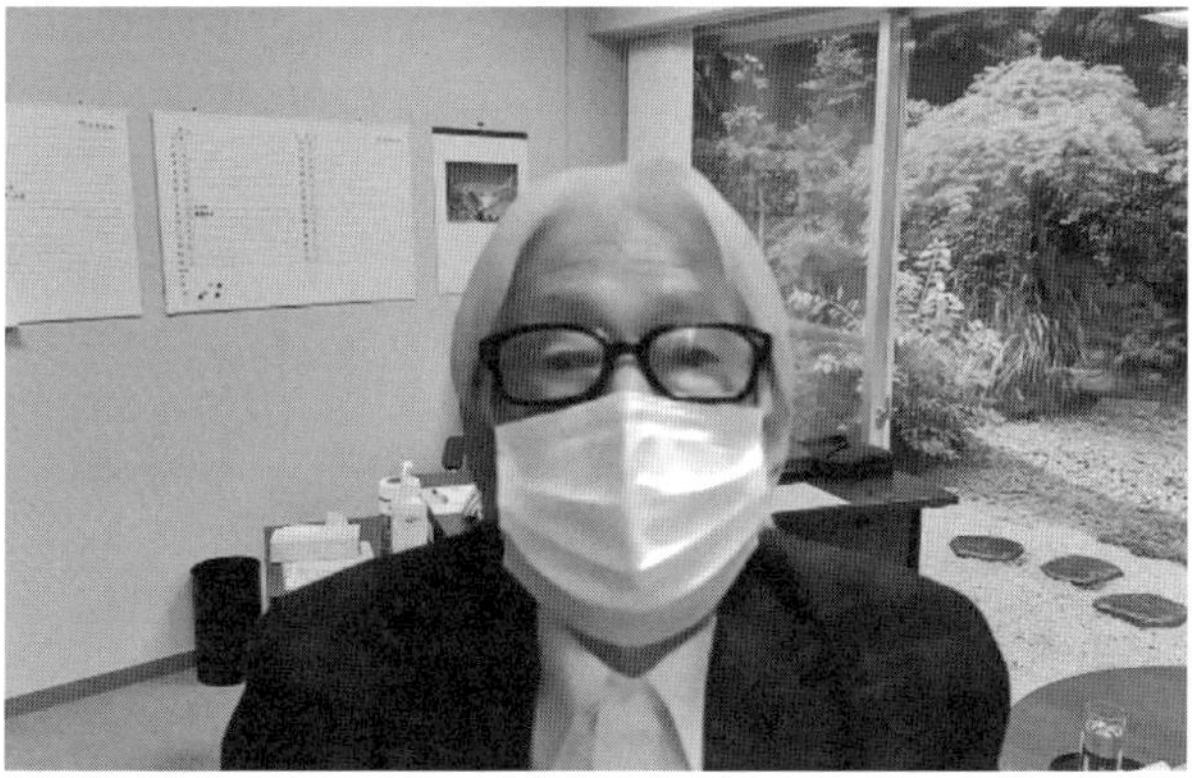

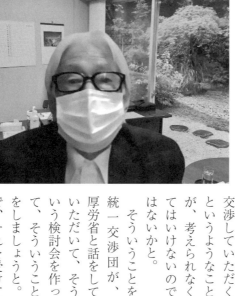

うに、どの程度資料があるのかというようなことの調査も必要ということになりますので、検討会の下で実態調査をしていただくと。で、それを踏まえて、いま、申し上げた法的な手当て、人手の手当て、設備の手当て、理念の問題、予算の問題について提言をしていただくと。で、その提言を踏まえて厚労省と、場合によっては内閣と交渉するという事態が起こりますので、交渉していただくというようなことが、考えられなくてはいけないのではないかと。

　そういうことを統一交渉団が、厚労省と話をしていただいて、そういう検討会を作って、そういうことをしましょうと。で、それを受けて内閣と交渉しましょうというふうな道筋をより明確にしていっていただければありがたいなというふうに、お話をお聞きして感じた次第でございます。とりあえず以上でございます。

徳田　ありがとうございました。しかと承りました。といいますか、統一交渉団として、この問題に全力で取り組むことを、この場をお借りして明らかにしておきたいと思います。

　高橋さん、お待たせしてすみません。それでは次に、高橋さんから、『明治三十二年調』問題について現状、それから今後の課題等についてお話をしていただきたいと思います。よろしくお願いします。

高橋　はいよろしくお願い致します、高橋です。画面を共有させてください。

　『明治三十二年調』の経過と現状の問題点について報告させてください。まず私が今日お伝えすることは大きく二つです。問題の経緯、それから、現状と問題点ということです。まずどういう経過かというと、今年二月一八日にヤフオクに、この『調』が競売開始価格二〇万円で出品されているということで問題提起されました。それは、ハンセン病問題に取り組む富山県の浄土真宗のお坊さんから、敬和学園大学の藤野豊先生に連絡がありました。一八日に長野県行政と信濃毎日新聞、そして、私どもとのやり取りがされました。

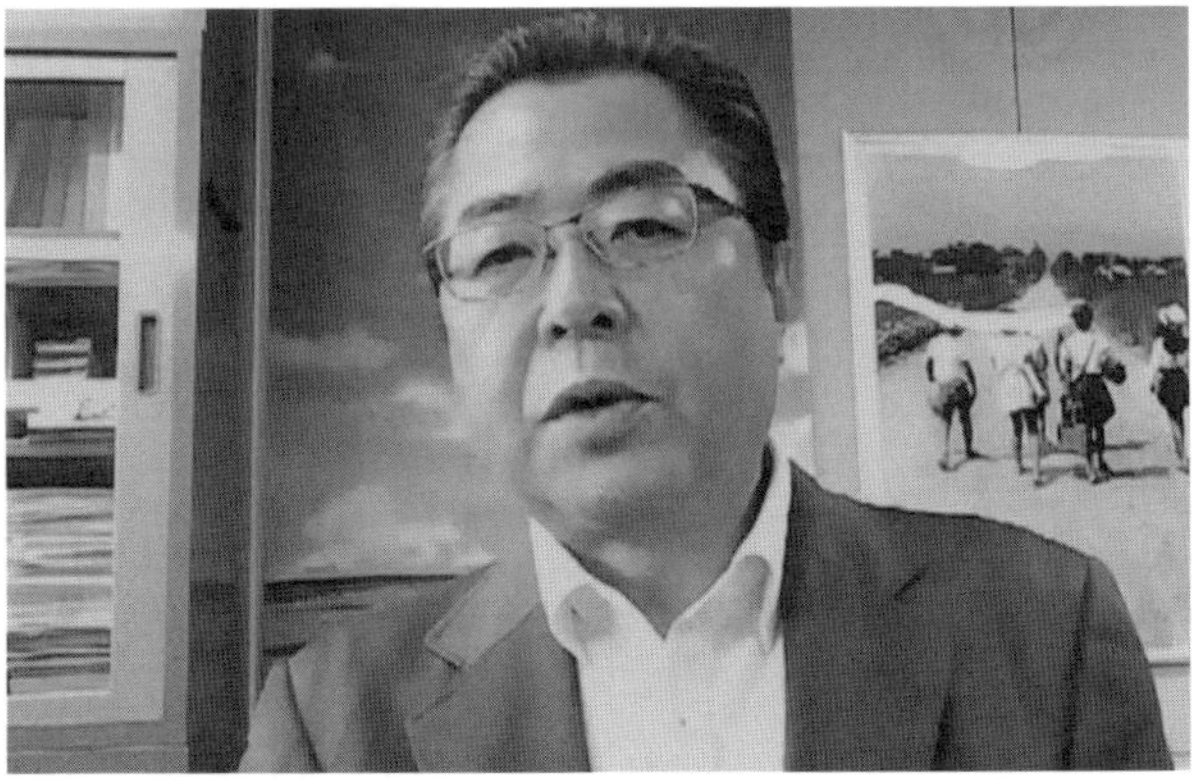

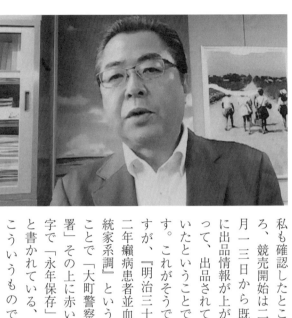

私も確認したところ、競売開始は二月一三日から既に出品情報が上がって、出品されていたということです。これがそうですが、『明治三十二年癩病患者並血統家系調』ということで「大町警察署」その上に赤い字で「永年保存」と書かれている、こういうものです。今日は画像でみなさんにはお示しできませんけれども、ここには、もう一つ、いくつかの画像が載っていて、そこにはハンセン病患者の家族の個人名ですとか住所というのが一部掲載されていました。

結果として落札者はなかったのですが、Yahoo!は同日サイト上からは削除しました。しかし、一時的にこの情報が表に出されたという状態になったことは重大な人権侵害だということで緊急対応をするという取り組みをさせていただきました。

出品者は埼玉県の古書店ということがわかりました。そして、同じこの台帳を「日本の古本屋」という古書販売サイトに二二万円で、同じ人物が、こちらにも載せていたということです。同日、私どものほうから関係機関に連絡を取って、緊急対応しました。

その時に、この問題では長野県行政の四つの窓口があって、一つは人権・男女共同参画という立場。もう一つは厚生労働省の窓口になるものですから、疾病対策課というところ、さらに教育委員会、そして、何よりも長野県警察本部、ということです。ただこの段階では、正直申し上げて、どこが窓口でやっていくのかということの経験がありませんので、かなりバタバタしましたが、一番の窓口はやっぱり人権という点で取り組みを進めるということで取り組みを進めていきました。そこで、長野県からすぐこの日に出品者に電話連絡をして、とにかく閲覧をしないように、販売しないようにということで要請しました。出品者とその確認だけは一応しました。翌日、信濃毎日新聞に一面でそのことが報じられて他社も翌日には報道しています。

私どもの対応の体制として、偶然かもしれないのですが、去年ハンセン病市民学会の全国交流集会を長野で開催するということで動き始めていました。コロナの問題でこれが延期になっていましたが、全国交流集会の開催地実行委員会を結成していました。報道関係も含めて六五の機関及び団体がこの開催地実行委員会に賛同加盟をしてくれているという、そういう状況の中でこの問題が生まれたものですから、その窓口を私どもの「人権センターながの」が行うということで取り組みをしていました。そこで、長野県も賛同団体機関に入ってくれていたので、もうすでに横の関係はかなりついていました。ですから、この問題が出たときはすぐに連絡を取りあって協議をして取り組むという、そんな運びになりました。

実はこれ（資料）、二月某日にと記していますが、日にちは明らかにできないということでご理解くださ い。すぐに長野県が古書店を訪問しました。店主と面会した時の店主の言葉は「史料として埋もれてしまわないように研究者や公的機関による購入を想定していた」、と言っていたそうです。また、「このような重大な問題とは思わず大変申し訳なかった」とも語っています。

それで、「調」の回収についてですけれども、たまたま県がその時に持って行った信濃毎日新聞の報道記事を店主に見せました。それを見て、店主のほうから研究のためにハンセン病市民学会に渡したいと、そういう言葉があったので話が進みます。すぐに私から市民学会の訓覇さんに連絡をして協議を始めて、三月三日に回収に伺いました。市民学会の訓覇さん、それから、全療協の藤崎事務局長、そして、ハンセン病問題ネットワーク長野の中島さんと私、四人で店主と会うことになりました。

会ったところ、店主はこういうふうに出ました。「いくらでもいいので売って欲しいって言ってくる人が何人もいた」ということ、さらに「そういう人たちには売らないやり方で、いままで商売としてやってきた。研究機関や公的機関を主な相手として販売をしてきた。多磨全生園にもかつて何回か行ったこともある。だけど、そんな差別の問題がいまもあるとは知らなかった」等々の話をしていました。

ここからは、私の感想というか、会った時にどういうふうに実際に感じたかをお話しします。実際に古書店に伺ったら、古書店というのは倉庫みたいなところなんですね。かなり多くの古文書とか関係書類、文書、書物を持っていました。見たところ高値のつくようなものについては、きちんとビニールで包装してあって、きれいに並べられているというのがよくわかりました。そういう場所です。その場所だけではなくて、その書店はかなり大きくて、他にも倉庫を持っていました。

私たちは行く前に打合せといいますか、とにかく回収することを第一にしようということは、当然、確認をして行きました。そうしたら、案の定、店主はいきなり机の上にポンとその現物を置いたまま、渡してくれるって感じではないんですね、置いたまま長々と話を始めたんです。回収の話にはなかなかならなくて、結構時間がかかって、やっと回収ということになりました。ここで、こちら側から無償提供でという話を出せる状況ではないほど、こう言ってはなんですが、結構やる気まんまんみたいな感じの対応をしていました。入手先について、店主は「通常は一点一点買い付けるというよりも家一軒から出てきた物を丸ごとを買い付ける、その中から出てきた物にたまたまこういう物が入っているということはよくあること」という話をしていました。店主は、仕入れ元を明かしてくれなかったのですが、帰り際に立ち話でこう言っていました。「今回のこの物については、入手先はこうしたものを専門的に取り扱っているマニアから仕入れたものだ、名前は商売上絶対言えないけれども、長野県の人ではない」ということだけ明かしました。ということで、仕入れ値を保障するという形でこれを回収しました。先ほどから何度も報告されていますけれども、全療協事務局で一時保管をするということ、そして、検討会を立ち上げて、この問題についての課題整理をしていくということになっていきました。

次に、三月一七日に長野県知事が、「問題意識を持って対応する」という、記者会見での発言をします。その後、三月二六日に検討会準備会を立ち上げて協議をはじめます。その内容の一つ目は、全療協、長野関係団体、市民学会の三者でこの検討会を構成して、長野県の参加については今後課題を共有してもらうということから、オブザーバー参加を求めました。二つ目は、保管場所については統一交渉団に委ねるということ。三つ目に長野県に対する要請行動を行うということ。四つ目がこの検討会で課題整理を行うということでした。その後検討会を三回続けてきました。五月一〇日に県知事に対して要請書を提出しました。内容は、資料で添付していますけれども、要請の内容は大きく五点です。

一つ目が長野県としての基本認識と取り組みとして的確な対策をしろということ、二つ目が流出調査をちゃんとしてくれ、三つ目がこの『調』の所在地調査と併せてハンセン病問題に関わる歴史的資料の所在保管状況を調べてくれ、個人が所有している場合についての対応、四つ目が県民に対する教育、五つ目がこの取り組を進めていくためにはプロジェクトチームを設置すべきではないかということを求めました。

知事からの回答ですけれども、これも文書で載せてありますがひじょうに長いのでそれを私なりに要約するとこういうことです。まず知事は大勢のみなさまに不安を与えてしまった。深く受け止めて心からお詫びを申し上げる、不安を解消する努力を怠ってはいけない、最大限の対応、可能な限り調査をする。県民のへの呼びかけもする、関係省庁とも共有する、行政の情報管理、そして、「個人情報保護条例」の運用についてもしっかりと方向作りをしていきたい、ハンセン病問題を反省する、特に行政が差別する側になってしまったという、その歴史的な事実は重たい、という発言がありました。そして、今回の文書の対応、情報管理の在り方、人権政策全般について強化を行っていくと知事から回答がありました。

その後、知事は一〇月八日に会見を行ないました。そこで明らかにしたのはいくつかあるのですが重要な点は一つです。今回、県庁だけではなくていろんなところに調査をかけた。それに対しては内容を確認していまは整理しているところだが、『明治三十二年調』と同じものについてはいまのところ発見されていないと言っていました。今日までの段階ですが、まだ正式に文書公開されていません。それだけではみなさんにお伝えしきれないということで、私なりにいまどうなのかを、私の判断で四点お伝えしておきたいと思います。

一点目は、長野県はいくつかの課題に取り組むにあたって、県の組織体制を各部局部署、それから、課題別の窓口について任務分担を決めて、連携を取りながら取り組むと言っています。二点目は、調査結果については、知事が報告したとおり、『明治三十二年調』についてはいまのところ見つかっていない。ただ、ハンセン病問題に関する歴史的資料の存在、また、その保管場所についての調査対象は県庁の各部署、現地機関、それから、県警及び各警察署などを既に把握ができています。それで、公表が遅れているのですが、そのリストは明らかにしてくれると思います。なお、各警察署については、その調査対象は交番にもということで、その視点でもやっているようです。それから三点目、今回の流出調査です。つまり、古書店からの流出先を聞いていくということについて、聞き取りは行ったようです。でも結果として現状ではそこに行き着くまでの限界がある。つまり法的な根拠がないので、店主はそれ以上しゃべらないという、そういう現状かと思います。四点目の課題ですが、個人への調査、そして、呼びかけや見つけた場合の連絡方法などについて県は、検討会に相談をしたいとしております。総合的に見て、私の受け止めは、県は担当者がかなりしっかりとやっていると思っています。そのことは検討会のみなさんも了解しているところです。ただし、やはり当事者たちに不安と恐怖を与えないということでは、より早く公表していくということでなければいけないと、私自身も責任を感じているところです。

課題として、長野県が最初に苦慮したことが何かという、今後の課題にも通じるのは費用をどう捻出するのかということです。費用を一度出したら二度目があった場合にはまたどうするのかということ。もし回収できたにしても一時保管場所をどこにするのかという、そんな課題があります。流出ルートの解明の限界というのは、法的根拠もないという問題。それから、調査対象についても、個人が所有している場合の方法、連絡等々、市民が売買していることなどを知った場合の連絡先等々の対応とか、未だに明確にされていない。これからの課題になっています。みなさんもおっしゃっていたとおり、全国での調査を今後どうしていくのかということと見つかった場合の具体策ということが、長野県だけではなくて各県で求められていくのかなと思っています。

「壬申戸籍」の問題も、みなさんに提起しなければいけないとは思ったんです。時間の関係で一つだけ触れておきます。明治時代の「壬申戸籍」、それが今年の八月二三日に見つかりました。ネット上Yahoo!オークションで。これは一一万一〇〇〇円まで最後いきましたけれどもすぐに削除したんでそこで済みましたが、既にその段階で八四人が入札しているというもの。これですが、中身が全部見える状態で。こういう問題。なぜこれを出すかというと、今回の『明治三十二年調』の今後の調査にも共通する課題がここにあると思っているんです。それが明確になってきました。今日は時間がないので、そこのところには触れられません。

事実だけをもう一点みなさんに見ていただきたいと思います。「壬申戸籍」が八月に見つかった段階で、私はいくつかのサイトのモニタリングをしているのですが、5チャンネル等々でほんの一部ですが、こんなやり取りがされていました。「ただで引き渡せっての？それも人権侵害」、「これ出品者が五〇〇〇万円ぐらいで国に買収要求したらどうなるの」、「壬申戸籍とマイナンバーを紐付けした戸籍データをインターネット上に公開すると面白いことが起こるぞ」「法務局に売るよりぼったくり価格でヤフオクで競売にかけて売った方が高そう」、「壬申戸籍なんて一〇〇万出しても買いたいぞ」、「回収に来たときにもうヤフオクに来た人に売っちまったよって言ったらどうなるんやろ」、「燃やす燃やさないより紙がなくても全部電子化してるだろ」というこんなものです。ということで、これが一部の市民意識というふうに捉えて良いのだろうか、私は問題意識を持っています。同時に、もう一つだけ告知しておきますが、ちなみにこの『調』について、ネット上でのつぶやきとかやり取りがされているかどうかも調べましたけれども、私の見る範囲ではこの問題についてのやり取りは見つけることができなかったということ。しかし、先ほどの「壬申戸籍」のやり取りを見てみても、同じようにこれが市民意識として、かなり多くの人たちが持っているとするならば、その課題を含めてこれからどうしていくのかということも大事な視点だと思います。以上、私からの報告です。終わります。

徳田　どうもありがとうございました。貴重な報告をいただいたのですが、時間があまり割けなくて大変申し訳ありませんでした。いまの報告を受けて、この文書の回収にも直接当たられた藤崎さんからコメントをお願いできればと思いますが。

藤崎　新聞を読んで私どもは本当に驚きと、ある意味で怒りを込めて、この問題を耳にしたわけなんですが、早速、私ども三月一日付けで声明を発表しました。それと市民学会の協力を得て、これを今後どうするかということで打合せ会をやりました。その段階で、この問題はこの先、厚労省あるいは他の省庁にも働きかけなければいけない問題に発展していく可能性があるから、この会だけじゃなくて、統一交渉団として、本来は取り組むべきじゃないかということを提案したら、それで良いって話になりまして。それで、統一交渉団として、八月でしたか七月でしたか、厚労省の健康局長に要請をして、大臣宛ての要請書を渡して、それで交渉したわけですね。それでも、交渉しましたけれど、その後、厚労省として、どうも動く気配がまるで見えないもんですから、ずいぶん精神的に焦る気持ちも出てきました。なんとかしなきゃいけないという思いが強くなってまいりまして。それで二四日に、厚労省の交渉が終わった次の日に、その日の情報だったと思うのですが、新たなその問題が大阪の病院に対する書簡の問題がはっきりしました。

今、みなさんにご相談しなかったんですが、やっぱりハンセン病に係る所管の出品について、Yahoo!株式会社に書簡で手紙を出しました。とにかくハンセン病に関わる問題についてはYahoo!としてもう競売で扱わないでもらいたいということと、この書簡の出自場所を知らせてほしいという。メールでやろうと思ったんですが、メールは字数が限られてて三〇字以内ってことになっているそうなんで、それじゃ間に合わないので要請書を作って書簡を送りました。

その回答が数日後に届いたんですが、あらためて回答という形でいるんですが、ヤフオクでの出品物については、弊社ガイドラインに基づき対応を行っておりますが、社会情勢や外部からのご意見などを踏まえ随時見直しを行っていると。メールにご指摘の出版物については、要請書にある出版物については削除した。早速、削除して、他からも色々、高橋さんのほうからもそういう形で削除するように要請があったんだと思うんですが、それで削除した。それで出所についてはは出品者の個人情報ですから、公的機関からの法律に基づいた開示請求があった際に必要に応じて回答するというふうになりまして。恐れ入りますが、この書簡に対する回答としてはできませんと、ノーという回答なんですね。ですから、この度の件については、公的機関からの照会があれば検討するという回答なんですね。

ですから、いまも回答はできないので申し訳ないけど、公的機関へ相談してご検討くださいという回答なんですよ。ですから、私どもは公的機関だったら、当然厚労省で良いだろうということで、この経過と現物を出した要請書、それからYahoo!から戻ってきた返答を添えて、厚労省には、難病対策課ですか、国に対応してくれということを申し入れていたんです。ところがその後、厚労省はどうも動く気配はないんですね。最近になって厚労省からYahoo!の場所なり電話番号を教えてくれという問合せがありました。どうするんですかと聞いたら、いや、おたくからいただいた問題に対して、約二カ月ぐらい経ってからですから、ついこの間ですよ、で、ちょっと実際に乗り込んでいく気があるんだと言って、電話番号を教えてあげて場所まで教えてあげたのですが、その後どうなったか、情報としては入ってきていません。

ですから、厚労省はやっぱり無理かなと。無理というか、単独ではやっぱりダメなんだというような思いがありましてね。やっぱり法務省に協力を仰がなきゃいけないんじゃないかなということでおりましたら、たまたま法務省の人権擁護局長が今度新しい方に変わられて、女性の方なんですが、その方がご挨拶がてら多磨全生園を訪問するということで、私どもにも会いたいということでしたので喜んで会いました。そこに要請書を作って行って会いました。いまの問題を、きちんと私どもの気持ちを含めて要請書に書きまして、厚労省にもお願いはしてるけど、やはりこの問題は人権を扱う専門所管、管掌である法務省の力を借りなければ、なかなか事は前に進まないだろうということで、後日改めて統一交渉団として面談を申し入れるということもあるかもしれませんので、そのことを承知しておいてくださいということで申し入れしておきました。僕は人権局長からは、はい、承知しましたという回答をいただいておりますので、この後、徳田先生などと相談しながら、法務省に対する要請活動も一緒に、それには厚労省と一緒に対応してもらいたいということを申し添えておきましたから、単独でやってもらうよりも厚労省も入れて対応する、相談する、あるいは要請行動を行うということにするというふうに、これから相談したいというふうに思っています。

徳田　ありがとうございます。予定時間の一二時になってしまいましましたが、すみません。もう少しこの第一部に時間を割かせていただきます。ここで今日基調報告をしていただいた遠藤さんから、この問題で市民学会が果たすべき役割についてご意見をお願いしたいと思います。

遠藤　はい、市民学会としても、この問題はもともとの端緒から関わっておりますので、統一交渉団と一緒に市民学会も応分の責任を持って対応するということで考えていますので。もともとこの問題に関しては議論してきていますので、藤崎さんも言われたように、当事者の方の人権とか不安というものもちゃんと受け止めながら、この問題に対応していくのが大事だと思っております。そういう意味で、ハンセン病問題特有の問題については、場合によっては議員立法ということをお願いしながら、解決するという方法もあり得ると思っております。徳田先生、内田先生、この辺の方向性について少しご意見がありましたら、お願い致します。

徳田　じゃあ、ご指名がありましたので、内田さんからお願いできますか。

内田　はい、先ほどの議論がございましたように、特例法といったものを作って対応していくというのも一つの大きな方向性かなというふうに思います。それから、ご指名いただきましたので発言させていただきますと問題の文書の問題を考えるときに、現在の法制度ではなかなか対応が難しいということで、いろんなその法制度の改善を図っていくということと共に裁判官の方も含めて差別ということの特質についての認識を深めていくという働きかけもひじょうに重要ではないのかなと思っています。

先ほど遠藤さんが冒頭でご紹介されましたように、東京地裁の判決では差別されない権利というのは曖昧で認められないと、プライバシー権という形でしか認められないということで、原告の方は納得できないような、そういう判決が出てきているわけです。それをやはり突破して行くためにはその差別被害というのはプライバシーの侵害だけでは留まらないような、そういう深刻な被害をもたらすんだ、そういうことを理解していただいて、それに関わるようなことなので流出を阻止しなきゃいけないということを、もっともっと多くの方々に理解していただく、裁判官の方も含めて理解していただく、行政の方にも理解していただく、自治体の方にも理解していただく、こういう働き方が重要ではないかなと。そういう働きかけをさせていただく一つの役割をこの市民学会が担っていければなというふうに思っているところで、今回のこのシンポジウムも、そういう一つの役割を果たして行くことができればなというふうに考えております。

徳田　ありがとうございます。実は、高橋さん、具体的にお話される時間がなかったんですが、長野県のほうで調査したところ、かなりの文書、ハンセン病に関する文書が残っているという事が判明して、どうしてこういう文書が作られ、残されているのかという経過がわかるまでちょっと公表を控えたいという長野県のご意向のようですけれど。これ、全国で調査しますとね。各都道府県に膨大なハンセン病に関する資料というものが残っているのではないかと推測されるんですね。

そうすると、先ほどハンセン病療養所に残されている文書に関して、原田さんが提起された問題が、この問題にもまさしく妥当することになるわけです。内田さんが提起されたような形で、この問題の在り方を検討する、そういう検討会的なものを国に作らせた上で、措置を含めたきちんとした形の取り組みをしていくことが、是非とも必要ではないかなということを強く感じました。そういう意味で今日のシンポジウムは新しい一歩を踏み出すことができたのかなという感じがします。

すいません、予定されていた時間を過ぎてしまいましたので、最後になりますが、各シンポジストのみなさんからまとめの発言というのを、大変申し訳ありません、お一人二分ということでお願いしたいと思います。では、最初に原田さんからお願いします。

原田　私のほうとしては文書に関して、今回活用の部分を大きくお話させていただいたんですが、藤崎さんがご指摘されたとおり、入所者の方々のご不安は、大変大きいものがあると思いますので、その部分をどのようにご納得いただくか、ご了解いただくかといったところも大事かなというふうに思いました。

藤崎さんも、もちろん文書に関してはしっかりと保存し、活用の方向といったものも考えていらっしゃるかとは思うのですが、それが、その中で少しでもご不安になられるようなところがあったら許されないことだと思いますので、どのような文書がどのような形態で残っていて、そこからどういったものを訴えないといけないのか、そういったところをしっかりと議論して行く、そういった場が必要なのだというふうに自分は感じました。

徳田　ありがとうございます。それでは、周さんお願いします。

周　ありがとうございました。今回の問題ですね。かつて歴史上のハンセン病の問題だということではなくて、本当にいま現在、それから未来に通じる問題であると、かつ国民、一人ひとりに関係するテーマであると思いますので、我々報道としても一人でも多くの人にこの問題を考えてもらえるように、力を尽くしていきたいと思いますので、引き続きどうぞよろしくお願いいたします。

徳田　ありがとうございます。高橋さん、お願いします。

高橋　はい、一言だけ。藤崎さんからもうかがったとおり、『調』問題の後、六月にまたネット上で（ハンセン病問題関係資料が）オークションに出されたという。ですからこの瞬間からもまた出される可能性があるということで、すぐに我々ができることって何かっていったら、オークションサイトに内部規定を作らせていくってことだと思います。とりあえずこれで、削除は内部規定があると有効的ですので、サイトにそれを作らせるという取り組みを早急にやっていきたいし、みなさんにそうしてほしいと思います。では、藤崎さん、お願いします。

徳田　はい、頑張りましょう。では、藤崎さん、お願いします。

藤崎　いま、高橋さんから言われたとおり、それが大事なことだなってふうに思っていますし、それから、原田さんが言われたように、文書の問題っていうのはひじょうに大切で、これから歴史を伝えるという意味ではひじょうに貴重な材料になるはずなんですね。しかし、やっぱり当事者本人のプライバシーをしっかり守るんだっていうことを担保として、そういうことを、物事を進めていかないと、後ほど困ったことにならないようにしなければいけないということを、強く希望しています。よろしくお願いします。ありがとうございました。

徳田　じゃあ、最後に基調報告していただいた遠藤さ

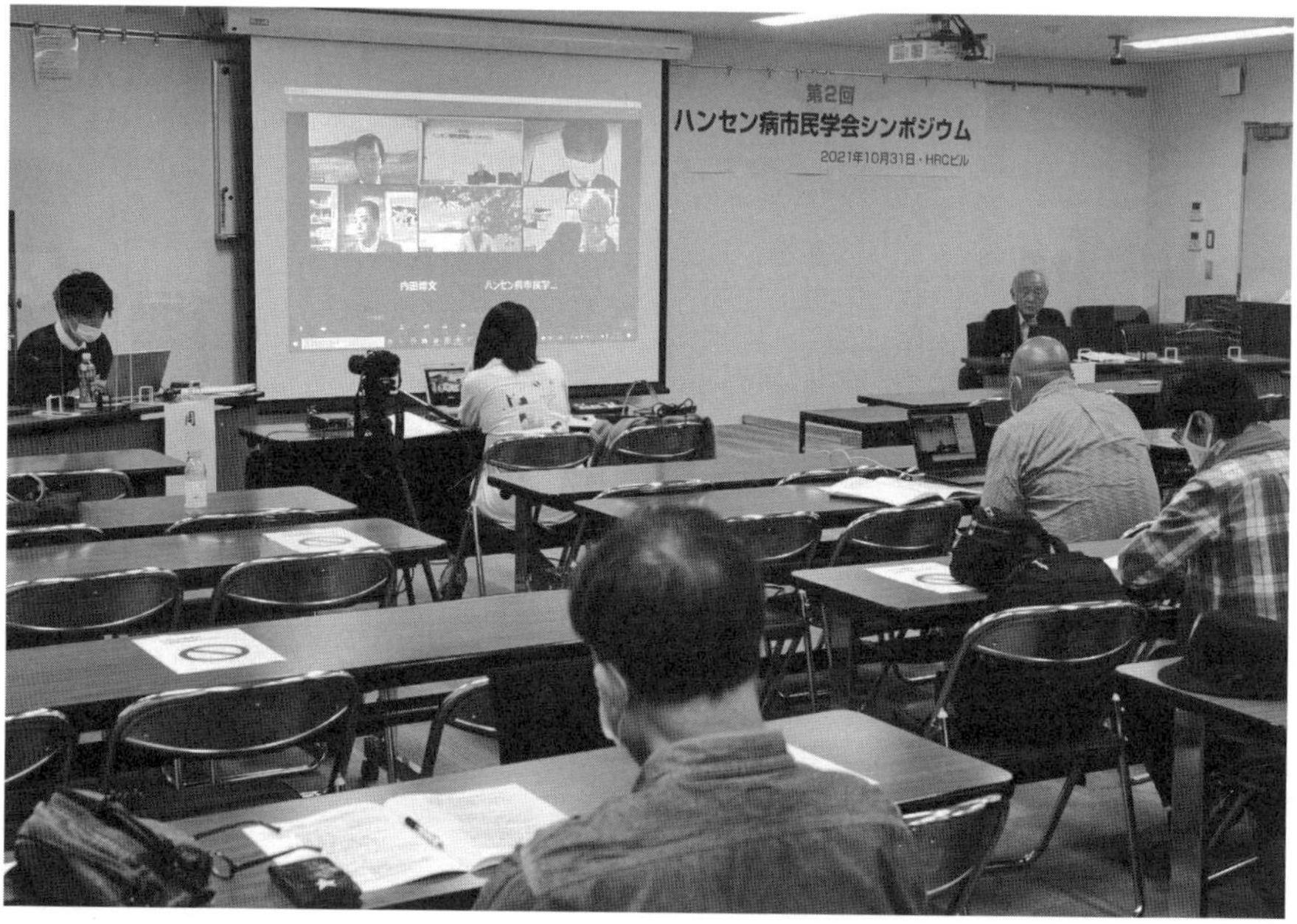
第2回
ハンセン病市民学会シンポジウム
2021年10月31日・HRCビル

んからお願いします。

遠藤　長野県と最初にこの問題の検討会を開いた時に、私どもが、この文書が出たことによってどれだけ当事者の方が不安を持っておられるかということをお伝えしたところ、長野県の方の問題意識が変わられたということがありました。この『調』が出たということが、どれほど回復者と家族の方たちに大きな不安を与えるかってことが伝わり、それがこの検討会を充実させるきっかけになったと思いました。

それから、訓覇さんがご自分で体験したことだというお話をされました、三重県にこの話をした時に、三重県でこの書類が出たら、あなたたちどうしますかと言われた時に初めて意識をしたという。要するに、長野県の話として聞いていたのが三重県の話だと言われた時に初めて実感を持ったと。

それからYahoo!に全療協本部が当事者団体の代表として文書を出したところYahoo!はすぐ文書で対応してきました。ですから一般の人が伝えるのと異なって、当事者が被害者として伝えるということが、外側、自治体を動かし、Yahoo!を動かすという力を持っているということをあらためて実感致しました。ですから、差別文書を公開あるいは販売ルートに乗せないという要求は当事者が声をあげることがとても大事なんだということを経験したという思いがしました。

徳田　どうもありがとうございました。予定されていた時間をちょっとオーバーしましたが、以上で第一部のディスカッションを終わりにさせていただきます。

今日は貴重な問題提起をしていただきました。本当は会場におられるみなさんから質問を受け付けて、議論もしたいところなんですけど、今日はこういう問題があるんだと、ぜひともこれを早急に国をあげて解決する方向で取り組まなければいけないという問題提起をし、こういう問題があるということを、みなさんと認識を共通にするという、そういう形で留めさせていただくことをお詫びしたいと思います。

質問についてはメール等でまたお答えしたいと思いますので、後で事務局の方にお出しいただきますようにお願い致します。大変不手際な司会でしたが、これで第一部を終わりにしたいと思います。基調報告、遠藤さん、シンポジストのみなさん、アドバイスをいただきました内田さん、ありがとうございました。

内田　ありがとうございました。

藤崎　はい、ありがとうございました。失礼します。

訓覇　ありがとうございました。大変大事な問題をこの限られた時間で的確にみなさまにお示ししていただいたと思っております。これで、第一部終了とさせていただきます。

《遠藤補足》

①　私の基調報告はシンポジウム開催時の考え方に基づいているが、翌二〇二三年五月に鹿屋で開催された交流集会の分科会第二部「ハンセン病療養所の公文書の取扱いを考える」にパネリストとしてお招きした学習院大学大学院下重直樹教授は、各地のハンセン病療養所を「歴史資料等保有施設」と考えることには「公文書管理法」の建て付け上から無理があり、療養所に保存された公文書はすべて国立公文書館に移管するか処分するかをしなければならないと説明された。下重教授は前職として国立公文書館で公文書保存施設が「歴史資料等保有施設」に該当するか否かを判断する立場にあった経歴の方である。また厚労省は鹿屋での交流集会ののちに内閣府に対して同様の問い合わせを行ったが、厚労省の回答は下重教授と同じ内容であったと仄聞《そくぶん》している。したがって、今回のシンポジウムでの私の発言は、発言記録をそのまま残すことを優先し、一切の修正はしていないことをお断りしておきたい。

②　なお下重教授は、保存期間満了後の公文書は、国立公文書館に移管するか廃棄するかしか選択肢はな

いが、各地の療養所にある公文書はそのほとんどが未整理のままの状態で残されており、行政文書ファイル管理簿に記載されていないため、未整理の文書は公文書には該当せず移管か廃棄かを義務づけられる対象にもなっていないことを指摘された。

③　ハンセン病問題に限定して特別法を制定し、ハンセン病療養所を「歴史資料等保有施設」とする考え方は、国の公文書管理の根幹に関わる公文書管理法の方が上位にあり法律の整合性の上で無理があることも、後日、私が行きついた結論である。

④　下重教授は各療養所に保存されている「公文書」が国立公文書館に移管されたとしても、各地の療養所所在地に国立公文書館の分館を設置した場合には療養所のあるところにハンセン病問題の公文書を保管することが可能となり、それによって併せて研究者が資料閲覧を求める利便性もあり得るのではないかということ。さらに国立公文書館に保存された公文書は「時の経過」を踏まえて公開すべき時期が決まっているが、ハンセン病に関わる公文書は明らかにこれまで国立公文書館が保存する資料の対象として想定して来なかった公文書であることから、ハンセン病被害当事者をメンバーに入れた検討機関を設置することが不可欠であり、当事者の意見を尊重した上で現在の「時の経過」とは別途に開示すべき時期を決めることができるのではないかという考えも示された。

以上の鹿屋交流集会分科会第二で行われた議論は、今年中に出版が予定されている『ハンセン病市民学会年報２０２３』にすべて掲載されることになっており、この問題に興味のある方は是非、一読していただきたい。

第二部

新型コロナウイルス感染症とハンセン病
～私たち市民はどう向き合っていくべきか～

●全体進行
宮坂道夫（ハンセン病市民学会運営委員、新潟大学教授）

〈前半〉
●シンポジスト
屋猛司（邑久光明園入所者自治会会長）
坂手悦子（邑久光明園ソーシャルワーカー）
知念正勝（宮古南静園退所者の会代表）
小松裕子（真宗大谷派僧侶）
●コーディネーター
青木美憲（ハンセン病市民学会運営委員、邑久光明園園長）

〈後半〉
●シンポジスト
青木美憲
小林洋二（弁護士・患者の権利法をつくる会事務局長）
内田博文（ハンセン病市民学会共同代表）
●コーディネーター
宮坂道夫

訓覇浩（進行・ハンセン病市民学会事務局長）　それでは、定刻になりました、第二部を始めさせていただきます。第二部は「新型コロナウイルス感染症とハンセン病～私たち市民はどう向き合っていくべきか～」ということを共通テーマとして、第二部の一、問題提起、第二部の二、ディスカッション、質疑応答も含めてディスカッションということで進めて行きたいと思います。
それでは、ここから第二部の全体進行をお願いしております宮坂道夫先生にマイクをお渡ししたいと思います。宮坂さん、よろしくお願いいたします。

宮坂道夫　ありがとうございます。私の声は聞こえておりますでしょうか。大丈夫ですね。はい、では、始めていきたいと思います。新型コロナウイルス感染症は現在、いわゆる小康状態のような状況にありますけれども、昨年以来のことを振り返りますと、国内で

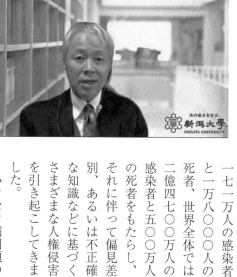

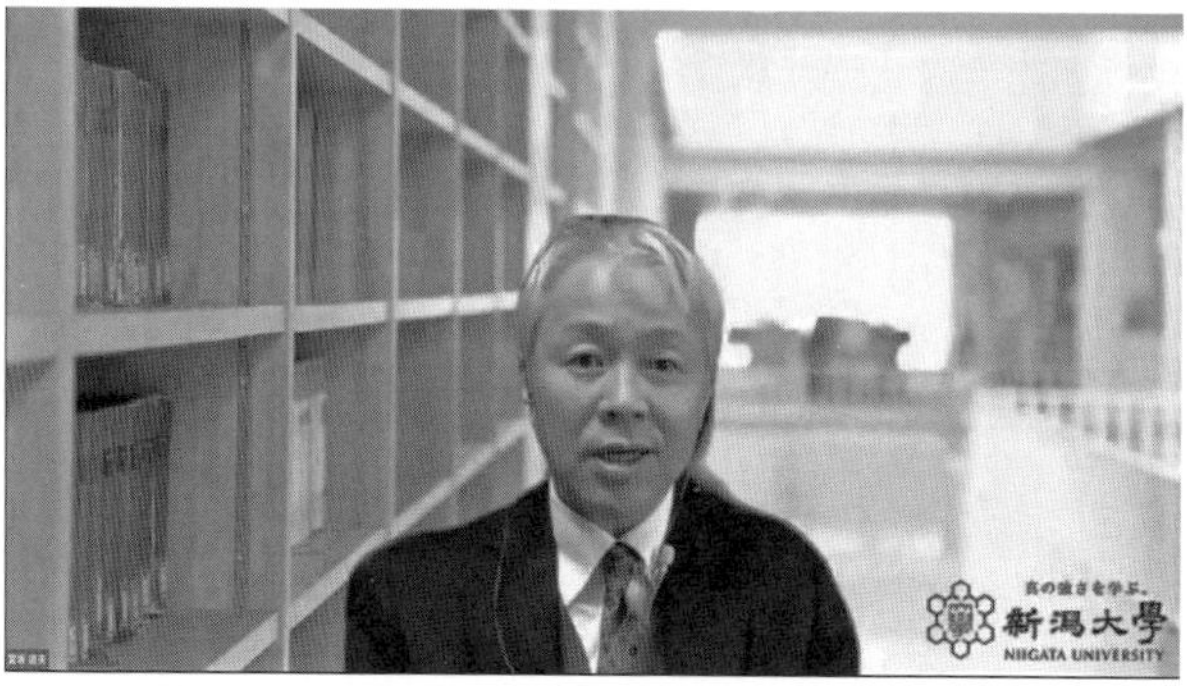

一七一万人の感染者と一万八〇〇〇人の死者、世界全体では二億四七〇〇万人の感染者と五〇〇万人の死者をもたらし、それに伴って偏見差別、あるいは不正確な知識などに基づくさまざまな人権侵害を引き起こしてきました。

　ハンセン病問題の教訓が、今回の新型コロナウイルス感染症への対策に生かされているか、未曾有の人権侵害事件であったハンセン病問題の教訓から、百年に一度のパンデミックとも呼ばれている現在の新型コロナウイルス感染症に、私たちは何を生かし、向き合っていくべきか、これは決して簡単なものではありませんが、私たちハンセン病市民学会として取り組まないわけにはいかない課題だと考えます。

　今回の企画は、昨年度の研究集会第二部の「新型コロナウイルス感染拡大で生じている人権侵害を考える～ハンセン病問題の取り組みから学ぶ～」を引き継ぎ、今日のコロナ下でのハンセン病回復者が置かれている現実を見つめ、その上でハンセン病問題の教訓が現在の新型コロナウイルス感染症対策に生かされているかを考えるものです。

　そのために、第二部を前半と後半に分け、前半では、コロナ下でハンセン病回復者が置かれている現状を知り、コロナ下における療養所運営のあり方や退所者を含めた回復者が十分な医療福祉サービス等を受けることができているか、人間性や尊厳、基本的人権、国民としてのさまざまな権利が守られているかを考えます。後半では、前半で報告されたコロナ禍でのハンセン病回復者の置かれた現状を踏まえて、日本の感染症対策や医療政策、さらには人権擁護政策の課題を考え

ます。
　前半では青木美憲先生が、後半は私・宮坂がコーディネーターを務めます。パネリストのみなさまのご紹介は、前後半の枠の中でそれぞれ行っていただきたいと存じます。それでは、前半のコーディネーターの青木さん、よろしくお願いいたします。
青木美憲　はい、邑久光明園の青木と申します。前半のコーディネーターをさせていただきます。よろしくお願いいたします。シンポジストの方、四人お願いしております。ご紹介させていただきます。まず療養所入所者の立場からということで、邑久光明園入所者自治会会長の屋猛司さん。
屋猛司　邑久光明園自治会の屋猛司です。よろしくお願いします。
青木　そして、療養所職員の立場からということで、邑久光明園医療ソーシャルワーカーの坂手悦子さん。
坂手悦子　よろしくお願いいたします。
青木　そして、退所者の立場からということで、宮古南静園退所者の会の代表をされています。知念正勝さん。
知念正勝　宮古島の知念です。よろしく。
青木　はい、ありがとうございます。それから市民の立場からということで真宗大谷派僧侶の小松裕子さん。
小松裕子　小松です。よろしくお願いします。
青木　では、四人のみなさまからお一人一〇分ずつ、あるいは一五分くらいで、今の状況をお話ししていただきたいと思います。前半の持ち時間六〇分ですが、もし時間が余りましたら補足発言ですとか、会場の中での質疑応答をさせていただきたいと思いますので、どうぞよろしくお願いいたします。それではまず、邑久光明園の入所者自治会会長の屋猛司さん、お願いいたします。
屋　よろしくお願いします。コロナ下で回復者が置かれている状況を知るということで、二〇二〇年の初頭より新型コロナウイルス感染拡大を、邑久光明園では、二月二〇日には邑久光明園を閉鎖状態とすることを青木園長、中祖事務部長、正副会長、正副自治会長で協議し、了解しました。青木園長より園内放送で入所者職員に周知し、六月初めまで約四カ月、自粛生活に入りました。
　園外からの支援者訪問者を一切ご遠慮いただき、啓発、講演、交流を一切せず、園内行事、お花見、カラオケ大会、納涼大会、バスレクもなく、ただただ耐えるだけでしたが、六月頃より一時感染状況が抑制された時期に、入所者自治会は会員のストレスを少しでも和らげるため、ふれあい協会のご協力によりまして、

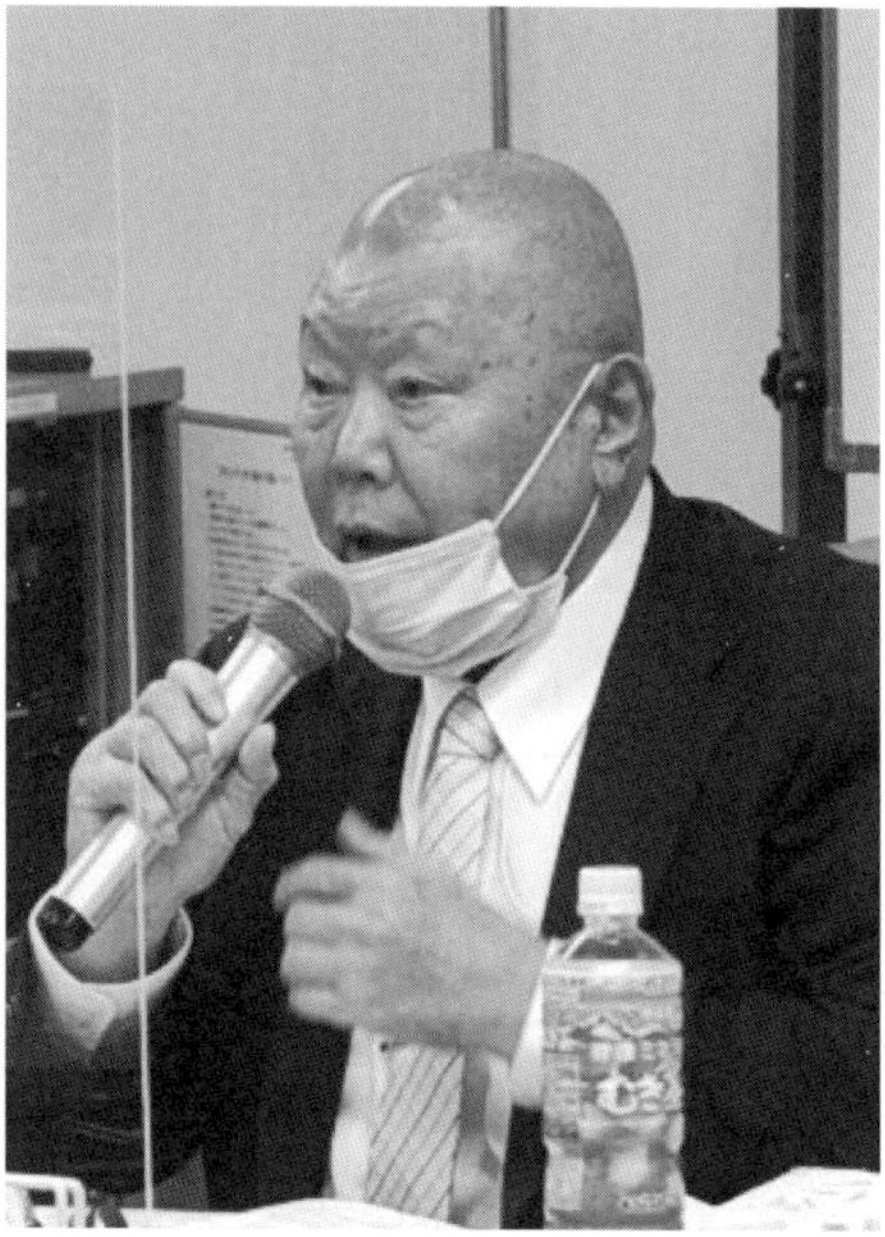

歌謡ショーを企画、一二月初旬に香西かおり他二人の歌手を招き、ソーシャルディスタンス、マスク着用、握手はなしとして、香西かおり歌謡ショーを開催。会員には午後のひと時を久しぶりに楽しんでいただきました。

一二月後半頃から感染が再び拡大。一二月二八日から二〇二一（令和三）年三月初旬まで二カ月強、また自粛生活に入るということが四たび。三度目は二〇二一年四月二七日から七月初旬。この期間に邑久光明園では、五月一七日から二一日に一回目の予防接種を、六月七日から一五日までに二回目の予防接種を、職員入所者とも終了し、少しは安心しましたが、第五波感染拡大が同年七月下旬、九月二一日、この時期には会員職員も二回の予防接種が終わり、二週間以上経った八月上旬、理事会が主催の第四五回邑久光明園納涼夏祭りを開催。第一部において光明会館にて会員職員だけによるカラオケ大会を、ソーシャルディスタンスを十分に取り、開催し、会員職員にずいぶん喜ばれました。第二部では、一九時四五分から藪池グラウンドより一五〇〇発の花火を三年ぶりに打ち上げ、近隣のみなさまからもよく見えたということを後で聞かせていただき良かったと思っています。

約二カ月間、自粛生活に入り、現在は緩和され、買い物バスも出るようになりましたが、年末にかけ、まだまだ不安は残っております。このコロナ下で入所者一三人が亡くなり、寂しいお別れになっております。本来ならば、支援者の方々やお友だちに送っていただけるのにと思うと申し訳なく思っております。二〇二〇年二月二〇日から二〇二一年一〇月を迎えて入所者にとって長い自粛生活の連続ですが、入所者が施設、理事会に文句ひとつ言わず耐えてくださっていることに感謝しております。

私たちの諸先輩も、ハンセン病の偏見差別で排除されても、じっと耐え続けられました。私たちは今、偏見差別の排除、ハンセン病という感染症をよく認識していただけたら、偏見差別は起こらないことを啓発していますが、今現在のコロナに生かされていないのは残念でなりません。園の施設の厚労対策に対する意見については、一〇月三一日、入所者の平均年齢は八七・八歳、九〇歳以上が二六人、現在六六人しかおりませんが、入所者が感染した場合、センター全体が感染する可能性があります。

私たちの場合、基礎疾患があり、超高齢化となれば死に直結します。青木園長は大阪府の保健所での仕事の経験もあり、感染症については特に注意をされ、厳しい予防をすることもありますが、そのおかげで入所者は感染せず、今日まで生き延びてきました。

また、職員も気をつけ、少し体調が悪ければPCR検査を受け、自分自身を確認されています。職員入所者は二回目の予防接種が終わっていますが、より慎重に日々を送っています。

園の対応については自治会と話し合いながら対策を進めてくれていますので、私たちは何の異論もありません。

青木　屋光明園自治会長、ありがとうございました。邑久光明園の入所者のみなさまがコロナの流行下でさまざまな制限の中でお暮らしになり、また自治会としては少しでも入所者のみなさまが楽しく過ごせるように苦心されている状況をご報告していただけたかと思います。

では続きまして、邑久光明園医療ソーシャルワーカーの坂手さんから職員の立場でご報告をお願いしたいと思います。

坂手　よろしくお願いいたします。いま屋会長のお話にありましたように、入所者のみなさんは自粛と我慢の日々が長く続いています。これはもう社会全体が自粛の状況にありますので、同じ状況にあると言えるのですが、入所者の方々は職員以外には島の外の人と触れ合う機会がなくて、息抜きや楽しみもないということが、近くにいてとても気になっていました。

丁度、自粛生活に入って一年くらい経った頃、これは私の主観ではあるんですけれども、一部の入所者の方に変化を感じるようになりました。いつもキレイにお化粧をしていた女性の方が化粧をしていない、髪がボサボサで服装も同じような服を繰り返し着ている。お話をしていたら、目にいつもよりも力がなくなっているような感じがあったり、いつもキレキレに返してくださる方の反応が鈍いとか、こう、無気力さを感じるというような、そういった変化を少しずつ感じるようになってきていました。いま屋会長がおっしゃったように、何の行事もありませんので、何か園内で感染対策に気をつけながら入所者の方に楽しんでいただけるようなことを、何かできないかなということで、ソーシャルワーカーの五人で話をしまして、まずは入所者の方が今コロナ下でどのような気持ちでいらっしゃるかということを聞くことから始めようということで、簡単なアンケート調査をみなさんに行いました。聞き取り方式で行いました。問一としては「コロナ下で困っていることや我慢していることはありますか」という内容ですね。で、問二は「園内で何か楽しいことを企画したいと思っていますが、参加してみたい企画はありますか？」ということ。問三では、「コロナが落ち着いたらやりたいこと、行きたいところはありますか」、「バスレクに参加を希望する場合は、バスレクではどのようにどのようなところに行きたいですか」、問四で、オンラインという言葉はなかなかみなさんおわかりにならない、なかなか聞き慣れない言葉なので、「テレビ電話を使って会いたい人はいますか」ということを、このアンケート用紙、聞き取り方式でお伺いしました。

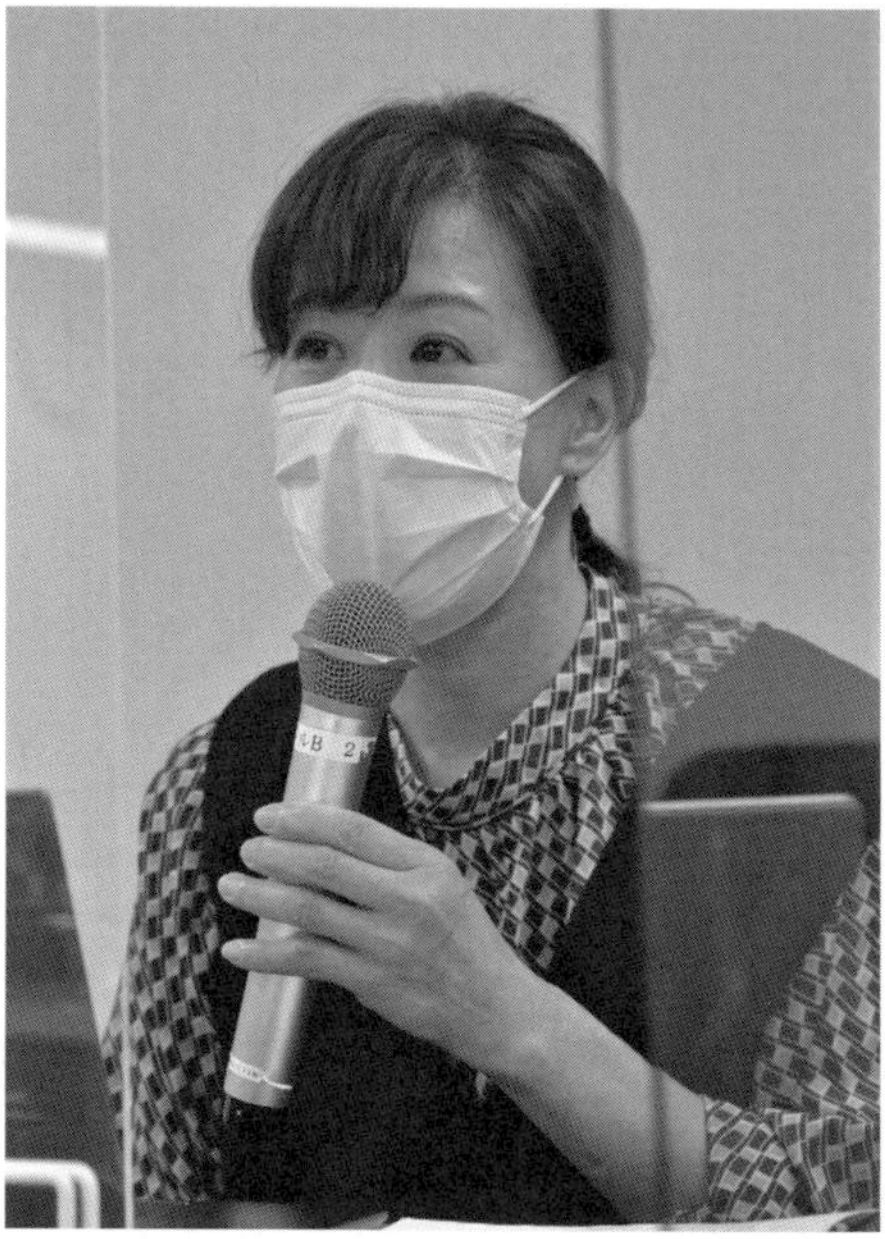

この時点で入所者数は七〇人で、体調の悪い方や認知機能の低下して回答の難しい方を除いて五六人の方に実施をいたしました。お部屋でお伺いした時にご夫婦の場合、ご夫婦一緒に回答されたので二人で一件というカウントをしていますので、実施対象者は入所者五三件となっております。

結果をざっと読み上げますが、問一の「困っていること我慢していること」に関しては「特になし」というのが一番多くて、続いて、「買い物に自由にいけない」「家族や友人、県の人たちとの交流が制限されて外出や里帰りができない」といった回答がありました。次に、問二「参加したい企画はありますか」という問いに対しては、「喫茶ドライブ」。遠くに行くのはやっぱりコロナが心配なので、近場で気分転換をしたいということで、例えば愛生園のカフェとか、地元にあるいこいの村、ブルーラインの途中にある一本松のような、近場でもいいので息抜きがしたいという言葉が聞かれました。あとは「特になし」に続いて「昔を懐かしむ会」「映画鑑賞」、また「職員の運動会等、職員を応援する」「ゲーム・麻雀・囲碁」「カラオケ」と続きました。次に、「コロナが落ち着いたらやりたいこと」としては、やはり「バスレク・お出かけ」外に出たいというお気持ちが強い。後は「買い物」ですね。また「特になし」に続いて「里帰り」「家族や友人との面会・交流」という回答が得られました。「コロナが落ち着いたら行きたいところ」としても、たくさんいろいろなご意見を伺うことができました。オンライン面会に関しましては「特に希望しない」という方が大多数になっているんですけれども、ここはちょっと聞き取りが不十分だったかなという反省があります。問三までにかなり時間がかかりまして、もう時間が長くなって問四は慌てて聞いて終わるというようなことがよくありました。もう少し丁寧な聞き取りをすれば、また違う結果になっていたかもしれません。

邑久光明園では一年前から、ご家族やご友人とのオンライン面会をしたり、出身県や宗教関係の支援者の方々とオンラインの交流をしたりしています。オンライン面会や交流を経験した入所者の方からは「会えないと思っていたけど、こういう形で会えてうれしい。」「離れていても人の優しさを感じることができた。」という声が聞かれました。

この「個人」のところの入所者Iさんは五回という、たくさんオンライン面会をされてるんですが、昨年、曾孫さんが生まれて、それから定期的にオンラインの面会で曾孫さんの成長を見守っていらっしゃいます。このオンライン面会が、このIさんの生活の張り合いや楽しみになっておられるように思います。

このオンライン面会をもっと園内の方で普及させたいと思っているんですが、難しさを感じている面もあります。「兄弟とテレビ電話で会いたいなあ」とおっしゃった方がいらっしゃったんですが、ご兄弟もやはりご高齢なのでご自身はLINEとかZoomを使うことができない。子どもさんとかお孫さんに環境を設定してもらえたら良いのですが、その方は自分の身内がハンセン病療養所に入所しているということは家族に内緒にしていらっしゃるので家族に頼ることができない。結局、オンライン面会を諦めざるをえませんでした。こういう場面でもハンセン病差別が足かせになってしまっているということを感じました。アンケートで伺った入所者のみなさんの思いをどのように形にしていくかっていうことを、福祉の皆で話し合いを行ないまして、まずは比較的希望が多くて、緊急事態宣言が出ている中でも感染対策に気をつけながら実現が可能と思われたのが「映画上映会」でした。

これはお知らせの看板なんですけれども、なるべく映画館に近い雰囲気を味わっていただきたいなと思いまして、ドリンクサービス付としました。八月に第一回の「ローマの休日」で、九月には西部劇の「シェーン」、一〇月は「幸せの黄色いハンカチ」を上映しました。いずれもアンケートでリクエストのあった映画だったんですね。今回アンケートをしたことで、みなさんがこの「ローマの休日」を見たいとか西部劇にすごく関心のある方が多いっていうことは、私も長く療養所に勤めていますけれども知らなかったんですね。アンケートをとっていなかったら多分違う映画を上映していたかもしれないと思うんですけど。

この「ローマの休日」や「シェーン」はとても好評でした。それで先日行った高倉健と武田鉄矢の「幸せの黄色いハンカチ」もみなさんとても喜んでいらっしゃったんですね。こういった雰囲気で行っています。だいたい一〇人以上の方が集まってくださっています。一一月は時代劇にしようかなと考えているところです。もう一つアンケート結果を踏まえて提案させていただいた企画が「買い物ツアー」です。アンケートでみなさんから、ちょっとした近場のお出かけで気分転換したい、毎月の買い物バスでスーパーには行けるが洋服店とかそういった所にも行ってみたいと言う声が上がりましたので、そのことを会長に伝えまして、この秋のバスレクは洋服店とホームセンターを組み合わせた買い物ツアーという形で実施いたしました。ここ数年のバスレクの中では参加者が一番多くて、喜んでいただけたかなと思っています。ただ、こうした企画が全て順調に進んだのかというと、実際には内部では葛藤がありました。「感染者を出さないために不要不急は避けるべき。」「いや、不要不急こそが人生を豊かにするもので、避けてばかりはいられない。」というように感染対策と生きがい対策には相反する側面があります。職員も入所者のみなさんの命や生活を守ろうと一生懸命になればなるほど、それぞれの違いの視点とか考え方の違いでぶつかり合ってしまうということが、この映画上映会を企画するにしても、買い物ツアーを企画するにしても、ぶつかることがありました。未来が予測できないだけに正解がない、でも、どちらも大事なことであることには変わりないというところで葛藤があります。

私は、個人的にはやはり、マスクとか消毒、換気、距離ということを、感染対策を充分にした上で、入所者のみなさんに楽しんでいただく方法を工夫する、何もしないのではなくて工夫して何かをしようとするということが大事ではないかなというふうに感じています。

また、感染対策を充分にした上で、もし感染者が出た場合、それをどう受け止めて引き受けるのか。感染者が出ても知らんよとかそういうことではなくて、どう対応して行くか、そこまでしっかり見据えて、その覚悟を職員間で共有できたらいいなというふうに思っています。最後に、アンケートの結果から、もう一つ気づかされることがあるので、もう一度アンケートの方に戻りたいと思いますが、この問一の「困っていること、我慢していること」、さっきはさらっと流してしまいましたが、「特にない」と答えた方が一番多かったんですね。約半数です。この「特にない」と答えた方からは「買い物に行けたら楽しいけど、園の売店で事足りています。」とか、「センターの職員が良くしてくれる。」「介護員とのお喋りが楽しい」という声が聞かれたんです。

特に不自由度の高い人ほど、このように回答されまして、これは結局言い換えれば新型コロナが流行したからといって生活に大きな変化のない形と言えるんじゃないかと思うんですね。もともと交流や面会がない、外出もすることがないっていう、新型コロナが流行る前から新型コロナの自粛と同様の生活を続けてこられた方々が半数近くいらっしゃるということを、このアンケートで改めて気づかされました。

問二でも「特になし」。「園内で参加したい企画」のところも「特になし」、問三でも「コロナが落ち着いたらやりたいこと」も「特になし」というのが少なくはないんですね。この方たちの「特になし」っていう回答を無視せずに受け止めていかなければいけない。このことに気づかされたっていうところが大きかったと思っています。

これに関連して、入所者の方を訪問した時に印象的だったことがあります。少し認知症のある方で、その方は連絡出来るご家族がいらっしゃらず、外部の方との交流もしておらず、最近は外に出かけることもない方でした。それで、しばらくテレビで一緒にサスペンスドラマをぼうっと見ていたんですが、サスペンスドラマなので、色んなシーンがある中で「あそこの女性が後ろで見てる。怖いなあ。」とか言いながら一緒に見ていましたら、その方が「こうやって一緒にテレビを見てくれる人がいたら楽しい。こういうのが一番楽しい。」と仰ったんですね。もうただ一緒に時間を過ごす何気ない時間を一緒に過ごすっていうことが。

これは職員としてはなんか油を売っているようで、なかなかしにくいことでもあるんですけど。でも、これが本当に多くの方が求めていることなのじゃないかなというふうに、その時に感じました。これから新型コロナがどうなっていくかわかりませんが、日々入所者のみなさんの近くにいる立場として、感染対策と生きがい対策のバランスはとても難しいものはありますけれども、みなさんにワクワクした気持ちで過ごしていただけるような時間を工夫して作っていきたいと思いますし、また、コロナに関係なく何気ない時間を一緒に過ごすという、静かな支援も大事にしていきたいなと思っています。

青木　坂手さん、ありがとうございました。職員の立場から入所者さんにアンケート調査されて思いを聞き取りされたり、それに対して、できる工夫をされたり、また、職員間でもいろんな考えがあって葛藤を持ちながらというところを報告していただけたと思います。まだお二人目の報告ですが、状況をよくご存知の屋会長からコメントをいただけるとありがたいのですが。

屋　職員が我々に寄り添いながらやってくれているということについては感謝しておりますし、看護をはじめ、看護にしても、みなさん各センターのことを各センターの入所者に寄り添いながらやってくれている、一人ひとりに目をかけてくれてるということについては感謝しております。今、坂手さんが仰った、油売ってるとかいうような思いはしてないと思いますからね。遠慮せんとやってもらいたいと思います。以上です。

青木　ありがとうございました。では、続きまして、次は退所者の立場からということで、南静園退所者の会代表の知念正勝さん、宮古島からオンラインで今日はお話してくださいます。よろしくお願いいたします。

知念　はい、宮古島の知念です。まず初めに、コロナ下の退所者の状況についてです。療養所に入所されている方々もそうですが、地域で生活する退所者の方も入所歴がない回復者の方も、療養所の行き来を含め、外出や交流など、自粛生活が続いています。特に沖縄県は緊急事態宣言が長かったことから退所者も制限の中で生活を続けていました。

今月一〇月一日から緊急事態宣言が解除になりましたが、まだまだ閉塞感を感じる状況にあります。今日は沖縄全体の退所者の状況について、宮古島、八重山を中心に報告いたします。

報告一、宮古島の退所者の状況について、①退所者の会の毎月の集い、八重山を中心に情報共有がない状況が続いていることが寂しい、②南静園の入所者との面会自粛で行き来が難しくなった、③南静園の外来診療が薬のみの処方になり、リハビリができなくなったことが寂しくなった。④園内の毎週一回の活動であるカラオケ同好会が中止となり、この間、入所者退所者職員ボランティアのみなさんと交流する楽しみがなくなった。⑤園内のボランティアガイドが中止され、啓発活動の機会と生徒たちとの交流が途絶えている。

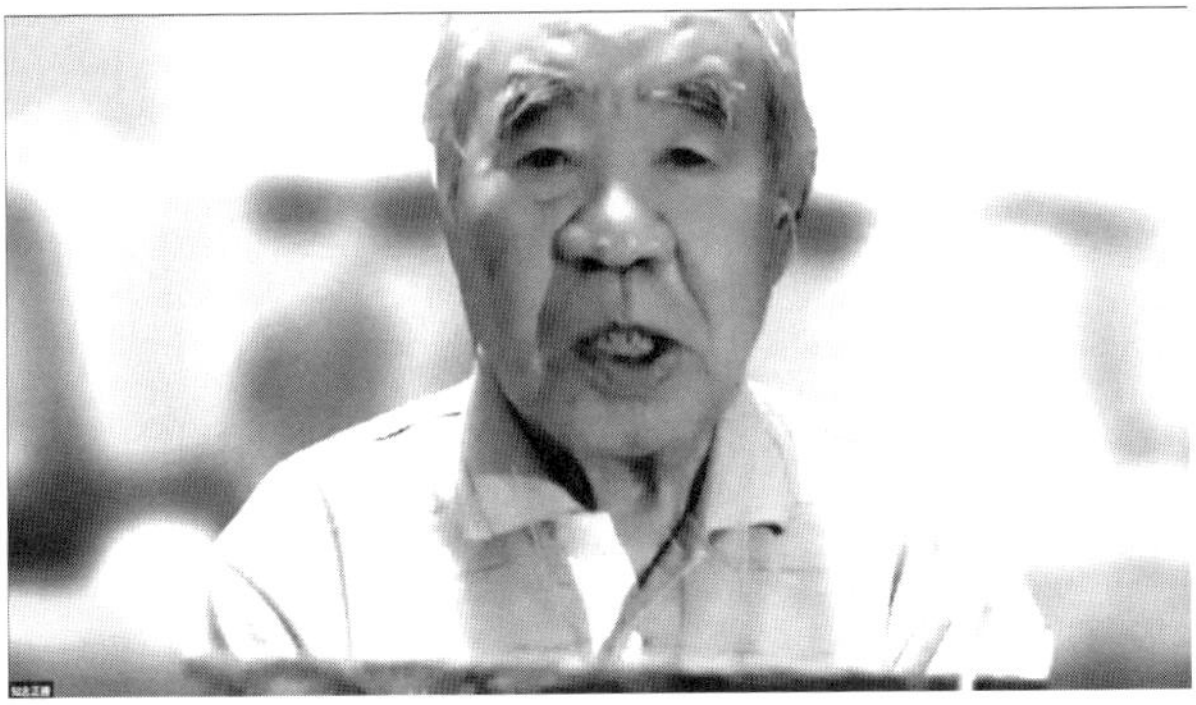

報告二、八重山、石垣市の退所者の状況について、八重山、石垣市の退所者の方々も同様に退所者同士の交流が途切れている状況であることが聞き取りでわかりました。電話でも聞き取った事例は次のとおりです。

Aさん。体調崩すことが多く、怪我をして家族が面倒を見ている状況。耳が遠くなり、電話でのやり取りも難しくなってきたため、退所者のみなさんとの連絡ができない。Uさん、一人暮らしでだんだん年を取ってきて、この先どうなるか不安。皆ともコロナ下になって連絡をとっていない。Cさん。コロナ下になってから退所者とも全然連絡をとっていない。

「宮古島退所者の会」あるいは「人権ネット宮古」が訪問した際に、裁判や厚労省などの報告、生活相談等を受けてきた八重山、特にハンセン病への偏見差別がより厳しい歴史があるといわれていたことから、行政の啓発活動は回復者へ寄り添う支援が必要であると感じます。加えて、退所者の会の結成されていないこともある、退所者用の情報の共有が十分に行われていないことは深刻な課題であることを改めて痛感している。

報告三、沖縄本島の退所者の状況について。Bさん。コロナ下で毎月の集まりの参加者が少なくなってきた。全国でも最も多くの退所者がいる沖縄だから、課題はたくさんある。みんなで連絡をとっていく中で、県知事への要請がコロナ下で延期が続き、実現していないので、今後も地域で暮らすことを考えると県の対応が進まないことが気になる。県の対応は必要だと思う。国と県が連携して、連帯して動いて欲しいと焦る気持ちだ。

以上、聞き取りから、地域で生活する退所者に限らず、回復者の高齢化が進む中で、コロナ下における交流不足、情報共有などの弱さなども重なって、不安感や孤独感を感じる生活になっている。

退所者の再入所について、怪我などで不自由になる。自宅や一般病院にし、退院後に地域の高齢者施設ではなく、園への再入所を選択するケースがある。また、地域で暮らす退所者が終末期を迎える状況で、家族が介護できないなど、家族の事情で園への再入所を選択するケースもある。高齢化が進む中でコロナ下における状況がさらに不安感を強くしている。個々の状況に差はあるにしても、訪問相談や在宅介護、フットケアの訪問支援など、再入所する、しないに関わらず、国や自治体と連携した支援が必要であると考える。

国、県、自治体の啓発活動、退所者支援など問題の取り組みについて。今年九月に沖縄県が実施した県内四一市町村におけるハンセン病対策に係る調査結果によると、次の取組みが行われている。
(一)回復者やその家族に対する相談窓口の設置は二箇所のみとなり、三八か所は設置がない。(二)沖縄県ハンセン病啓発パンフレットなどの設置、これは二三か所。(三)啓発パネル展の実施が二か所。(四)自治体職員の研修を一か所がやっている。
このように国、県、自治体の取組みに差があるのが現状と感じている。大阪府のように地域で生活する回復者の支援を予算化した取組みを進めたり、熊本県や長野県などの丁寧な啓発パンフレット作成を参考にして、沖縄県の回復者の回答、県知事、行政と担当課との意見交換を重ね、啓発活動や回復者支援が必要だと考える。

最後に、入所者の高齢化、不自由度が進む中、回復者が安心して生活できる環境。医療を含め、最後の一人まで孤独にならず、遜色のない暮らしをいかに見守っていくかが大きな課題である。

宮古島では、ハンセン病歴史資料館が臨時休館を繰り返してきた。宮古島ハンセン病歴史資料館人権啓発交流センターの活用、当事者の語り部の活用や学校の教員や修学旅行者への園のボランティアガイドを継続していくことも重要な課題である。

国や県、自治体による「無らい県運動」、宮古島では官民一体となって取り組まれ、家族を含め、人生被害を受けました。このハンセン病隔離政策を推し進めたことのことが過ちであったことを、納骨堂や生まれることのできなかった子どもたちの供養等を国の責任において存続し、保存し、供養すること、次の世代の教訓として引き継いでいくことが強く求められている ことを、コロナ下の差別問題と重ねて、強く感じている。

今後、退所者の会、療養所入所者自治会、支援する人権団体が協力し、言質を仰ぐこと、このことが重要な鍵であると、今後、活動からみなさまへ伝えたい。以上でございます。

青木　知念さん、ありがとうございました。宮古島、そして八重山石垣のみなさまが今どのような状況でいらっしゃるかということを、非常に具体的にお話をしてくださいました。ありがとうございました。

では、続きまして、今度は市民の立場ということで、真宗大谷派僧侶の小松裕子さん、よろしくお願いいたします。

小松　入所者との交流や園での宗教活動への影響など、支援者として感じていることについて話をするようにと青木先生から言われたんですけども、私は奇数月に邑久光明園、偶数月に長島愛生園の真宗寺院を訪問して、入所者の方と交流を続けてきました。

真宗大谷派は、ご存知の方もおられると思いますが、一九三〇年に大谷派光明会というものを組織して慰問布教という名前で、入所している人たちに運命と諦めさせ、隔離を問うことのないまま、国家政策に従って隔離を推進してきた歴史があります。大きな人権侵害を見抜けずに、現状を肯定し、隔離の地で生きることを喜びとして信心を大事にしてくださいねというような法話を続けてきました。それは、全ての命が大切にされる世界を願う本来の仏教の教えにも背くものでした。

そして、私たち真宗大谷派は、ハンセン病療養所との関わり、ハンセン病との関わりが間違っていたと一九九六年に謝罪声明を出して表明したわけです。謝罪声明を出したから、これで良いということではなく、この声明を通して二度と「らい予防法」が生み出した悲劇を繰り返さないためにはどうしたらいいんやという課題をいただいたわけです。そのようなことを考えながら、毎月療養所の真宗法話会や真宗同朋会のみなさまと出会い続けています。青木先生からコロナ禍での宗教活動への影響について話すように言われました。でも、法事やお葬式などの宗教行事は西本願寺のお坊様が担われております。私たちは毎回お寺に行って短いお勤めが終わったら、法話というのをするのですが、講師に当たった者がハンセン病問題に出会って感じたことや、自分の生活の中での出来事などを話し、その後、座談会やお茶飲み会をしております。

ずっと前に「お寺に来て良かったこととってあります

か。」と入所者の方に聞いた時に、「うん、大勢の人に出会えたんが一番よかったなあ。」というふうに言うていただきました。これは私たち、訪問する側にとっても大切な出会いをいただいたことであります。

出会い、関わりを持ち、話をし、聞く場を持つ。その場を持つことの大切さを思います。これを宗教活動と言っていいものなのかわかりませんが、「らい予防法」がこんなに長く存続してきた理由の一つには、私たちのほうにある無関心が大きいと考えています。

できるだけ毎回新しい人や多くの人に声掛けして、隔離の地に足を運び、入所者に出会ってもらいたいと願っております。それが、コロナで二年近くも会えなくなったことは本当につらいし、高齢化している入所者の方々の体力を思うと、なんとか感染に気をつけてでも会うことができるように工夫できないかと考えています。青木先生から先日、生活区域以外なら訪問し、会うことができると許可をいただきました。私たちは一緒に飲んだり食べたりすることも大切な交流としてきたので、これからは飲食を伴わなくても深く関わり続けられる方法を編み出さねばと模索中です。

入所者との交流ということでは、先ほど話しましたが毎月のお寺での集まりの他に、瀬戸内三園合同花見というのを二〇年くらい前から、大島青松園、長島愛生園、邑久光明園の三つの療養所を順番に会場にして開催し、退所者の方々も参加していただいて、一〇〇人くらいが集まります。大谷派は飲んでばっかりやと、よく言われますが、本当によく一緒に飲みました。お花見の他、長島愛生園、邑久光明園の両園で、大人の遠足も七年くらい前からやっています。

このコロナ下になって、できなくなって一番残念なことは、東日本大震災の後、被爆を心配する福島の親子を邑久光明園に招待しての保養事業ができなくなったことです。入所者の方々は自分たちの孫を迎えるように、毎年夏になるのを心待ちにしてくださっていました。福島の子どもたちも毎年、邑久光明園に帰ってくるのを楽しみにしてくれていたのに、「おかえり」「ただいま」の関係が途絶えてしまい、両者の落胆は計り知れないものがあります。

昨年に続いて今年も開催できなくなり、オンラインで交流会をしましたが、どうだったでしょうか。元気な顔を見ることができたのは本当によかったけど、やっぱり直接会って話をし、お互いの学びも深めたいと思いました。

もう一つ、最後に青木先生から支援者として感じていることも話すように頼まれたのですが、支援者という言葉は私にはしっくり来なくて、いつも思うことですが、私のほうが支援されていると感じているんですね。

先ほど申しました二〇一一年の震災の後、被曝を心配する福島のお母さんと子どもたちを迎えて、保養ツアーをやりたいと邑久光明園の自治会長に頼んだ時も「よっしゃ、ええで。」とすぐに言ってくださいました。「でも、きちんと依頼文を園に出してや。」ということで、依頼文などを作り、正式に園にお願いに行ったものです。

その後、毎月のように会議を開き、園の職員や園長先生も必ず出席いただき、もし何かあったらと心配しておられたでしょうが、職員の方々もみなさん忙しい中、多くの行事に協力いただきました。

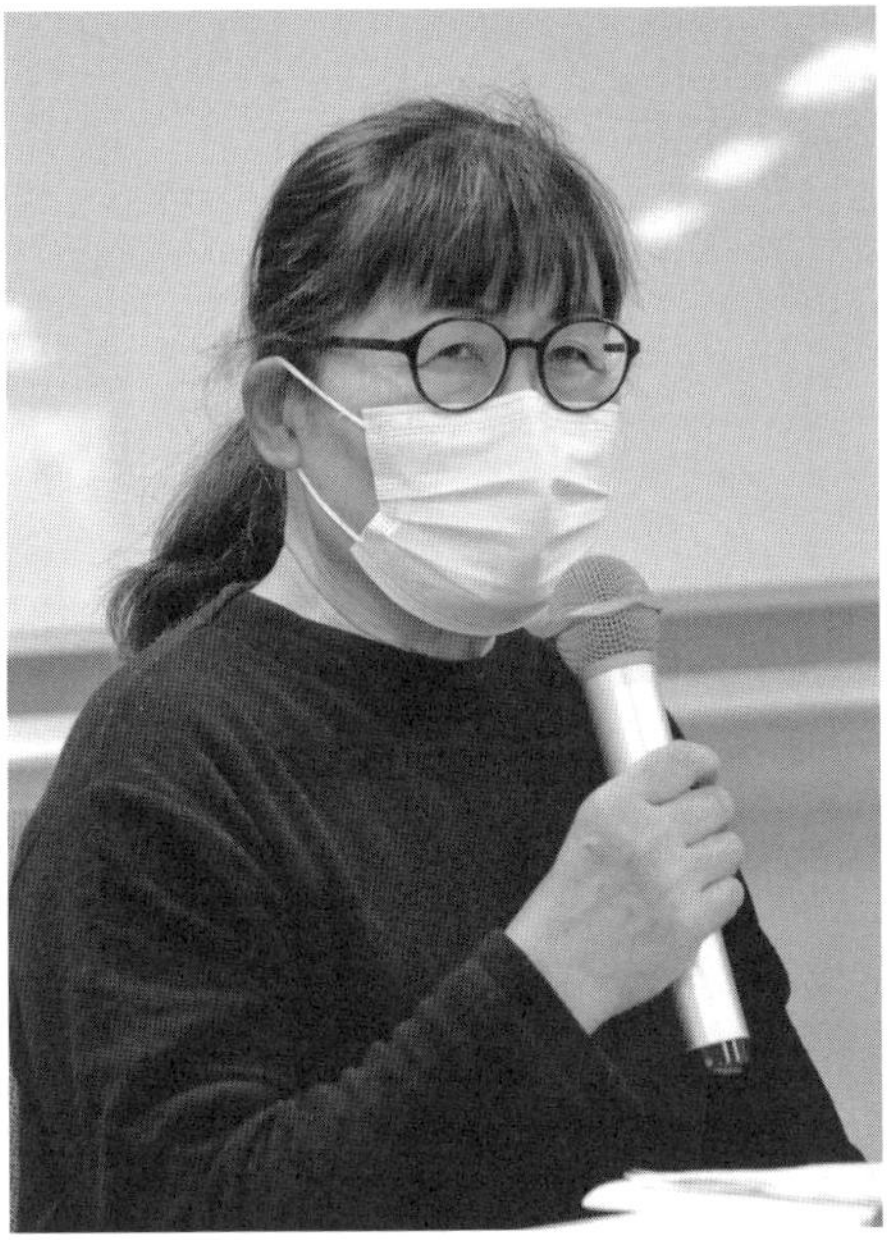

入所者の人で「私はよう協力せんで。」って言ってた人も、暑い中、園内を見学して回る子どもたちを見て、売店にあるだけの麦わら帽子を買ってきて届けてくださった時には、本当に涙が出そうになったものです。
三園合同花見の時も、テントを立てたり、テーブルセッティングをしたり福祉の職員さんにはいつもお世話になりっぱなしです。私が毎回入所者の方々と会って飲んだり食べたりできるのも、温かく迎えてくださるみなさんのおかげだといつも思っています。
もう一つ最後に、今年の六月に「一人になる」という小笠原登とハンセン病問題の歴史が学べる映画を作ったのですが、これにも多くの入所者の方々から多大な支援をいただいて完成できました。私にとっては療養所に行くのは大切な人に会いに行くためでもあり、決して支援者とは思っていないし、大谷派の者は皆同じように考えていると思います。
だから、支援という関係ではなく、一人の人として出会いたいと思っているし、職員の方々とも管理者ではなく、共にハンセン病問題に関わった一人として出会い、出会い続けていきたいと思っています。出会う度に新しい気づきもあり、思うことがあります。職員も入所者も私たちも一緒に学び続けて行かんとあかんし、正しく伝え続けていくことの大切さを思います。

もう一つ、二〇〇一年の「らい予防法違憲国家賠償訴訟」の勝訴判決の後でできた関西退所者の会っていう「いちょうの会」にも参加しているのですが、こちらは隔月の定例会の他にお花見、秋の親睦旅行、忘年会、餅つき、二月のハンセン病問題講演会の後の懇親会と、一年を通じて支援センターを中心に多彩な行事が計画され、いつも大勢の参加者で賑わってきました。

会議だけでなく、多くの行事の度に顔を合わせ、話をし、話を聞いての関係を紡いできました。そんな時のポロリとこぼれる光のような言葉を忘れずに記憶し、伝えていきたいと願っています。

コロナで会えなくなり、「また今度なんてないんや。」と気づかされ、一回一回を、療養所の方とも「いちょうの会」の方とも大切にしていかんとあかんなあとつくづく思っています。

青木　会場から拍手をいただいております。本当にありがとうございました。小松さんにお話をお願いしたら随分嫌がられたんですが、やっぱり小松さんに話をしていただいて良かったなと思います。療養所にいない者が、この問題に一人ひとりどう向き合うべきかという、本当に基本的なところを伝えていただいたと思いますし、コロナの状況の中で、改めてそれを思い知らされたというふうに思いました。ありがとうございました。

四人のみなさまからお話をひと通りしていただきましたけれども、あと若干五分程時間が残っておりますので、補足で発言お話などありましたら四人の方、ぜひお願いしたいんですけれども。僕としては屋会長と知念さんから、一言ずついただければありがたいですけれども、お願いできますでしょうか。

屋　コロナの収束が見えない中で、みなさん、我々と同じ苦労されていると思いますが、私たちもやっぱり、自粛というのは、我々は昔から自粛は慣れてるというたらおかしいんですけどね、自粛するにはみなさん協力してくださいますし、これからも職員共々、自粛生活の中、協力しながらやっていきたいと思います。

また、「一人になる」。これテープを持ってますから、映画会で使ってもらったらいいですよ。そういうことで、これからも頑張っていきたいと思いますので、みなさんもご支援の程よろしくお願いします。

青木　知念さんも一言お願いできますでしょうか。この際ですので、思っていらっしゃること、言いたいことどうぞおっしゃっていただければと思います。

知念　そうですね。私にとっての、これからの一番大きい問題というのは、判断するものではないんですけれども、語り部の問題が、一番これから大きい問題なんじゃないかなと思っています。

私たちの園には当事者の二人の語り部がいるんですけれども、九〇歳近い、私も含めてなんですけど、二人しかいないんです。

だから、いつ辞められてもおかしくないような状況で、かといって後を継ぐなど後継者の問題が行われていない。どうしたらいいのかっていうのが。コロナの度に断る、延期っていうふうになっているのが何件かあるんですけど。正直言いまして、二人ともあんまり健康良くないんで。そして、五、六カ所ぐらい、申し込みが来ているんですけど、消化できるかなという心配をしていて、これが宮古における問題といいますか、はい。これでよろしいでしょうか。すみません。

青木　はい、お話ありがとうございました。もう時間が参りましたので、予定しておりました質疑応答は省かせていただきたいと思います。申し訳ございません。

それでは前半、これで時間がまいりましたので、ここまでとしたいと思います。マイクは訓覇さんに回させていただきます。

訓覇　四人のパネリストの方、青木先生、ありがとうございました。三時間を超える時間になっておりますので、ここで五分だけ休憩を取りたいと思います。トイレ休憩ということで。それでは三五分から再開をいたします。

（休憩）

訓覇　それでは再開いたします。会場の方、お席にお戻りください。ここから宮坂先生にコーディネートをお願いいたします。よろしくお願いいたします。

宮坂　はい、よろしくお願いします。それでは、前半のお話を受けて後半を始めていきたいと思います。前半のお話の中で、ひじょうに私自身もいろんなことを考えさせられましたけれど、コーディネーターの立場であんまりしゃべらないようにしまして、後半では、医師の立場、それから弁護士の立場、そして法学者の立場という三つの立場からパネリストの方にお話をしていただきたいと思います。

事前にお話の内容はご準備いただいておりますけれども、前半のお話を聞いて、感じられたこと、お考えになったことを入れていただいてもよいですし、ご発言の内容は自由に改めてお考えいただければと思います。一応一五分間のお時間を考えさせていただいておりますので、一五分ずつですね。あまり延びるようですと私から合図をするかもしれませんけれども、一五分の目安でお願いしたいと思います。

ひととおりご発言いただいた後で、相互に質疑応答をしていただいたり、もうひと回り短く発言していただいたり、それから、時間がありましたら、会場からの質問、それから、第一部の方で質疑のやり取りができなかったということですので、時間が取れればそれに回していただければと思います。

では、最初に医師の立場からということで、前半のコーディネーターを務めいただいた青木さんからまず口火を切っていただければと思います。青木さん、よろしくお願いいたします。

青木 青木です。では、私の方から医師の立場ということでお話しさせていただきたいと思います。前半の報告を受ける形になりますが、新型コロナ感染症の流行、あるいはそれに対する感染症対策によって、療養所の内外で入所者さんも退所者さんも生活にさまざまな制約が生じているという現状が報告されたかと思います。

療養所では、過去の国の誤った隔離政策により入所者の人権が大きく損なわれたことから、療養所こそが入所者や退所者の人権回復の取り組みが最もなされるべき場と言ってもいいと思います。しかし、その療養所でさえ、新型コロナ感染症対策によって、入所者さんや退所者さんへの権利に、大きな制限が生じている現状、状況と言えるかと思います。

国民生活においても、つい最近までありました緊急事態宣言あるいはまん延防止等重点措置などで、さまざまな制限があったかと思いますが、新型コロナ感染症対策によって、人権の制約、私権の制約とも言われますが、人権の制約が生じてきたことは周知のとおりです。

それで問題は、そうした人権の制約が感染症対策の必要性に照らして妥当なものであったのか、過度な制約が生じていなかったかという点にあるかと思います。ハンセン病では疾患の根絶を目標に患者の人権をほぼ無視する形で強制隔離、終生収容が行われました。現在あります感染症法ではその前文に「ハンセン病の教訓を生かすことが必要」と書かれていまして、「感染症の患者等の人権を尊重しつつ、これらの者に対する良質かつ適切な医療の提供を確保し、感染症に迅速かつ的確に対応することが求められている。」と書かれています。

従いまして、ハンセン病対策の教訓の一つは、感染症対策においていかに患者の患者や個人の権利を保障できるかということであると言えるかと思います。その点では療養所の運営や国のコロナ対策において教訓

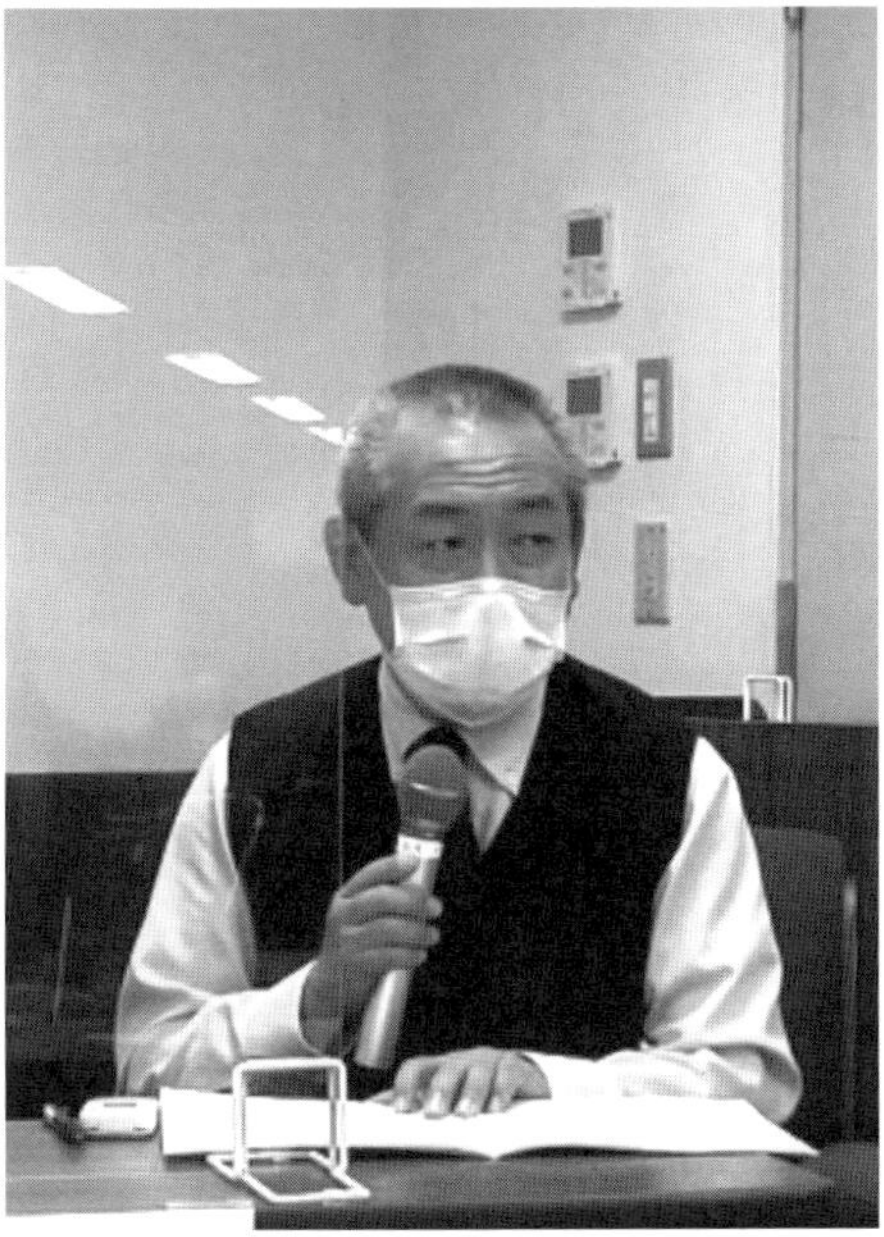

が充分に生かされているのでしょうか。
これは私がおります邑久光明園で、私の身近で起きたことで恐縮ですけど、邑久光明園では、緊急事態宣言下で外出や面会の自由が許されない状況にある入所者さんに、少しでも楽しみをということで、先ほど坂手さんから報告がありましたように、映画鑑賞会というのをやってくれました。その時に、飲み物をつけて、少しでも映画館と同じ雰囲気を味わってもらうという工夫もしてくれたんですけれども、他の職員の方から「緊急事態宣言下にあるというのに飲み物をつけていいのか。」と相当言われました。そういう意見があったんです。

また、風邪症状のある職員がどうしても発生します。特に冬場はそうですね。そういう時には、その職員のコロナの陰性が確認できるまでは、その職員と接触のあった入所者さんはコロナの疑いの人の接触者ということで、居室から出ちゃいけないんじゃないかという意見も出たりしています。

この、飲み物を出しちゃいけないとか、風邪症状のある職員と接した人はコロナ接触者扱いにするとか、それはあまりにもちょっと極端だということで、施設としてはそういった考え方は採用しませんでした。けれども、どうしても色んな考え方が職員の中にあって、感染症対策を特に重視するという考え方、当然、そういう人もおるわけでして、一定数このような意見があるということも現実です。

先ほど坂手さんが言いましたけど、入所者さんの生きがいと感染症対策をどうバランスを保つかというのは、本当にいつも園内で侃侃諤諤《かんかんがくがく》やって、何とか自治会にも一応了解もらった上で、今の対策がなされているというような状況です。

それから、国内の国民生活においてなんですけれども、国内においては新型コロナ感染症によって亡くなった場合に、厚労省と経産省がガイドラインを作っておりまして、亡くなった後に他の人に感染してはいけないということで、納体袋というご遺体を入れるちょっと特別な袋があるんです。その袋に収めた後は、普通とおりの葬儀、あるいは火葬しても構いません、骨拾いしても構わないというふうに、ガイドライン上は書かれているんです。

もし邑久光明園の入所者さんがコロナで亡くなった場合、どうなるのかなと思って調べてみたんですよ。調べてみましたところ、県内の葬儀業者は葬儀をせずに病院から火葬場へ直行するというやり方になっていて、しかも火葬場では骨上げも認めてないと、骨拾いも認めてないっていうのが実は実態であるということが明らかになったんです。

このように感染防止のために個人の権利、私権が過度に制限されているというのが実情といっていいです。なかなかハンセン病の教訓が十分に生かされているとは言えないのではないかというふうに考えられます。

新型コロナ感染症対策で問題になりました罰則規定がありますね。例えば、時短営業に従わない事業者ですとか、入院を拒否した患者さん、あるいは保健所による疫学調査に従わない患者さんについては、罰則として過料を、お金を払わなきゃいけないと。そういうこともありましたけど、これも全く同じ問題ではないかと思います。感染症対策のために個人の権利がそこまで制約されることが本当に妥当なのかという問題があるかと思います。

また、今ゼロコロナ政策という言葉もあったと思います。ゼロコロナ、国によってはもう今だいぶ崩れちゃいましたけど、全くコロナを一人も認めないために非常に厳しい対策をとったと。日本もそうするべきだという意見が一部であったかと思います。

これも、これやると本当にハンセン病とよく似たことになります。ハンセン病も一人残らず患者さんを無くすという根絶を目指した、コロナも根絶しようと思ったら相当なことを、患者さん、感染者に対して、あるいは一般の国民に対して、相当な権利の制約がセットになります。それがなくてはできないことですから、やっぱり簡単には言えない。ゼロコロナ政策と簡単に言うかもしれないけど、実はひじょうに個人に制約を課すことになりますので、慎重に考えなくてはいけないということを指摘しておきたいと思います。

次に、ちょっと話は変わるんですけれども、ハンセン病対策の教訓として、「感染症への恐怖心」ということは、やっぱり考えなくてはいけないのではないかと思います。怖い怖い、うつるから怖いと言うことです。ハンセン病は、官民一体となった「無らい県運動」の中で「恐ろしい伝染病」であるという誤った宣伝をしてしまったために、そのような認識が津々浦々まで普及してしまったために、感染病はいわゆる「うつる」病気として、患者さんや家族、家族が嫌われたのは、「うつる」と言われる前から血筋の問題とかいろんな他の考え方も重なってのことでしょうけれども、この「うつる」病気となってからは、家族もうつっているんじゃないかと、やっぱり嫌われるわけです。

そして、これみなさんご存知かわからないけど、療養所の近隣の住民のみなさんも、結婚しようと思ったらうつっているんじゃないかと言われて、嫌われるそうですよ。これは住民も含めて、近隣の住民もやはり「うつる」病気ということで、周囲から結婚の差別にあったりしていたということです。

新型コロナ感染症もやっぱり「うつる」病気のひとつです。ハンセン病は実はうつらないんですけれども、新型コロナ感染症は、感染性が高い、うつり易いといっていいでしょう。致死率も比較的高い。ハンセン病に比べればね。ハンセン病は基本ハンセン病自体で亡くなることはありません。致死率が一定数あるということでは、ハンセン病とは疾患の性質がまるで違うということは言えるんですけれど、うつるから怖いという恐怖心というのは一緒でして、また、その恐怖心から患者さん、家族、会社の人たち、医療従事者までも差別の対象になったということは、まさにハンセン病と同じ過ちを犯してしまっているのではないかというふうに思われます。

次に、人の尊厳を軽んじる考え方と書きましたけど、これは感染症の患者さんを、社会にとっては迷惑な存在とか、あたかも犯罪者のように見なしたりして、人間として一段低く見る見方です。

これもよくご存じですよね。ハンセン病の場合はもう人間扱いされなかったとよく言われます。療養所の中では、外出したいと係員に言っても「鏡と相談してこい。」と暴言を吐かれたり、あるいは、裁判の手続きもなしに監禁室に閉じこめられたり、断種堕胎という普通は認められないようなことが療養所の中で当たり前のように行われていたということは、いかに人として見られてなかったか、人として低い者というように、尊厳を軽んじられてきたかということの現れかと思います。

そのように感染者、感染症を持っている方、患者さんは、あたかも社会にとって迷惑な人とか、人間として一番低い人間と捉えがちなところが感染病でもありましたし、コロナでもあるのかもしれないと思います。

先ほど申し上げました罰則規定も、まさにこれは一歩間違えば感染者を犯罪者のように見なしかねない考えになります。偏見を助長する恐れがあると思いますし、最近議論になっておりますワクチンパスポート、ワクチンを打った人はいろんな特典があるけど、ワクチンを打たない人はいろんな不利益がある。不利益があったとしてもワクチンを打ってないんだから仕方ないでしょうと。ワクチンを打っていないのであれば、権利が損なわれても当然だという見方がもしあるとすれば、まさに、感染者、ワクチンを打っていない人は感染者ではないけれども、やっぱり人を軽んじて見る。ワクチン打ってるか打っていないかだけで、人を一段低く見るのと全く一緒じゃないかなと思います。合理的な理由もなく、単にワクチンの接種の有無で対応を区別するというのは、もうこれは差別としか言いようがないと思います。

できるだけこのような差を設けるのではなく、今でしたらＰＣＲ検査ですとか、非常に簡便な検査で精度の高い検査もできるようになっていますから、いろんな他の方法も組み合わせながら、ワクチンを打たなかったからといって権利が損なわれることのないような工夫をしていくということが、あるべき考え方ではないかなというふうに私は思います。

以上、私からの報告とさせていただきます。私からのお話でした。ありがとうございました。

宮坂　はい、どうもありがとうございました。続きまして、今度は弁護士のお立場からということで「患者の権利法をつくる会」の事務局長でいらっしゃいます小林洋二さんからお話をいただきたいと思います。よろしくお願いいたします。

小林洋二　紹介いただきました弁護士の小林です。弁護士の立場からということなんですが、弁護団の一員ということでもあるんですけれども、今ご紹介いただいたように、「患者の権利法をつくる会」という市民団体の事務局長をしております。

これは我々が今最大の目標にしている患者の権利擁護を中心とする「医療基本法」のパンフレットですね。左のほうが条文に解説を加えたもので、右のほうはそれをちょっと簡単に、大事なところだけ説明した普及版みたいなものですね。

この団体は今から三〇年くらい前に、「患者の権利法」という法律の制定を目指して結成された団体なんですが、この団体の歩みはハンセン病問題とさまざまな形で関わってきました。

これは「権利法ニュース」という「患者の権利法をつくる会」の機関紙なんです。一九九五年七月に発行された第四八号で掲載されているのは、亡くなられた島比呂志さんの「法曹の責任」という論考ですね。この問題提起が九弁連の人権擁護委員会連絡協議会による調査へ、そして、西日本弁護団の結成、熊本地裁への提訴に繋がっていく端緒となりました。

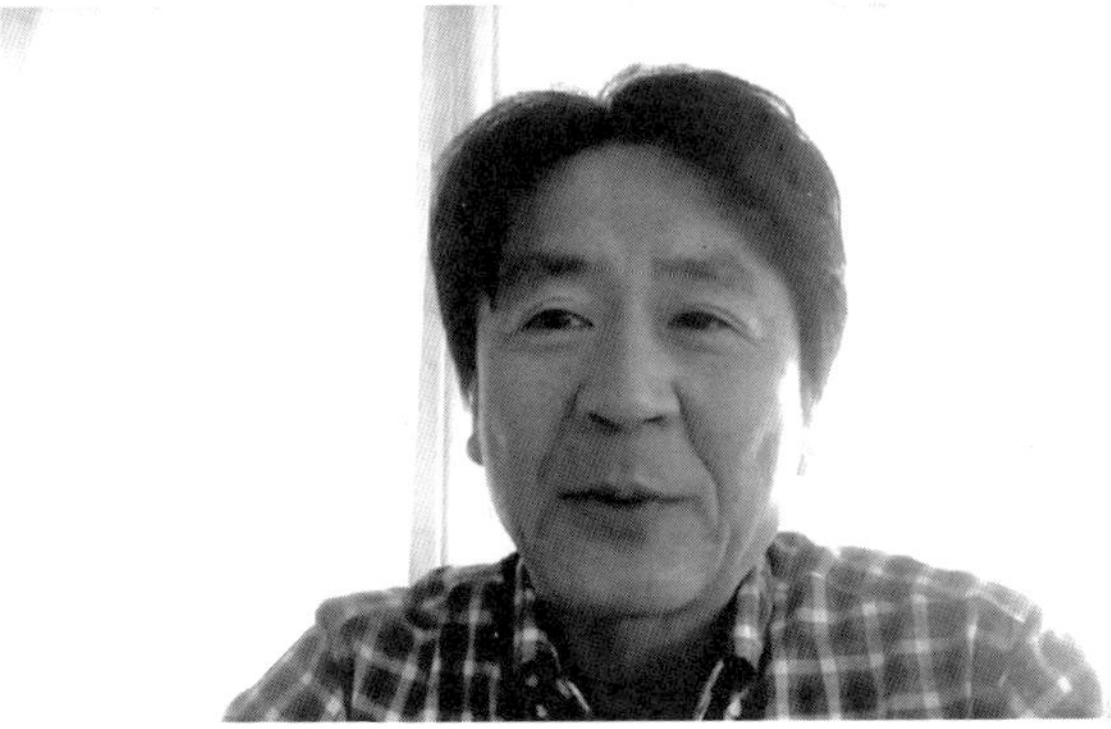

熊本地裁判決の確定後は「ハンセン病問題の検証会議」というものが設置されて、その検証会議の提言の具体化が、「再発防止検討会」に引き継がれる。これは二〇〇九年五月に、「再発防止検討会」が医療基本法の制定を提言した、そういう記事です。この「検証会議」や「再発防止検討会」の議論を終始リードしてくださったのが、次のパネリストである内田先生であるということになります。

この提言は、我々の会にとっては、それまで看板にしていた患者の権利法要綱案というものを医療基本法要綱案という形で再構成する大きな契機になりました。そこで策定したのが、先ほどの草色のパンフレットの要綱なんですけどね。

その後、この考え方がさまざまな団体、患者団体、市民団体、医療関係団体と議論を重ねて、今年七月には「医療基本法要綱案フォーラム版」というものを出しています。これはたぶん資料として今日配布されていると思うんですが。この七月の段階で、四五団体が共同提案団体に名を連ねていました。もちろん、その中には全原協さんや全療協さんも入っていただいています。

その「フォーラム版」は今日ご覧になっていただいて、こんな法律があったらいいのにと思われた方がいらっしゃったら、ぜひそう思っていただきたいんですが、我々の運動に参加していただけたらと思います。

今日、この法律要綱案というものを詳しく説明する時間はないんですが、私たちは、この「患者の権利をつくる会」の要望もそうですが、この「フォーラム版」も、最も基本的な権利というのは、この三つであると考えています。

一つは医療を受ける権利。その場合、医療というのは最善かつ安全である必要がある平等な医療というのも重要です。この医療を受ける権利から、そのプロセスで不当な扱いを受けたり、あるいは健康被害を受けたりといった場合の救済を受ける権利。そういったものも発生してくると思っています。これは憲法二五条の生存権基づく権利ですね。

もう一つが医療における自己決定権、いわゆるインフォームドコンセントに関わるものです。これと密接に関わっているのが個人情報に関する権利。そして三つ目が病気障害によって差別を受けない権利ですね。

これが本日のテーマであるコロナ問題が関わってくるんですが、あ、コロナ問題は全部に関わっているんですが、昨年七月、私たちの会では、「医療基本法と新型コロナウイルス感染症問題に関する論点整理」というものを発表しました。このスライドはその当時に作成したものです。

医療供給体制の脆弱さ、感染蔓延防止対策体制の問題、それから新型コロナ感染を理由とする差別、新型コロナと医薬品という、四つの観点から分析をしました。この頃はまだワクチンがいつ開発されるのかよくわからない時期でしたので、医薬品としてはアビガンとレムデシビルが挙がっていますが。そういえば、アビガン一体どうなったんだろうね、というような、なんだかずいぶん昔の話のような気がしますよね。

今改めて整理をすれば、この医薬品の問題で一番大きいのはワクチンで、これは現在、安全性有効性という薬剤本来の問題以外に、先程、青木先生もご指摘になられましたワクチン差別みたいなひじょうに大きな問題も提起しています。

この三つのテーマの中から、三つ目の新型コロナ感染を理由とする差別の問題についてちょっとお話しますと、これは、政府の新型インフルエンザ対策有識者会議、偏見差別とプライバシーに関するワーキンググループの会議資料からの差別事例なんですが、本当に、もう本当に、たくさんの差別が報じられています。

最初にコロナ患者が出た神奈川県の相模原中央病院というのは、もう医療関係者からも差別を受けて、そこに医師を派遣してもらえなくなりましたし、そこに勤めてる医療関係者、看護師さん等がクリーニング屋さんにクリーニングを出しても断られるという、そういった状況になった。

メガクラスターが発生した高校は、部活動で発生したんですが、その高校生は本当に、高校は全国から非難を浴びて、その高校生がアルバイトをしてるスーパーマーケットまで売り上げが大幅に落ちるといったような風評被害が起こって、それによってまた、学校に誹謗中傷の大問題になるというようなことが起こっています。

職員の感染を公表した銀行にコンクリートの塊が投げ込まれたり、レストランが感染者の出た大学の関係者を一律に出入り禁止にするといったようなことや、都会から息子が帰ってきたら玄関で生卵ぶつけられたといった話です。

こういったことが起こると、マスコミでも「差別はいけませんね。」という論調で報道されるわけで、それはもちろん、そういった論調で報道されるべきなんですが、その一方でそういった行動を助長しているのもまたマスコミであるという面もあるということです。

これは、二〇二〇年三月、フィリピンパブに感染者が来たといって、監視カメラの報道が何べんも繰り返し報道されたり、二〇二〇年五月、山梨県の実家に帰っている時に感染がわかった人が高速バスで帰ったというのが大問題になって、ネット上はその女性の勤め先がさらされて、間違いだったみたいですけど、その先にまた抗議の電話がくるといったようなことも起こったりする。

患者感染者差別はいけない。しかし、他人に感染させるような行動をする者は厳しい社会的な批判を浴びるべきだ。そういった考え方、そういう人がいくらかいるのはしょうがないところもあるんですけれども。本当にそれが正義だと思っているわけですよね。例えば感染しているかもしれないから、クリーニングお断りといったクリーニング屋さんも、感染者が出た大学の関係者を出入り禁止にしたレストランも、おそらくそう思ってるんですよね。

感染させられる、感染させることが悪で、感染させられないことが正義だ。いわれない差別はいけないんだけれども、自分がやっていることは理由があるんだと、正義に基づく行動なんだと。こういうふうに考えて、結局のところ、感染したのは軽率な行動をとったからであって、自己責任の、感染者は社会にウイルスを撒き散らす加害者である。そういったような疾病観というものが基本にあるんですね。

こういった考え方は、感染の蔓延を防ぐためにはもっと厳しい措置が必要だと、そのためには基本的人権の制約も許されるべきだ。そういったような考え方に容易に繋がっていきます。

これは青木先生もご指摘のとおり、今年の一月に「感染症法」と「新型インフルエンザ等対策特別措置法」が改正されました。入院先から逃げた場合又は正当な理由なく入院措置に応じない場合は五〇万円以下の過料、積極的疫学調査に理由なく協力しない場合には三〇万円以下の過料。そういった改正ですね。

これについてはさまざまな団体が反対の声をあげたんですが、その結果、当初、刑事罰とされていたものが行政罰に落ちついたということはありましたが、内容的にはほぼそのままで改正が通ってしまいました。まさかこんな馬鹿馬鹿しい法案が提案されるなんて、提案直前まで私も予測してなかったので、私にとっても非常にショックな出来事でした。

ただ、いま振り返ってみると、この出来事というのは、多くの団体が黙っていなかったというのは、意外と意義のあることなのではないかと思っていたりもします。特に、その団体のほとんどが反対の根拠として感染症法の前文を挙げたことですね。

「感染症法」の前文にどんなことが書いてあるのかというと、皆が引用した部分というのは「我が国においては、過去にハンセン病、後天性免疫不全症候群の感染症の患者等に対するいわれのない差別や偏見が存在したという事実を重く受け止め、これを教訓として今後に生かすことが必要である。」とこういう条文です。

この教訓からすれば、感染者に処罰を持って入院を強制する、積極的疫学調査への協力を義務付ける、これはいわれのない差別や偏見を助長するばかりで愚の骨頂ではないかと、そういうことを多くの団体が声明で発表しました。

特に、私が頼もしいなあと思ったのは、現場で、最前線で感染対策に当たっている保健所の所長さんの団体や保健師さんの団体が反対したことでした。この保健師さんの団体（日本保健師活動研究会）の反対声明ですが、この赤く示したとおり、「罰則を伴う強制は、国民に当該感染症への恐怖や不安をあおり、感染者への差別を惹起することにつながります。」ということを強調してますね。

だから、自分たちはそんなことになったら仕事をやっていけないというのが、この保健師さんたちの声明の内容です。全くそのとおりであって、それが歴史の教訓であるはず、それを学ばなかったのが今回の改正における政府と国会でした。

しかしその一方で、これほどに反対する人たちがいる日本の社会というのは、あんな差別や偏見が広がっていること自体は本当に情けないんですが、それに抗う人たちがいるというのは案外、捨てたものではないというような気もするわけです。

これは今、うちの事務所のホームページのブログが写っていると思うんですが、各団体の意見書をリンク集にまとめたものですね。これだけのいろんな団体がこの問題に反対の声明を挙げました。このことは、私にとっては、いま我々が活動している医療基本法に患者の権利という基本的な理念をしっかり書き込んでおくことの重要性を改めて認識させてくれることでもあったんですね。

医療基本法というのは、よく言われるのは「こんな綺麗事ばっかり並べて実効性はあるのか。」とよく言われるんですよ。実際、「感染症法」の前文、「あんな綺麗事を書いてあるけど、結局個別の条文は国会で改正されてしまったではないか。」といった、そういう厳しい見方があるのもよくわかります。

ただ、その「感染症法」の前文が、皆がこの問題に対して抵抗する、反対する根拠になった。そのことは私にとってはとても大きな経験でした。このような理念が法律に書き込まれることによって、抵抗の拠点となり得る。そしておそらくこれは新しい動きの出発点になり得る。そのように私は今回感じました。

ということでですね、ぜひ、もちろん法律だけでなんとかなることではないのですが、そういった動きの根拠となる本当の患者の権利についての基本法、そういったものをぜひ作っていきたいと私は思っています。

それで、後で時間があればと思ってたんですが、忘れちゃうかもしれないので今宣伝をしますと、今チラシ出てますかね。

青木　出てます。はい。

小林　一一月一三日に内田先生を基調報告者として医療基本法に関するウェブシンポジウムをやることになっておりますので、ぜひ、この今日の話を聞いていただいた方も、一一月一三日もぜひ聴いていただければというふうに考えている次第です。ちゃっかり自分の企画の宣伝をして、私の話を終わりたいと思います。ありがとうございました。

宮坂　はい、どうもありがとうございました。それでは引き続き、今度は法学者の立場からということでハンセン病市民学会の共同代表でもいらっしゃる九州大学名誉教授の内田博文さん、よろしくお願いいたします。

内田　よろしくお願いします。新型コロナウイルス感染症の第五波はようやく収まったものの、これから冬の季節を迎える中、第六波の到来が懸念されて、人々の不安も一向に収まる気配がありません。コロナ禍差別のこの不安に比例する形で人々を襲い続けています。

コロナ禍差別の内容も多岐にわたっています。誹謗中傷、自粛や謝罪の強要のほか、感染者を特定しようとする動きも出ています。氏名といったビラが配られるという事案も見られます。差別の対象も感染の広りに対応して拡大しています。市民全てが差別の対象者になっているといっても良いほどです。国、自治体、医療界、マスメディア、その他各界が差別防止に取り組んでいる大きな理由の一つになっています。

人間のごく自然な安全面のような反応が、コロナ禍差別、人権侵害の要因となっています。個々の判断で差別するかしないかが決定されているのではなくて、差別についての集団意識が形成され、それが同調圧力になって人々を差別に向かわせています。

問題は、差別加害者が自己の逸脱行動を正当化し、「差別をしているわけではない。むしろ今、社会が必要としている正しい行動をしているのだ。」こういうふうに信じ込んでいる点です。自己正当化の理由はさまざまです。自己決定、自己責任論の影響も大きいといえます。

新型コロナウイルス感染症の流行を巡り、感染は本人のせいと捉える傾向が、日本は欧米に比較して突出して高いということが、大阪大学等の調査でわかったとされています。明確な理由がない差別だけにエスカレートする危険性は強いものがあります。現にエスカレートしています。

先程もお話がありましたように、国主導でワクチン接種は急ピッチに進められています。予防接種は任意といっても「予防接種法」には新型コロナワクチン接種についての自治体による接種勧奨、接種を受ける努力義務の規定も含まれています。このような法律の規定に社会的な同調圧力が加われば、接種を受けるか否かの自己決定権は事実上、失われることになります。ワクチン接種を回避している人に対するワクチン差別やワクチンハラスメントが各地で少なからず発生しています。

ワクチンの安全性に疑問があり、都道府県からの接種協力要請に反対したところ、医療法人理事長から病院長を解任された、こういう事例も報じられています。ワクチン差別やワクチンハラスメントの場合、ひときわ強い同調圧力をバックにした加害だけに、被害当事者はこれまで以上に被害を語れない被害者、被害を相談できない被害者、こういう状態に追いやられています。

今の日本の人権擁護に係る情勢は、国民市民の人権意識を反映してか、ないないづくしの状態にあるといっても良いように思います。国の二〇二〇年度予算によると国の人権擁護行政を司る法務省の人権擁護局の年間経費はわずか三五億一七〇〇万円に留まります。国の予算に占める割合は何パーセントになるのでしょうか。人権擁護活動を根拠づける法律も実に乏しいものがあります。国の人権擁護行政関係の主な法律としては、わずかに「人権擁護委員法」が見られるぐらいです。「人権教育啓発推進法」も地方自治体については基本計画の策定を義務付けていません。

「部落差別解消推進法」や「障害者差別解消法」、「ヘイトスピーチ解消法」の制定によっても、このような法的な不備の状態は一向に解消されていません。人権侵犯事件の調査も法律ではなく法務省訓令の人権侵犯事件調査処理規程、人権擁護局長通達の人権侵犯事件調査処理細則といったものによって行われています。

人権擁護委員は自治体首長の推薦に基づいて法務大臣の任命で人権擁護の活動に従事しています。自治体が人権擁護にふさわしい人物を常に推薦しているかというと少なからず疑問が残ります。現在、人権擁護委員の活動は実にハードになっています。これについていけずに一年で辞める委員も見られます。人権擁護委員というのは名誉職で、活動も年五、六回程度の会議に出席するぐらいですと言って委員を引き受けるように説得する自治体もいまだ少なくありません。それでハードな仕事についていけず一年で辞めるという委員も出ています。

ハンセン病問題検証会議は二年半後に及ぶ検証の結果を最終報告書にまとめ、二〇〇五年三月一日に開催の会議の席上で厚生労働大臣に手渡しました。再発防止のための提言も盛り込まれています。人権擁護システムの整備では国連のパリ原則に基づく国内人権機関を創設するということも提言されています。

病気を理由に差別偏見を受けた人たちに対する実効的な人権救済制度の必要性については、宿泊拒否事件の発生を契機とした潮谷義子知事の熊本県議会答弁が注目されます。「今回のことをとおしながら感じましたことは、人権侵害により被害を受けた方々に対する実効的な人権救済制度の一刻も早い法整備が望ましいと考えたところでございます。」このように熊本県知事は回答されています。

政府の新型コロナウイルス感染症対策分科会に「偏見差別とプライバシーに関するワーキンググループ」が設置されました。ワーキンググループは二〇二〇年一一月付で提言をまとめ、分科会に提出しました。個々の提言自体を取り上げると、いずれも貴重な提言だといって良いかと思います。しかし、相談や教育啓発だけで問題を処理し得るかというと疑問が残ります。

二〇二〇年八月に「鳥取県新型コロナウイルス感染拡大防止のためのクラスター対策等に関する条例」が成立しました。この条例では新型コロナウイルス感染症に関する誹謗中傷、不当な差別的言動等を禁止していいます。担当規定はありませんが、コロナ禍差別や人権侵害を防止する上で大きな一歩といえます。違法としたことの効果は小さくないと思われます。

二〇二一年四月二六日現在、二〇を超える自治体が同種の条例を制定しています。加害者側においては、客観的には差別を行っているにもかかわらず、差別はしていないと弁解するどころか、むしろ正しいことをしているのだと強弁する場合も少なくありません。

しかし、加害者側は社会では多数を占めるために、多数決では差別した、差別していないの水掛け論に持ち込まれてしまうことが多くあります。これを防止するためには、多数者も従わなければならない、客観的な価値（価値観）ないし共通の尺度を用意する必要があります。これを用意するのが「差別禁止法」、あるいは「差別禁止条例」ということになります。

二〇一一年三月、法務省は法務大臣、副大臣、政務官の政務三役の名前で、国連のパリ原則に基づく「新たな人権救済機関の設置について」という基本方針を発表しました。法務省はこの基本方針に基づいて「人権委員会設置法案」を閣議決定しました。国会に上程しました。しかし、この法案も各種の批判などもあって廃案となりました。

パリ原則に基づく国内人権機関の設置は、国連などから度重なる設置の勧告を受けています。委員会の独立性をどう担保するか、委員会の多彩な活動に必要な人材や予算などをどう保障するか、こういった点については意見が分かれると思われます。しかし、人権委員会を設置すること自体は大方の異論のないところではないでしょうか。

問題は、この人権委員会の設置と、例えば先ほどご紹介させていただきました鳥取県条例などとの関係です。委員会を設置することには異論はないけれども、自治体条例等とはあまり関係がないのではないか。このような疑問もあり得るかと思われます。コロナ禍差別がひどい場合、刑法の名誉毀損罪や脅迫罪あるいは器物損壊罪、業務妨害罪、こういったものの適用が問題となります。しかし、コロナ禍差別がこれらの罰条の適用対象と全てなるかというと、そうではありません。

罰条については、日本国憲法の謳う罪刑法定主義、明確性原則などが適用されるために、ひどいコロナ禍差別であっても罰条が適用できない場合も少なくありません。その場合は民事裁判による被害回復・救済が問題となります。差別行為が民法第七〇九条の不法行為に該当する場合には民事裁判を通じて被害回復・被害救済が図られることになります。

しかし、裁判所は私人間の民事訴訟の場合、被害というと個人に対する具体的な損害というふうに捉えており、一定の集団に属するものの全体に対する被害という概念を認めておりません。このような理解で差別と被差別被害の本質を正しく捉えることができるかというと疑問が残ります。

国連が、裁判所が存在するにもかかわらず、国内人権機関の設置を各国に勧告しているのも、裁判所の有するこのような制約によるものではないかと思われます。

現在までのところ、国内人権機関は設置されていないために、コロナ下差別についても、その防止及び被害回復・被害救済等については刑事罰と民事罰というチャンネルしかないということになります。このチャンネルを拡張するためにも国内人権機関の設置が望まれるところです。

自治体で「差別禁止条例」が設置されておりますけれども、国内人権機関の設置という課題は法律の課題ということになります。包括的な差別禁止法の課題ということになります。

それでは、時間が来たようですので、私の話は以上とさせていただきます。ありがとうございました。

宮坂 はい、ありがとうございました。それでは五〇分までディスカッションをしてよいということですので、一番簡単なやり方は、今それぞれのお話をお聞きになった上でさらに追加の発言を少しずつしていただくということです。コーディネーターとして整理させていただく方法もありますが。その場合は前半のお話の中で出たハンセン病回復者の方々が置かれている状況、それからそこに関わるケアを行っている人たちの状況という問題と、後半のこれまでの三者のお話では、やはり法制度的な未整備の問題、主に差別禁止防止ということにウエイトがあるかと思います。

ということで、ひじょうにこれを整理するのが難しいですけれども、どういたしましょうか。お一人ずつ少しずつ発言の時間を差し上げた方がよろしいでしょうか。そうしましたら、順番にまた先ほどの順番で追加発言をお願いすることになりますけど、そういたしましょうか。それともこういうことについてどうでしょうかと私から振るほうがやりやすいですか。どうですか。

小林 そうしていただいたほうがありがたいですけど。

宮坂 そうですか。わかりました。じゃあ、近い方から。というと何ですけど、今出た方から振らせていただきますと、たぶんパネリストのみなさんも私も含めて、患者の権利法ですとか差別禁止法は絶対必要であったほうがいいだろうと、みなさん、たぶん思っている人が今日は多いと思うんですね。

それに対して、どうしてなかなかできないのだろうかというのが大きな課題だと思うんです。私の勝手な理解ですと、これについて、積極的に求める、いわゆるステークホルダーといいますか、特定の利益を受ける人たちといいますか、利益を代表する人たちがいると、それについての制定が進みやすかったりするんですけど。患者の権利法とか差別禁止法というのは、いつ誰が被害者になるかもわからないにもかかわらず、積極的にこれを必要だっていうふうに考える人が、国民の中でそんなにたくさんいないかもしれないっていう、関心が低いとか、政策の上位になかなか上ってこないとかっていう、そういう課題があるような気がするんです。

ハンセン病ですとか、それから、このコロナの差別の問題なんかを認識して、どうすればもっと国民の間に、この患者の権利法とか医療基本法ですとか、差別を禁止するんだっていう法律をしっかり整備していく、そういうことができていくのだろうか。難しいんですけれど、そこら辺は取り組んでこられた方々にぜひお伺いしたいので、小林さんとか内田さんとか、今日は大変失礼なんですけど、全員さん付けで呼ばせていただきますけど、いかがでしょうか。どうすれば、より進めていける、あるいは何が障壁になるんだろうという点についていかがでしょうか。


小林　私の方からコメントするべきことなんでしょうけど、宮坂先生のおっしゃったとおりで、例えば、「がん対策基本法」っていうのはできましたね。がん患者の団体っていうのがいくつかあって、その中ですごく熱心にこれをやっている団体があって作られたわけです。それから、「肝炎対策基本法」もありますね。

結局、基本法というのは、本当は広い分野の、例えば医療なら医療という分野、環境なら環境問題という分野のいろんな個別法の親法であるというふうに、我々はイメージしているわけなんですが、現実にはそういった法律を作るのはなかなか難しいんですよ。

それは、例えば、宮坂先生がご指摘のとおり、ステークホルダーというか、それを推進している中心的な部分に欠けているからであろうと思います。医療基本法ができたら、患者の基本法ができたら、いったい何がどう変わるのか、これは常に問われるんですね。

問われた時に、これがこう変わるという具体的なことってなかなかないんですよね、基本法ということですよ。我々が考えてるような基本法は、というのは。もう少し小っちゃな分野に特化した基本法というのはあって、それは変わるべき具体的な対策がそこにあるのだけれども、やっぱり医療基本法ぐらいの広い法律になってくると、もうかなり抽象的なものにならざるを得ないんですね。だから、それが自分のこととして感じられる方というのがひじょうに少ない。

よく医療基本法の議論に参加してくださっている方々で、いろんな方々がいらっしゃるんですが、例えば、医療事故被害者の方々です。医療事故被害者の方々は、今の医療事故調査制度にひじょうに不満を持っていらっしゃる。医療被害の救済のあり方にひじょうに不満を持っていらっしゃる。で、それが医療基本法によってどう変わるのかっていうと、医療基本法にはそういった医療被害の救済を求める権利があるっていうぐらいの書き方になるんですね。今の医療被害医療事故調査制度とか医療被害救済の在り方をどう変えるかというところまで具体的に踏み込むって、基本法の性質上、普通は、ないんですよ。

ただ、一体どのような観点からその制度を考えていくのか、これは患者の権利を実現するためのものだ、というふうに位置付けることによって、今の医療事故調査制度とか医療被害救済制度というものに関して、闘っていく一つの材料になるのだ。橋頭堡なのだというのが我々の立場なんですが、みんな橋頭堡ではなかなか満足しがたいというか、もう少し目の前の課題が忙しいよっていう人たちが多いですよね。だから国会議員の方々にも、一応、医療基本法議連というのは作っていただいたんですが、そういった直接的な利害関係者がいないので、あんまり票になる見通しがないという位置付けなんじゃないかなって思うんですよね。

そういうわけで、我々はいろんな具体的な問題をどう考えていくべきかということに関して議論を重ねて、それなりの意見を出しているんですが、新型コロナ問題の論点整理も、一点はそのような観点で出したものです。ただそれがやはりまだまだ浸透するに至っていない。この運動を三〇年間やって浸透してないということは一体どういうことなんだとよく言われるんですが、浸透してないというのが、実際のところであろうと思いますね。総論的にはお医者さんたちも大体賛成してくれる方もいらっしゃるんですが、なかなか、それを是が非でも作ろうという力にまではならない。

でも、我々は、どうでもいいような法律、シャンシャンと皆がなんでもない、毒にも薬もならないみたいな法律を作ろうとしてるつもりは全然なくて、いま、日本医師会も「医療基本法要綱案」を持っているんですよ。おそらくこの程度であれば誰も反対せずにできるのかもしれないなあって思わないでもないです。医師会が提案してるわけだから。ただ、その程度のものができても、あんまり、それこそ、どうなんだろうっていう感じがあって、その辺りの問題ですよね。

私のほうのいまの見方というか、状況というのはそんな感じなんですけど、内田先生はどうでしょうか。

内田　患者の権利を中核とする医療基本法の制定については、医療従事者側のハードルと患者側のハードルという二つの課題があるかなと思います。医療従事者側のほうから言うと、患者の権利というようなこと化されると、これまでやってきた医療がやりにくくなるんじゃないかというふうな、あるいは場合によると、訴訟が増えるんじゃないかという思いがあって、反対して来られたという経緯があると思うんです。

そしてこれは、先ほどの患者の権利を作ろうというふうな運動をされる中で、決してそういうことではなく、患者の権利というものを法制化することによって、医療従事者と患者側とが対等の立場で車の両輪になって信頼関係を形成して、良い医療といいましょうか、適切な医療を実現していくことができるようになるんだという、そういう認識に、医療団体の中心的な方々の認識が変わったと思うんです。それがまだまだ現場の医療従事者の方にはなかなか届いていない部分が残っている。ということで、それをどういうふうに現場の医療従事者の方々にまで理解していただくようにするのかっていうのが課題の一つではないかと思うんですね。

もう一つは、患者とかその家族の方々に対する課題です。実は、家庭でも、小学校中学校でも、社会教育でも、患者の権利ということを必ずしも十分に教育していないんですね。まだまだ医療については、専門家の医療従事者にお任せすればいいんじゃないかっていう「お任せ医療」っていう考え方がかなり残っているのではないかと思うんですね。自分が積極的に参加して医療従事者とインフォームドコンセントっていうことを作り上げてやっていくというのが良いようだ、という認識が広がっているかというと、まだ一部に留まっている部分があるのではないかと思います。

それで、こういう教育といいましょうか、患者の権利についての教育をしていくということも、これからの課題です。医療基本法を作るという場合には、医療基本法の意義とか内容というものを家庭とか学校とか社会で教育啓発していくというのも課題なのではないかなと思いますね。

その点、参考になるのは、ヨーロッパです。「患者の権利法」ができたことで、医療従事者と患者家族との信頼関係というのが高まったんだとか、医療崩壊というようなことを食い止めることができるようになったというような、そういう報告がヨーロッパからなされていますので、そういった意義の部分についても、もっと多くの市民の方々に共有していただくと、こういう課題があるのではないかなと思います。

小林　もう一つ、差別禁止法とか差別禁止情報については、反対される方も少なくないんですね。その理由の一つは禁止には罰則がついて、その罰則が乱用されるのではないかという、そういう懸念を示して反対される方。だから、マスコミの方の場合は、禁止とかいうことになると、マスコミの表現の自由とか、報道の自由というのが規制されることになるのではないかということで反対されるということも少なくないと思うんです。

先ほど申し上げましたように、差別禁止の意義ということについて、もっと広く議論して、どういう趣旨で差別禁止法とか差別禁止条例を作るのか、共通の土俵とか共通の価値というのを形成していくということが一番大きな課題で、処罰することが主たる課題ではないんだということを認識してほしいです。

あるいは、国内人権機関を設置するということが差別禁止法の大きな役割の一つだということについて、もっと議論して、そして、合意形成を図っていくことが必要ではないかなと思っています。とりあえず以上です。

宮坂　ありがとうございました。患者の権利法に具体的な内容を盛り込むと、医療従事者の方から反対があるというお話がありましたけれども、確かに日本医師会などで、特に「自己決定の権利」ですとか「情報を得る権利」、これは患者さんがご自分の情報を全て全て開示される権利というもので、患者の権利の一つなんですけど、それを義務化されると、小さい診療所の医療従事者、医師にとってひじょうに手間が増えるので困るんだというのは素朴な考え方で、反対する人がいると聞いてきました。

「医師の代表」というわけではないんですけど、青木さんから、医療関係者の中で、「患者の権利をちゃんと法律として位置付けていったほうがよいんじゃないか」というような感覚は、最近は広がっている様子なんでしょうか。療養所にお勤めの先生に伺うのは、ちょっと一般の状況ではないのかもしれませんけど、青木さんの感覚で医療関係者の患者の権利に対する認識というのは最近ではどうなんでしょうか。ちょっとコメントをいただけますでしょうか。

青木　ありがとうございます。私の勤めている療養所は岡山大学から医師が派遣されてきていますので、しょっちゅういろんなことで話はするんです。今話題になっている患者の権利法ということでは、そういう話題は一つも話したことがないです、残念ながら。どう思っているかもちょっとよくわからないです。

ただ、さっき、小林先生がおっしゃった患者の権利法、柱が三つあるんですね。一つは良質な医療を受ける権利。もう一つは自己決定の権利。もう一つは差別を医療現場で、医療で差別を受けない権利と。三つおっしゃっていますけど、これは誰が聞いても当たり前のことだと思いますし、全くそれ自体が問題あるなんて誰も言えないだろうと思うんですが、ただやっぱり現場の医者は確かに抵抗感を持つ可能性はあるかなという気はします。

それはね、今まさに療養所の中に人権擁護委員会を各園に設置しようということで、大体の園では設置されたわけですけれども、何年もかかってですけどね。相変わらず療養所の園長は非常に抵抗感を持っている人もいるんですね。

それは、人権擁護委員会となると、自治会の活動をバックアップすると、権利の担い手である自治会をバックアップするために、自治会が推薦する外部の人たちに入って来てもらって園の運営に関わってもらうということですけれども、外部の人たちに入ってもらうと、ややこしくなるんじゃないかとかね。自分たちだけで十分できるんだとかね。そういう思い込みを持っている園長たちはひじょうに煙たがって、今でも抵抗感持っているという状況を見ていますので、患者の権利法ということができると、ややこしくなるんじゃないかなというふうに嫌がる医者はいても不思議ではないなというふうには思います。

しかし、さっき言った園の人権擁護委員会にしても、この患者の権利法にしても、やっぱり患者さんを中心に考えれば当然の権利ですし、私たち医療者というのは患者さんにサービスしてさし上げる、患者さんのためにあるのが私たち医療者の仕事ですので、ちゃんと、この法律はやっぱり患者さんにとって必要なものなんだっていうことを粘り強く話していけば、だんだん受け入れられるというか、もう反対できないんじゃないかなというふうに私は思いました。ありがとうございます。

宮坂　ありがとうございました。

内田　もう一回お話させていただいていいですか。

宮坂　どうぞ。

内田　日本と欧米の医療従事者の方の大きく違うところは、専門家自治が認められているか認められていないかというところだろうと思うんですね。欧米の場合には、それぞれの医療従事者の専門家自治というのが法律で認められていて、例えば医師会は強制加入でこの強制加入制の医師会が自治を持っている。専門家として国の行政に対して必要な提言をする。国はその専門家の提言を尊重する。こういう関係にあるんだと思うんですね。

　一方、日本は、今回もコロナ下で、果たしてその専門家としての知見が尊重されたどうか、つまみ食いみたいな形になったのではないか、こういう議論がなされている。日本の場合、医療従事者の専門家自治とか自律というのは充分じゃないじゃないか。こういう議論が起こったんだと思うんですね。

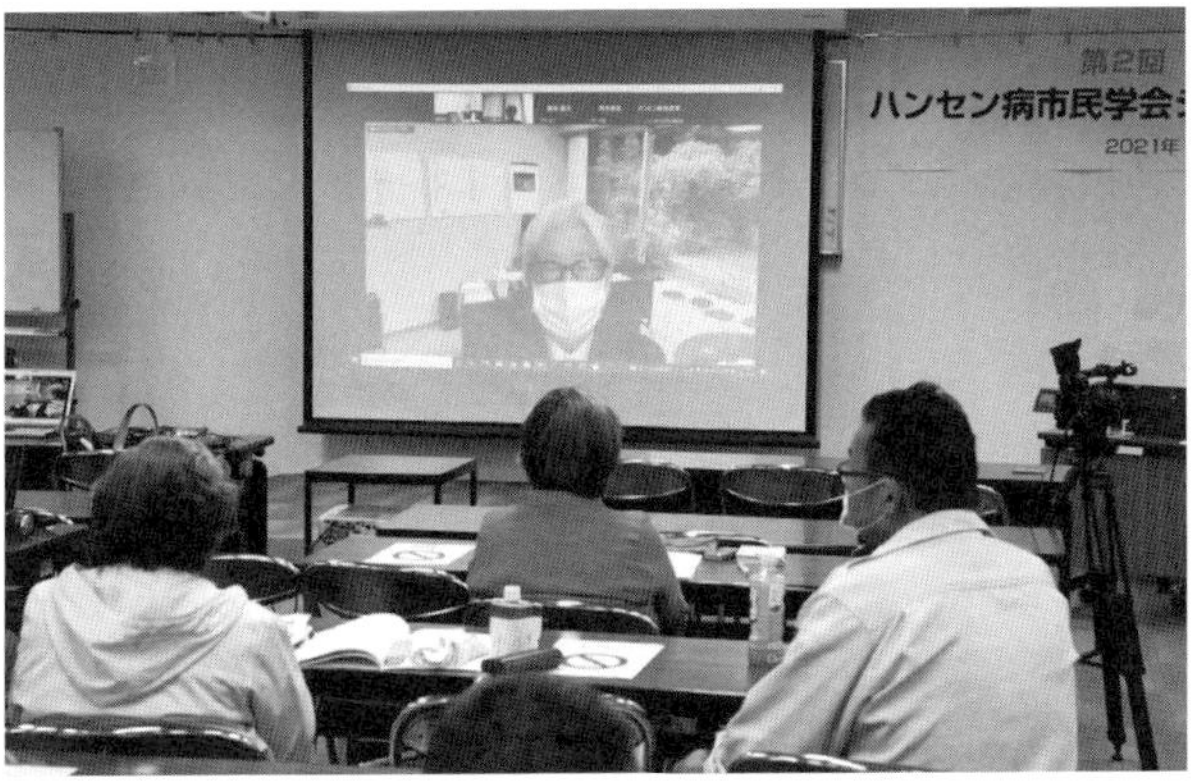

　そこで、この患者の権利法とか医療基本法を作る時、医療従事者の方の専門家自治というのを規定するかどうかということも一つの論点だと思います。

　どうして医療従事者の方々の専門家自治が必要かというと、ヨーロッパの議論というのは、患者の権利を擁護するのは医療従事者なんだ。その医療従事者が患者の権利を擁護するためには自治が必要なんだ。という形で患者の権利から医療従事者の自治とか自律っていうのを導き出してるわけですね。その辺の理解というのも、日本の場合、まだまだ充分じゃなくて、例えば医療従事者の方々に弁護士の方と同じような強制加入による自治はどうですかというと、ちょっとまだというふうな消極的な声もあるわけですね。その辺のことも併せて検討していただいていってはどうかなと思っています。

宮坂　ありがとうございました。小林さん、さらに何かございますか、この問題について。

小林　ひじょうに興味深い話なんですが、実はですね、日本医師会が考えている医療基本法草案には患者の自己決定権とか情報に関する権利は入っているんですよ。ただ、それが、隅々まで医療界に浸透しているかというとおそらくそうではありません。

　今、カルテ開示というのは、もう常識的になっていて、カルテ開示を断る医療機関っていうのはごく少数派になっているのですが、それでもいないことはないんですけどね。これを、日本医師会がカルテ開示を患者の求めに応じてカルテ開示を得やるべきだというふうに言った時に、まず、県レベルにそれが到達するのがものすごく時間がかかったんですね、県医師会レベルで。市医師会レベルにまでそれが到達するのはまたさらに時間がかかったんですよ。

だから、こういったことに関しては、医師会というのはかなり、中央と地方というのかな、どうなんでしょうか、組織の上と下といった方が良いのかもしれないけど、そこの意識の差というのはものすごく大きいですね。だから、そういう意味では、これから医師会、医療界内部で、まだまだこれから議論が発展していくというか、浸透していって、実現していく可能性はあるのだろうなというふうに思っています。

もう一つですね。内田先生が言われた専門家自治の話ですね、多分、これを提案して一番抵抗するのはお医者さんたちなんですよね。お医者さんたちは、今の医師会の話でもそうですけど、医師会、医療界内部で全然そういう信頼関係がないように私には見えるんですね。これは一体どういうことなんだろう。

もちろん弁護士会の内容もいろいろあるんですよ。いろいろあるんですけど、日弁連のトップのことについてもずいぶん批判する人たちはいるんですけれども、一定ですね、大多数は弁護士会のほうが、例えば公権力よりはまだ信頼できるんじゃないかと思っているわけです。

医師会の先生方は、ひょっとしたら医師会の幹部から何かされることのほうが不信感を持っていて、まだ厚労省のほうが信頼できると思ってらっしゃるんじゃないかという、そういうような、こう、ちょっと今日の話とはあまり関係ない散漫な話なんですが、そんなところがちょっとあって、不思議だなあって、ずっとこの数十年思っています。

宮坂　はい、ありがとうございました。では、残り時間のこともありますので、前半とかみ合わせたいと思います。

前半のお話の中で、私なりに受け止めたのは、療養所の中にいらっしゃる方々は、ある程度守られているが、過剰に行動が制限されているというお話もあったんですけれども、ケアをする立場の人が近くにいる。ただし、交流という部分ができなくなっているとのお話でした。交流は不要不急なのかとか、交流する権利も患者の立派な権利じゃないかとかですね、合理的な感染症対策をすればもっとやっていいんじゃないかなというようなお話が聞こえてきたと思うんですね。

それでその一方で、特に退所者の方々は、やっぱり身近にケアをする方がいらっしゃらないということがあって、コロナの中で特に脆弱な立場に置かれていて、社会的なネットワークが破綻していて、ひじょうに難しい状況に置かれているように受け止めたんですけれども。

ですので、患者の権利法ですとか、医療基本法というものが出来ていく中で、差別の禁止はなんとなく目に見える形でやって行けそうに感じるんですけれども、このようなパンデミックの中で交流という部分が失われるということの問題。皮肉なんですけど、療養所から外に出て暮らしている方に特に深刻に働いているように受け止めたんですけど。

これに対して、今回のコロナがこれでもう治まってくれればいいんでしょうけど、おそらくそうならないと言われていて、また来年も続くだろうと言われているので、残念ながら今回で収束してはいかないという見通しだと思うんですが、これに関して、この辺りに関してどうでしょうか。

交流の機会がなかなか回復できない、復活できないということですとか、社会的ネットワークが分断されてしまっているということについて、どうしていったらよいかというのは、簡単じゃないんですけども、何かお考えがあれば、もう残り時間も短いので、少しずつでもお話しいただければと思うんですけども。

小林　今日、僕ね。第一部の話を聞いていて思ったのは、やっぱりコロナ以前の問題なんだなあということだったんですよね、どっちかというと。交流できなくなったことというのは、本当に、僕らにとって大きいと思うんですけど。屋さんがいみじくもおっしゃっていらっしゃいましたが、自分たちはもう自粛に慣れているからと言われる。

退所者の方もね、知念さんがいろいろな問題を挙げてくれたんですが、結局それって、やっぱりほとんどの問題、コロナ以前からの問題なんですよね。だからやっぱり、まだまだ医療患者の、一般的な患者の権利もそうですし、我々のみなさんに対する、回復者の人たちが一般の人たちと同じように社会で暮らせるように、というような社会の中で、入所者にとっては社会内で暮らすのと遜色のないような、退所者の人たちにとっては社会で不自由がないようなというところが、やっぱりまだまだかなり遠いなという印象を強くした第一部でした、私にとっては。

宮坂　ありがとうございます。青木さん、いかがでしょうか。

青木　やっぱり知念さんがおっしゃった退所者のみな

さんがね、交流を持ちにくくなって孤独に置かれていると。もともと、小林さんがおっしゃるように、なかなか付き合いが薄い面も、もしかしたら、あったのかもしれないですが、コロナの影響で、ますます退所者さん同士の交流ができなくなったり、あるいは退所者さんと入所者さんとの交流もできなくて、孤独がというお話がありました。療養所に再入所される事例、園で過去二〇年間、ちょっと最近見直してみたら、やっぱり頼る人がいないために再入所したという事例が何件かいらっしゃるんですね。

お子さんがいないということももちろんありますけど、ハンセン病差別のために、なかなか身内にも頼りにくいという状況が、みんなお持ちだと思います。今回のコロナのことで、さらにそういう頼れる状況が周りに、周りからの支援を受けにくくなって、その結果、もしかすると再入所ということにもなりかねないのかなと思って、私はひじょうに危機感を感じました。これなんとかしないとね。本当に社会生活の維持が本当に厳しくなってくる可能性もあるのかなってということをさっきお話聞いていていて感じたところです。

大阪の、いま、この会場にもね。退所者の方、あるいは退所者の支援センターで支援をされているセンターの方々もいらっしゃるので、どのような工夫をされているのかとか、お話を逆に教えていただきたいなというふうに思うんですけれども。

宮坂 それは会場の方に何かお話しを受けられますか。可能なんでしょうか。

内田 ちょっといいですか。

宮坂 では、その間に内田さんお願いします。

内田 大事なことは治療とか医療ということと社会生活との関係だと思うんですね。治療とか医療を受けるために社会生活というのをどの程度、制約するのかという問題だろうと思います。

患者の権利ということの中身は、医療とか治療を受けるから、社会生活を制約して良いということではなくて、できるだけ社会生活を制約しない形で医療とか治療とかを行っていきましょう、両立という形で治療、医療を考えていきましょうというのがヨーロッパなんかの患者の権利法の考え方です。

例えば、病院に長期間入院してらっしゃる子どもさんはなかなか教育を受けることができないんだけれど、そうでない学校に通ってらっしゃる子どもさんと同じような教育をできるだけ受ける権利があるんだ。こういう規定が置かれていて、その病院なりの教育についてきちんとした制度ができている。そういう形で社会生活と医療と治療とか両立するっていう形になっ

ている。これも患者の権利だっていう形になっていま
す。

日本の場合は必ずしもそうはなっていない。そこで先ほどお話になったような問題、あるいは先ほどいろいろと今療養所でこういうことになっているというお話が出てくるのかなと思います。

宮坂　はい、大変ありがとうございました。クオリティー・オブ・ライフとよく言いますけど、（人間の健康には）身体的側面、精神的側面の他に社会的側面があるとされていて、確かに病気といいますと、どうしても「治ること」を含めて、身体的なところにばかり注目がいきますけど、社会的側面というのも、患者の権利ですとかクオリティ・オブ・ライフの大事な一面なんだっていうことを言っていただいたように受け止めました。

そうしましたら、フロアの方で、会場のほうで何かご発言していただけるんでしょうか。残り時間もわずかになっているんですが。

加藤めぐみ　大阪のハンセン病回復者支援センターの加藤と申します。退所者の方の状況ということでお話があったんですけれども、退所者の方ももう七八歳が平均年齢ですので、医療にかからなければいけない方、介護が必要な方が多く出てきています。やはり家族がいらっしゃらなくて、お一人暮らしの方が多いので、このコロナ下の中、去年からですね、電話をかけようということで、毎日お一人暮らしの方には電話をしようということをやりました。

そういう中で体調の不良がわかって病院に繋ぐという方もいらっしゃいましたけれども、逆に毎月定期的に通院に行かれていた方が、病院の方からも三カ月に一回ぐらいにしようとか、薬だけ出しましょうということで、別の病気、肺炎ですけれども、ウイルスの感染が見つかって、重篤化したっていう方も、コロナではありませんけれどもいらっしゃいました。

私たちも退所者の方のお宅に定期的に訪問するということもしていましたけれども、それもやはりやめておくということになった時に、孤立を感じる、孤独感が深まる。そんな中で余計に体調不良を訴えて、もうあちこちの病院にかかるっていうような方も出てきて、本当にそれは深刻な状況になっています。

さらに、入所者の方との関わりもほとんどできなくなったので、入所者の方には職員さんしかいないのかな、私たちは遠くにいて何もできないなあっていうことを感じました。

大阪から強制収容してしまった人たちとの関わりをどうするかっていうのはひじょうに大きい問題なん

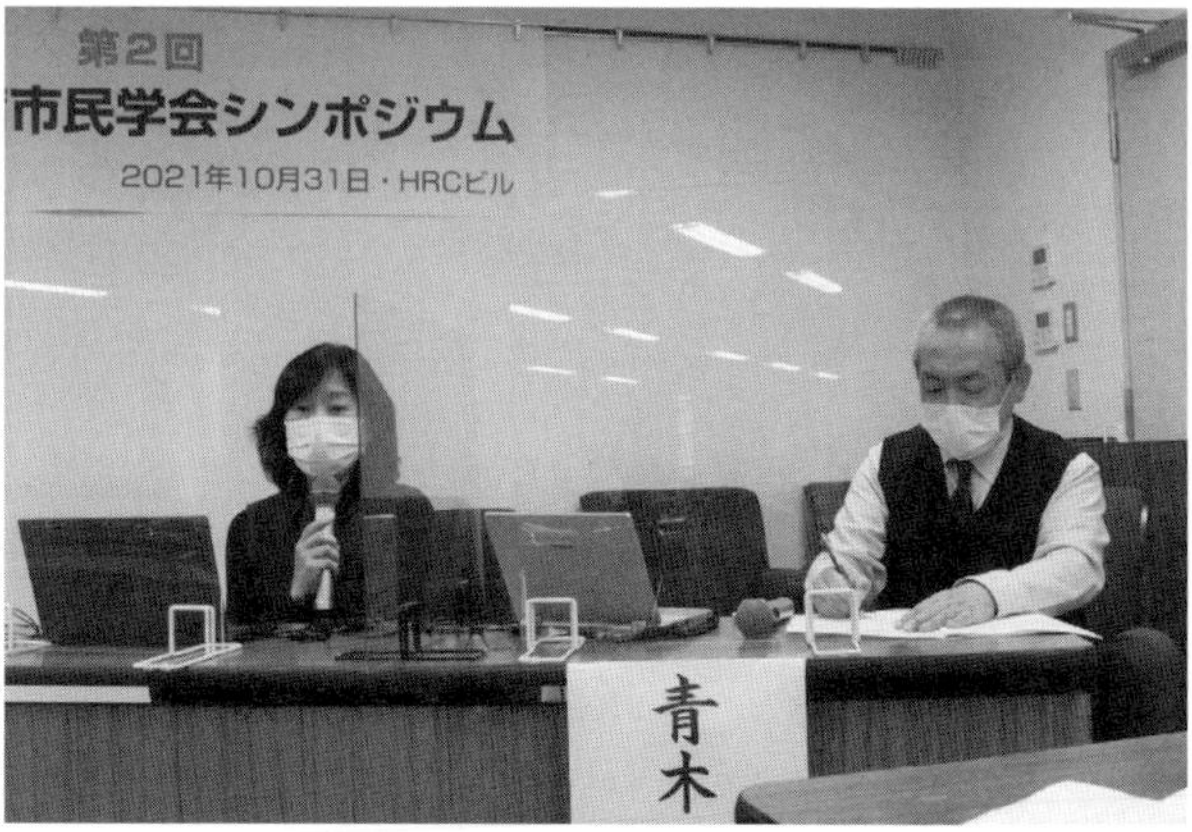

ですけども、オンライン面会できる園も限られています。訪問もできないし、里帰り事業も、この二年間できなかったっていうことがあります。そんな中で会えないままお別れになった方たちが何人もこの二年で出てきてしまったっていうのは、やはりとても悲しい出来事です。

それで、何ができるかっていうことを考えながらやらないといけないなあっていうのを日々感じています。ハンセン病に対する無理解とか差別っていうのは、これから地域で医療や介護を受ける方々に対しても出てきています。特養を利用しようという時に「ハンセン病はうつらないいんですか」と施設の職員から言われる場合もありますし、医療従事者がハンセン病のことを全く理解してないので嫌な思いをするというようなことも出てきていますので、啓発の問題はやはり今私たちが徹底して頑張れるのではないかなというふうに思っておりますので、みなさんのご協力もいただきながらやっていきたいなと思います。

宮坂　はい、ありがとうございました。コロナの問題とハンセン病の問題ですね。感染症の性質としては大変に違うようなんですけれども、感染者に対する偏見差別ですとか、患者の権利っていう視点から捉え直すということではひじょうに関連がありますし、教訓が生かされていないっていうこともよくわかりました。

それから後半の方では、患者の権利をいかに法制度としてハード面、つまりきちんとした法整備をしていくかというお話がありました。その中では、現実の患者さんたち、ハンセン病の回復者の方々も含めて、その周りにいる方々との繋がりや関わりというところも立派な患者の権利の一部であり、（人間の健康の）社会的な側面であるという理解を持てば、それがいかに今、損なわれているかということですね。

短期間で済めば我慢すればいいじゃないか、トンネルの出口が見えるならばいいのかもしれないと思うんですけど、残念ながら今回のコロナについては、そんなに簡単に抜け出せない可能性も言われております。もう一年、二年と長期化した時にもっと深刻な状況になってくる可能性があると思うんですね。

ということで、今日のこの第二部の話としては、そういう所への問題意識というのを多少なりとも共有できたんじゃないかなと思います。

拙い司会で申し訳なかったんですけど、これで二部の後半を終わりにします。訓覇さんにマイクを回しますので、まだお話が足りない方はそこで少し時間があると思うのでぜひ討論していただければと思います。はい。それではこれで、みなさま大変ありがとうございました。

訓覇　第二部の二のパネリストの方、ありがとうございました。それでは、会場のみなさまから声を出していただく時間を残していただきましたので、一五分か二〇分くらいの時間ですけれども、会場から、まずはこの第二部一と二を通して聞かれたことでご質問がある方は、申し訳ありませんが、ここへ出てきてご発言をいただきたいと思います。まず挙手していただけますか。

和泉先生の手が挙がりました。ここまで出てきていただいてお話しください。申し訳ないです。パネリストの方はご質問という形でしたら、振らせていただきますので、スタンバイしておいてください。

和泉眞藏　長年医者をやっている者として、今日のディスカッションにちょっと違和感を覚えています。私自身はいま八四歳ですから、病院で直接働くことというのはむしろ少なくて、自分が患者として関わるという、そういう中で感じることなんですけど、感覚的には内田先生のような古いタイプの医者っていうのはむしろほとんどいないのではないかという感じがします。それは、今の病院の中で私自身が感じることは、患者というのは医療行為の中の主要な参加のメンバーで、決して医者が中心というような、そういう考え方はしないんですね。

だからもう一つ、今日のディスカッションでちょっと欠けていたと思うのは、医療者というのは医師と患者だけではありません。看護師もいますし、それから、薬剤師もいますし、他の医療関係者もたくさんいます。そういう人たちがチームを組んで、患者を中心にして医療をやっていくっていう思想が、考え方が非常に浸透してきていますので、今の段階で権利条約を作るのに抵抗するというような医療関係者は、私の個人的な感じとしてはありません。

ちょっと個人的な話ですが、昨年の春に癌で私の末娘を亡くしたんです。四七歳でしたが、その時にターミナルの在宅医療を経験したんですけど、その時に回っている在宅医療をやっているドクター、それから、そのドクターのアシスタントＰＡという職業がある。さらに看護師が介護保険で回ってくるとか、いろんなそういう中でターミナルを在宅で見たんですけども。そういう時の参加する人たちの考え方っていうのは、医者が中心で「俺の言うことには従っておけ。」というそういう感じは全くありませんでした。

ですから、自分の個人的な体験もありますし、そういういろんな体験を見ていて、小林先生が言われたみたいな権利条約っていうのは、今でしたら、どんどん通って医療が良くなるのではないかなと、個人的にはそんなふうに思いました。

ちょっと専門家としての感じが違いましたので、発言させてもらいました。ありがとうございました。

訓覇　ありがとうございました。いまの和泉先生のコメントに対してパネリストの方で何かコメントをしていただける方、ございますでしょうか。

内田　私の方から少し発言させていただきます。つい最近も国立大学の医学部長・病院長会議というのがありまして、そこで、患者の権利といったことについていろいろとご意見がなされておりますけれども、そういう法律を作ること自体について、反対はしないんだけれども、あまり患者の権利について強調しすぎるというようなことについてはかなり違和感がある。そういう発言を、みなさんがしていらっしゃるというようなことも、ご参考にしていただければと思います。

訓覇　はい、ありがとうございます。ほかのパネリストの方、いかがですか。一応よろしいですか。

その他いかがでしょうか。せっかくですので手を挙げてください。少し時間がまだあります。いかがでしょうか。どんなことでも。はい、どうぞ前に出てきてください。

田中敏彦　田中と申します。「れんげ草の会」、家族の会、熊本の。それで私も家族の一人なんですけど。この間、市民の会なんかに出ても、コロナのこととハンセン病のことは全く別々みたいな理解の仕方をみな、してはるけど、僕、一つ疑問に思うのは、ＰＣＲ検査がいつまでたっても普及しなくて、この一年間、ほとんど外国に比べたら、やられてないと。今もこの大阪駅の前で誰でもできるようなＰＣＲ検査をしてもいいんじゃないかなと思うんだけど、それをやらないと。

せめて国際基準ぐらいにやって、我々にその情報を流してもらえば、まだ対処できるんだけど、なんか大阪府が出してきている患者の数とか、それから、東京の患者の数とか、これ信用できるんかなと。そういう疑いを持つわけですよ。

そういうことについて、医学界、お医者さんたちを、僕はお医者さんすごい信頼していて、東京医科歯科大の学長が言われたみたいに、みんなで、先見がある先生はある程度、専門外をやったり、外科の方が内科の方を診たりすることで、すごいチームワーク作って、この難局をみんなで乗り切ろうって言ってやっておられて、それで効果をあげていて。それを見てて、お医者さんの、医大の学長さんなんかでも、これは今すごいチャンスだから、若手の医者なんかが、もし関東で地震とか災害が起こった時でも、そういうチームワークを作って乗り切れる体制を作ろうじゃないかということで、動いてはる人もいた。

ほんで、橋下徹さんみたいに、医者が診いひん、診ないんだったら保険の指定医を外せとか、そういう意見が出てくるというのは、ちょっと段階を飛んでるんじゃないかと僕は考えてるんですわ。

もっとお互いに、そういうことの経路みたいなものを作ってやっていけば、僕は、橋下徹さんの言ってる、ああいうふうな強制的に患者を診させるっていうやり方を、サダムフセインがクウェートに侵攻した時に湾岸戦争が始まった時に、各大学、特に私、自営業者で得意先がお医者さんとか看護師さんとかいろんなところ行ってます。だから、最後までお医者さんは、いざとなったら、阪神大震災の時でも、お医者さんはほんまに一生懸命、診はった方のほうが多いんですよ。その話は全部聞いてますから。だから、僕らは、そのあたりのね、医学会いうか官僚機構の、この何か布石みたいな。去年なんかでも、たまにやってきた、なんか使いもせえへんマスク山ほど配ってね。で、今、保管料だけで六億円かかるとかね。そんなバカなことやってんやったらPCR検査でもなんでもどんどんやればいいんですわ。あの機械の一番性能の良いのは、千葉県の会社が作ってる機械ですから。

だから、そういうことを、このコロナを契機にして、きちっと話して、問題を洗い出す作業が全くなされてないから、そのあたりやっぱりちゃんと我々も監視せなあかんのじゃないかなと思うんですよ。以上です。

訓覇　はい。今のご意見に対してコメントしていただけるパネリストの方ありますか。よろしいですか。はい、宮坂さん。

宮坂　ＰＣＲ検査がどうして日本で極端に普及しなかっていうのは、おそらくコロナが終わって、後々になってしまうかもしれないけれども、検証が必要なところだと、個人的には思っています。意思決定の過程に透明性がないですね。専門家の間でも意見が分かれている問題だっていうことはわかっているんですけれども、例えば利権が絡む問題じゃないのかとか、何かの政治的な意図が働いてるんじゃないのかなっていうことも言われていますよね。それについて、ちゃんと合理的な説明がなされていないままですので、それについては検証されないといけないところだろうなというふうに思っています。私から言えることは、このぐらいなんですけれども。

訓覇　ありがとうございます。それではですね。一応、いま第二部というところで切らせてもらっていましたけれども、第一部、ひじょうに貴重な提起も含めて、「明治三十二年調」に端を発して、公文書の保管の問題、そして差別との繋がり、大事な問題提起がなされましたけれども、第一部のことも含めて、質問をお受けいたします。もしご質問にここでお答えできなければ、何らかの形でまたお答えを、市民学会としてもさせていただきたいと思います。いかがでしょうか。

内藤雅義　どうもごくろうさまです。こんにちは。患者さんに社会で暮らすために医療を提供して、社会で暮らすというために医療が存在しているんだと思うのです。コロナもそうだし、勿論ハンセン病もそうですけど、それが完全に抜け落ちてるっていう感じがします。

宮崎信恵監督が最近作られた「終わりの見えない闘い」という、東京都中野区の保健所をフォローした映画がありますけど、大変興味深い話です。本来、感染者をフォローすることが保健所の仕事なのに、医療のことまで全部保健所がやらされている。この人を入院させるかどうかを保健師さんにさせている。それによって、保健師さんが苦しんでいる状況が出ています。そんなのを見ても、ＰＣＲもそうですけど、本来医療がやるべきことを公衆衛生が中心になっちゃっている。公衆衛生も必要がないとは言いませんけど、やっぱり医療が中心であることがすっかり抜け落ちているなっていう感じがしています。

それと、最近すごく印象に残っているのは、熊谷晋一郎さんという東大の先生がいらっしゃいますけど、あの先生が言ってた「自立するということはいかに依存先を増やすかということ」と言っていたのがすごく印象に残っています。自立とは、いろんな所と繋がって、社会の中で生きていくのかっていうことなんだと思うので、それは全てにおいて、共通なところではないかなというふうに思いました。

訓覇　はい、ありがとうございました。他よろしいでしょうか。もし後日でもありましたら、メールででも事務局の方に寄せていただければと思います。それでは、定刻になってきましたので、第二回ハンセン病市民学会シンポジウム、閉会にしていきたいと思います。今日取り上げました、第一部、第二部、それぞれの課題につきまして、去年、今年と開催できなかったハンセン病市民学会全国交流集会、今日、第一部にパネリストで出てくださいました長野の高橋典男さん、開催地で中心になって今セミナーを重ねて、来年の六月開催に向けて、準備をしてくださっています。

また、こういう状況の変化もあるので改めて、ご案内した内容と少し中身は変わってくるかもしれませんけれども、今日の取り上げた課題、そういうものも交流集会の中で何らか受け止めを、みなさんで確かめ合う機会を作っていくことになると思います。

さらに、またこのシンポジウム、これもみなさんと相談してからですけれども、私としては積み重ねをしていく必要があるものではないのかなと思っておりま す。そういうことで、今日の一日の一過性のことに終わらずに、課題を歩みの中で積み重ねていきたいというふうに思っております。

今日は長時間の午前、午後の二部にわたるシンポジウムになり、またオンラインの方、ご意見を言っていただく機会がないままで申し訳なかったんですけれども、ここをもって閉会にさせていただきたいと思います。どうもありがとうございました。

第三回ハンセン病市民学会シンポジウム

（二〇二一年一〇月二三日開催）

第一部

ハンセン病差別の解消に取り組む
～すべての人が理不尽な差別に声を上げられる社会に～

基調報告

・ハンセン病差別はなぜ起きるのか

和泉眞藏（ハンセン病市民学会共同代表）

●コーディネーター兼アドバイザー

谷川雅彦（一般社団法人　部落解放・人権研究所代表理事）

シンポジウム

●シンポジスト

藤崎陸安（全国ハンセン病療養所入所者協議会事務局長）

―ハンセン病問題の立場から

尾上浩二（DPI日本会議副議長）

―障害者問題の立場から

朴洋幸（多民族共生人権教育センター理事長）

―在日外国人問題の立場から

川口泰司（一般社団法人　山口県人権啓発センター事務局長）

―部落問題の立場から

訓覇浩（進行・ハンセン病市民学会事務局長）　はい、それでは定刻になりましたので、ただいまより、第三回ハンセン病市民学会シンポジウムを開催させていただきます。私、進行させていただきます事務局の訓覇でございます。よろしくお願い致します。

このシンポジウムも第三回になりましたが、ハンセン病問題に関する喫緊の課題について、みなさんのお考えを交換することで、私たち一人ひとりの足元で、全面解決に向けて何ができるのかということを考えていただく、そういう機縁になればということで、開催を重ねてきております。

本日の第一部は「ハンセン病差別の解消に取り組む」、第二部は「菊池事件の再審請求の実現に向けて」ということで行います。なお、いま報道等でご存知の通り、「旅館業法改正」という大きな問題が、以前の「感染症法」の改正に続き、また、ハンセン病被害を受けた方をはじめ、たくさんの苦しみを与えるのではないかということで、問題提起がなされております。ハンセン病市民学会も、先般、声明を発表しました。ホームページに載せておりますので、またご覧くださ い。会場の方にはお配りさせていただいております。

それでは、シンポジウムに入っていきたいと思います。まず、第一部「ハンセン病差別の解消に取り組む〜すべての人が理不尽な差別に声を上げられる社会に〜」。最初に和泉眞藏さんからご報告をいただきたいと思います。和泉先生、よろしくお願い致します。

和泉眞藏　おはようございます。ハンセン病差別がなぜ起きるのかという話ですが、特に、ハンセン病差別のない社会を実現するために私たちは何をすべきか、という話を今日はしたいと思います。

私たちの社会では、さまざまな差別や人権侵害があります。その一つが疾病、特に感染症に対する差別や排除です。疾病差別の特徴は、疾病の本態が解明されると、他の人権侵害や差別に比べて、比較的容易に軽減するということです。

例えば、今回の新型コロナ、COVID-19で明らかなように、流行の初期に見られた、患者や医療従事者に対する全く理不尽で危険な差別や排除は、ウイルスの特徴が明らかになり、病気の本態についての理解が深まり、予防ワクチンや治療薬が開発されると共に解消に向かい、現在では、人々はCOVID-19にかかったということを隠さなくなりました。

一方、長い歴史を持つハンセン病については、未だに牢固とした差別が残っています。回復者や家族が苦しんでいますけれども、なぜなのでしょうか。私は、その主要な原因は二つあると考えています。一つは長年にわたり、国がハンセン病を特別な病気として一般医療から切り離し、療養所中心の絶対隔離、絶滅政策を続けたからです。もう一つは、専門家と国が、病気についての誤った知識を国民に信じ込ませて偏見差別を助長したということ。この二つが原因だと考えています。

そうだとすれば、ハンセン病差別のない社会を作るためには、私たち自身で日本の近代ハンセン病対策を検証し、かつ世界のハンセン病政策と比較しながら、いったい日本はどのようなハンセン病対策を取るべきだったのかということを明確に示して、ハンセン病差別がいかに理不尽なものであったのかを広く国民に理解してもらう必要があります。

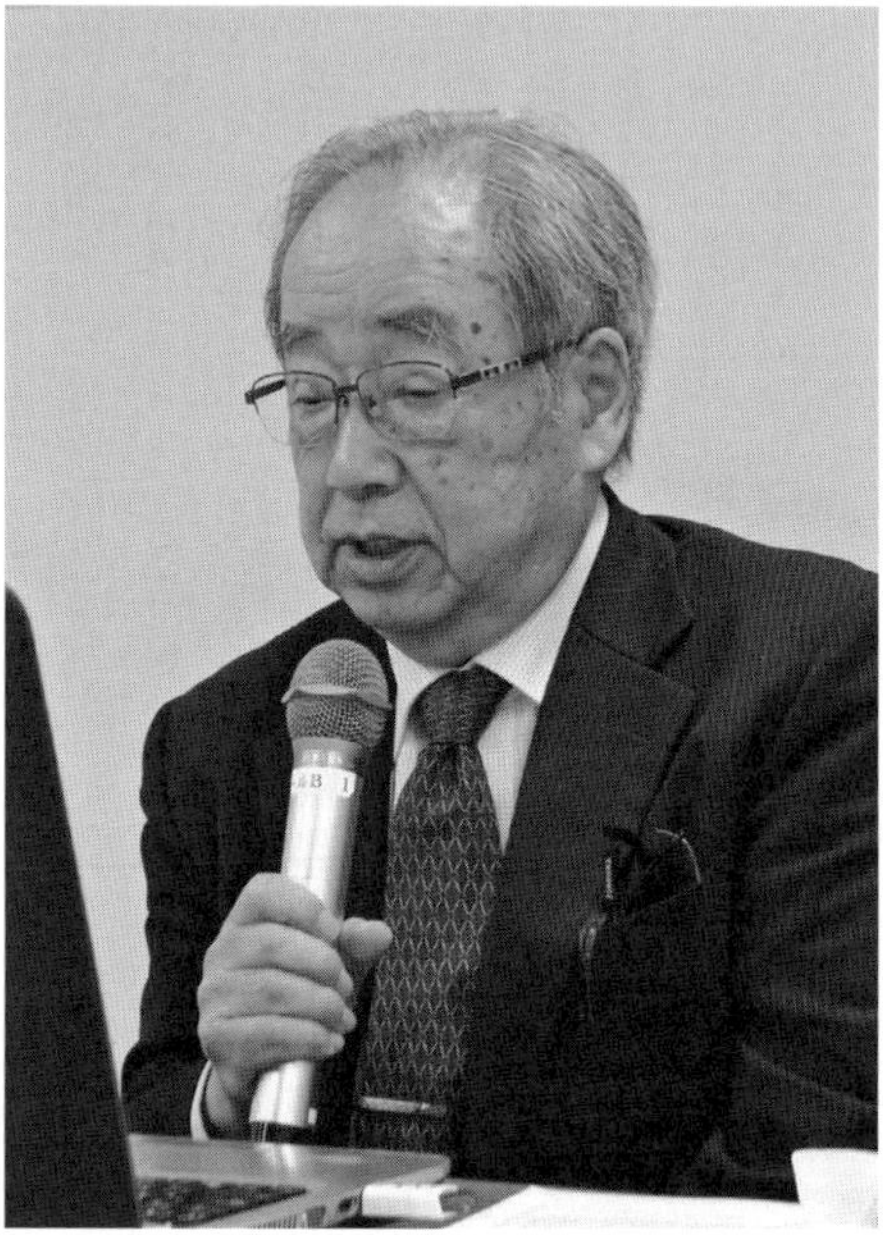

近代ハンセン病対策の話を少ししますが、言うまでもないことですけれども、日本の近代ハンセン病対策は、約三万人の患者と共に前近代、江戸時代の古いハンセン病観を引き継いで始まりました。文献によりますと、江戸時代の医学には、病気がうつるという観念がひじょうに希薄な上に、江戸時代にはハンセン病の感染力がひじょうに弱くなっていましたため、うつる病気ではなく、悪い血筋の病気として差別され、生活の糧を失った重症患者が神社仏閣の門前などで物乞いするということが日常的に見られることで、ハンセン病差別の要因の一つになりました。

こうした事情を背景にして、外国人慈善活動家による救済にも刺激されて、公的ハンセン病対策が始まり、明治政府は「法律第一一号」を制定すると共に、病床数一二〇〇床の小規模な施設を作り、放浪患者を中心に収容を進めましたが、ほとんどの患者、全部で三万人いるわけですから、一二〇〇床だと、とても足りなくて、ほとんどの患者は家族と共に地域社会で暮らし、当時の漢方医や新しく導入された西洋医学の病院で治療を受けていました。一つの例ですけども、創設当初の京大病院の皮膚科では新患の三〇人に一人がハンセン病の患者だと。ひじょうに多かったわけです。

明治維新の五年後にハンセンによって、患者の病巣から「らい菌」が発見され、ハンセン病が細菌感染症であることが明らかになり、世界の近代ハンセン病対策は感染症対策として進められ、日本のハンセン病対策も感染予防の視点という、新しいものが付け加えられました。それまではうつらないと言っていたんです。

それで、問題の一つは患者の隔離です。当初は、世界でも肯定的な意見が強かったんですけども、やがて、隔離の目的は病原菌と健康者を分離することなのだから、方法については地域の事情などに合わせて多様であって良いと考えられるようになりました。それに従って、世界の隔離政策は、時とともに人道的で緩やかなものになっていきました。例えば、モロカイ島、ハワイですが、カラウパパ半島という所で、隔絶の地に患者を捨てに行ったということが知られる場合ですら、一九三〇年代には絶対隔離政策を放棄しています。

これと真逆の道を歩んだのが日本です。時代の変遷と共に隔離がより厳しくなり、「救らい思想」と「無らい県運動」に支えられて、絶対隔離、絶滅政策になっていきました。「救らい思想」についてはさまざまな評価がありますけれども、化学療法がなかった時代の重症の患者には医療的ケアが必須でした。ハンセン病のために働くことに生きがいを見いだす医療職員は不可欠だったのです。

私事で恐縮ですけども、私はこの「救らい思想」に共鳴して医師になり、さまざまな経験と思索を重ねながら、五八年後の現在でもハンセン病をライフワークとしています。

治療の成功と化学療法の成功と隔離政策が終わったという話をします。ハンセンによって「らい菌」が発見されて幕を開けた一九世紀後半の病原細菌学は、数多くの細菌感染症の原因菌を発見しました。ちょっとだけ付け加えますすと、ハンセンによる「らい菌」の発見というのは、この病原菌の発見の中で最も早いところです。ただ治療については魔法の弾丸というふうにいわれている化学療法剤が実用化されたのは一九四〇年代です。

ハンセン病については、ご存知と思いますが、一九四〇年に治療薬であるプロミンの画期的な有効性が確認されましたけれども、一九五〇年には、すぐに経口薬であるダプソンに切り替えられました。ハンセン病の治療というとプロミンと言ったりするんですが、ハンセン病対策を根底から変えたのはプロミンではなくダプソンです。経口薬の導入によって、ハンセン病は入院ではなく、普通の生活をしながら外来通院で治療する病気になりました。

ダプソンはさらに感染予防のためにも画期的な役割を果たしました。ダプソンを服用すると、患者の体内で菌が破壊されるために、化学療法中の患者は感染源にならないということが明らかになりました。診断が確定をして、化学療法が始まると感染性が失われるということですから、化学療法時代には感染予防のために隔離の対象となる患者は事実上存在しません。ハンセン病は通常の医療機関で治療する普通の病気に変わりました。

これを統合インテグレーションとして、化学療法の時代のハンセン病対策の基本になりまして、日本を除くほとんどの国は一九五〇年代に新患は療養所には入れない、一九六〇年代には多くの国で差別の根源となる「らい予防法」が廃止になりました。ＷＨＯ（世界保健機関）等の国際機関は、日本も対策を転換するように、繰り返して勧奨しましたけれども、日本はそれを受け入れず、隔離政策を一九九六年まで続けました。戦後の日本のハンセン病対策が致命的な間違いを犯したということを言いたいと思います。市民学会に集う人々の多くは、本来、隔離すべきでないハンセン病患者を誤って隔離し、国にその一義的な責任があると考えています。これは正しいんですけども、隔離といっても、化学療法以前の隔離と化学療法以降の隔離では予防医学上の意味が全く違います。先ほど言ったように、感染しないからです。感染症の中にも、蔓延から国民を守るために法的な規制が必要な、感染法が必要なものがありますけれども、そうでない感染症というのもたくさんあります。化学療法の成功によって、ハンセン病は法的規制が不必要な感染症になりました。現在、日本にはこういう感染症に関する法律はありません。一九九六年に終わったんです。

一九四五年、アジア太平洋戦争が終わり、日本には近代ハンセン病対策を抜本的に見直す千載一遇の機会が訪れました。これは何かというと、基本的人権を柱とする日本国憲法が制定され、それと同時に化学療法の導入が実現したからです。厚生省の中にも見直しの気運が生まれましたけれども、光田健輔を中心とする絶対隔離論者の強力な反対で、見直しは実現しませんでした。これは、日本のハンセン病対策の致命的な過ちだと思っています。

一九五三年に絶対隔離を理念とした「らい予防法」ができましたけれども、化学療法の導入で社会復帰者が増加したり、退所者に向けての園内の作業訓練が行われたり、療養所では外来の診療ということが行われるようになりまして、療養所の中ではさまざまな変化が起こりました。

しかし、これは、世界の流れとしての統合とは全く関係のない別のものです。統合というのは、療養所中心の医療体制を修正して、ハンセン病医療を一般医療の中に組み込むということですから、ハンセン病対策の抜本的な体制の変更であって、国民のハンセン病観を根底から転換させるものだからです。

もし私たちが一九五〇年代に統合を実現して、ハンセン病が一般病院で治療されるということになったら、そういう事実を見たら、国民の考え方は大きく変わって、日本はハンセン病差別のない国になっていたに違いないと私は思っています。なぜかというと、正しい理念に基づく新しい疾病対策は疾病差別のない社会の礎になるからです。

実は先週の日曜日に感染症とプラネタリーヘルスというシンポジウムがありました。プラネタリーヘルスというのは、地球環境によって、人間の健康が侵されるロス。それにどう対策するかという新しい医学の分野ですけども、そこで話されていることを聞いて、ハンセン病の話をそこでしたわけではありませんが、私が私なりの解釈をしました。

これは、ハンセン病のない社会を目指す私たちというのは、プラネタリーヘルスというのは、全人類が協力して地球環境を変えるということですから、啓発がものすごく大切なんですけども、私たちが啓発活動をやっている、それはいたずらに残存する差別の深刻さを強調するのではなくて、全ての国民が幸せに暮らす、新しい社会を創るという視点と意気込みが必要だというふうに考えています。以上です。ありがとうございました。

訓覇　和泉先生、ありがとうございました。それでは、ここからパネルディスカッションに移っていきたいと思います。コーディネーターの谷川雅彦さん、よろしくお願い致します。

谷川雅彦　いま、ご紹介いただきました一般社団法人部落解放・人権研究所の代表理事をしております谷川と申します。「ハンセン病差別の解消に取り組む」というテーマで、シンポジウムを始めてまいりたいと思います。最初に私のほうから、このシンポジウムの趣旨について、簡単に申し上げたいと思います。

私が代表を務めます部落解放・人権研究所では一般社団法人に移行したちょうど一〇年ほど前に、今日もお越しの内田博文先生を代表に、「差別禁止法」の研究会を立ち上げました。さまざまな差別のない社会を実現していくための法律というものを作ろうと考えたわけであります。

その成果を本年三月に「すべての人の無差別平等の実現に関する法律案」という形で発表をさせていただきました。法律案をわかりやすく説明した「差別禁止法を作ろう！」というリーフレットを作っています。また、取りまとめた法案やその法案の内容をわかりやすく解説した本も作りました。この本の中身は研究所のホームページから無料でダウンロードできるようになっておりますので、関心のある方はご覧いただけたらと思います。そういう経緯で、私が今日は司会を仰せつかりました。よろしくお願いしたいと思います。

ハンセン病問題の真の意味の解決というのは、ハンセン病元患者であること、ハンセン病に罹患したこと、患者の家族であるということ、関係者であることをもって、差別されない社会をどう作るのか。いかにして病気になっても安心して医療や介護が受けられる、自分らしく生きていくことができる社会を作るかということではないのかなと思います。

しかし、現実は残念ながらそうなってはいません。二〇〇三年に起こった黒川温泉の宿泊拒否事件でありますとか、その際に自治会や県に寄せられた誹謗中傷の文書。大阪市の社会福祉協議会が二〇一一年に大阪市民を対象に実施した調査では「ハンセン病回復者が近所に住むことに抵抗を感じる」という人がなんと一二・六パーセント、「一緒に入浴することに抵抗を感じる」という市民が一四・七パーセント、「回復者の子どもが自分の家族と結婚することに抵抗を感じる」という方はなんと四二パーセントに達しています。「同じ福祉施設を利用することに抵抗を感じる」という方も一六・一パーセントいらっしゃいました。こういった状況が、残念ながら、私たちの暮らす社会の現実であると思うわけであります。

ハンセン病に係る偏見差別の解消のための施策検討会が、現在開催されていて、七月に中間報告が公表されました。この中間報告でも指摘されているように、差別をなくす教育や啓発が重要だということが繰り返し言われているわけでありますけれども、残念ながら学校教育のベースになる学習指導要領の中に、ハンセン病問題を教えるということすら明記されていない現実があるわけであります。

先ほど紹介しました黒川温泉の宿泊拒否事件においても、当事者が訴えた差別という問題は、残念ながら司法の中で裁かれることはありませんでした。「旅館業法」の違反ということで四日間の営業停止という処分になったわけであります。

本日のシンポジウムは、ハンセン病への偏見差別がなぜ無くならないのか、どうすれば無くすことができるのかということを大きなテーマに、同じ被差別の立場にある障害者、在日韓国・朝鮮人、被差別部落の当事者のみなさんから、差別解消に向けたさまざまな法制度や取り組みについて、学んでいこうと思います。極めて限られた時間ではありますけれど、目的達成のためにご協力をお願い申し上げます。

それでは、最初に自己紹介をお願いします。藤崎さん、尾上さん、朴さん、川口さんの順番で、大変恐縮ですけども、一人三分でお願いしたいと思います。それでは最初に藤崎さん、よろしくお願い致します。

藤崎陸安　はい。ありがとうございます。藤崎陸安と申しまして、全国ハンセン病療養所入所者協議会、全療協の事務局長を仰せつかっております。

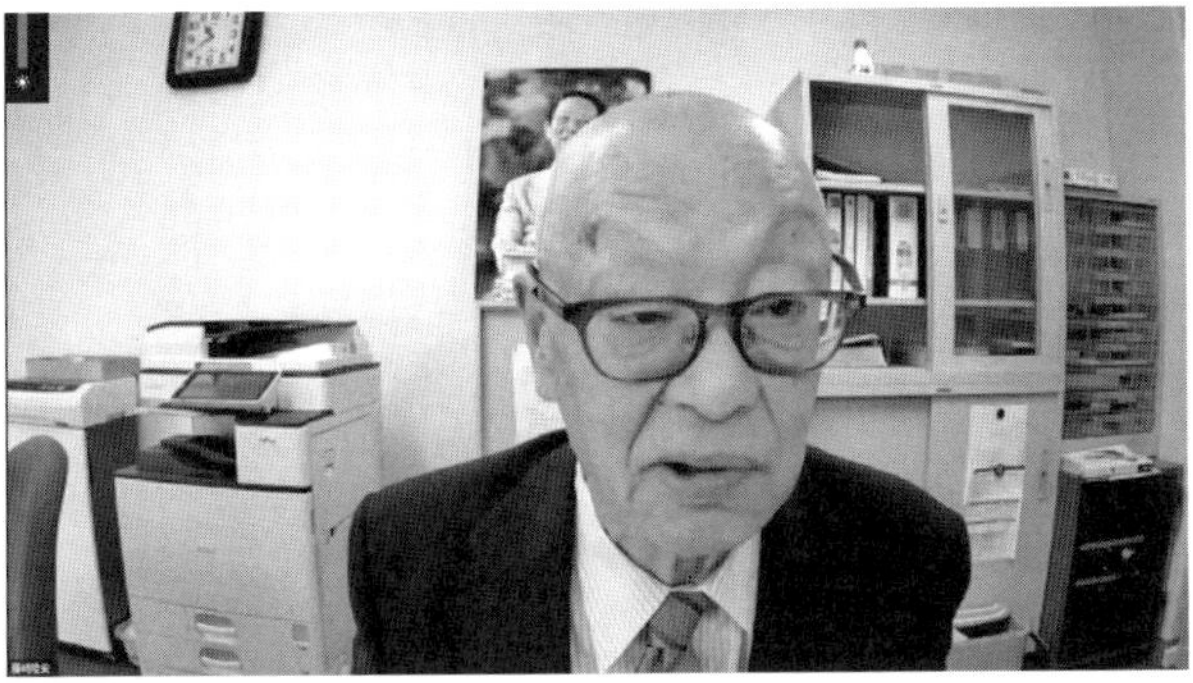

私は一九四三（昭和一八）年、四人兄弟の四番目の男の子として、秋田県秋田市で生まれました。私が生まれた時には、母は既に病気にかかっていたと思いますが、常に布団の上で座ったり寝たりという生活でした。それと併せて常に手足に傷をつくっていて、いま思いますと、母親がハンセン病に罹患《りかん》してから、かなりの時間が経過していたのではないかと思います。

父も母もお互いに、母のことをやはり病気じゃないかなと思っていたと思うんですが、なかなか口に出せる状況にはなかったというふうに思います。母親は病気だということを、自分ではわかっていたでしょうから、外出するようなことは一切ありませんでした。なぜかというと、世間に自分の病気が知られることが怖いからです。

私は一九五一年の八月に高熱を出しまして、お医者さんに診てもらったら、腸チフスという診断を受けました。これは法定伝染病ですから、直ちに秋田市の日赤病院へ緊急に行き、そこで隔離されたということです。法定伝染病ですから、当然、私以外の家族も保健所の命令で診察を受けたはずです。その結果、三人、私とすぐ上の兄と母親がハンセン病だということが判明したということです。

この日から私ども三人を療養所へ送る、そのための説得が保健所から毎日のように来ていたと思います。それでも、両親は踏ん切りがつかず、応えていませんでしたから、私は何事もなかったように学校へしっかり通っていました。三学期も終わって、いよいよ三年生になるという、その時期が迫ってきた頃に、父親が私と上の兄と母親の三人、私と兄を自分の前に座らせて、「お前たちは明日から三学期、新学期になっても学校に行くことはない」と、「いや、むしろ行ってはだめだ」というような言い方をされました。それを聞いて、母親は私たちの横に座って泣きながら話を聞いていました。その話が終わって、最後に父親から「今日からお前たちはうちの風呂に入るな。もし風呂へ入りたかったらお金をあげるから、銭湯へ行ってくれ」と言われました。この日から、私たち三人に対する家庭内での差別が始まるということです。ということで、自己紹介を終わらせていただきます。

谷川　はい、ありがとうございました。それでは、続いてお願いします。尾上さん。

尾上浩二　はい。DPI日本会議、DPIは障害者インターナショナルの頭文字ですが、DPI日本会議副議長をしております尾上と申します。よろしくお願いします。

今日はオンラインで上半身しか見えないのでわからないですが、電動車椅子で普段、生活をしている者です。一九六〇年、大阪で生まれ育ちました。子どもの時から脳性まひ障害がありまして、小さい時は養護学校、今でいう特別支援学校に通いました。

その後、さらに障害児施設に行きまして、障害児施設での隔離、あるいは実験台的な医療、手術をすればするほど歩けなくなる、そういった体験があります。そういった実験台的な医療経験をしました。その当時、一九七〇年というのは「優生保護法」が堂々と存在していた時代。障害を治すためだったら何をしてもいい、といったような雰囲気が支配していました。

さらに、普通学校、中学校に上がる時に念書を書かされるという差別を経験してきました。詳しくは、新聞記事をご覧ください。そうした体験を基に一八歳の時から障害者運動に関わり続けて四四年目になります。この間、「障害者差別解消法」の制定や「障害者権利条約」の批准ということを進める、そういったことに中心的に関わりました。

近況としましては、今年八月にジュネーブの国連事務局で、障害者権利条約に関する対日審査がありましたが、ジュネーブに行きまして、ロビー活動を行い、国連の委員に働きかけた結果、この九月九日に非常にインパクトのある総括所見を出してもらうことができました。

分離教育を中止して、インクルーシブ教育を進めるということや、強制医療を中心にした、精神医療の強制医療は差別である、入院医療からちゃんと地域で暮らせるように転換をしなさい、脱施設を進めなさいという、ひじょうにインパクトのある内容です。

これをどう生かしていくかを、日々考えている今日この頃ということ、これがビッグニュースということで紹介させていただきます。今日はよろしくお願いします。

谷川　はい、ありがとうございます。続きまして、朴さん、お願いします。

朴洋幸　みなさん、こんにちは。NPO法人多民族共生人権教育センターの朴洋幸《パクヤンヘン》と言います。当センターは全て入れ込んだ欲張った団体名になっていますが、社会の多様性や共生をどう創造するかということで、研究集会とかセミナーとかを中心に、啓発の取り組みを主な事業として進めている団体です。

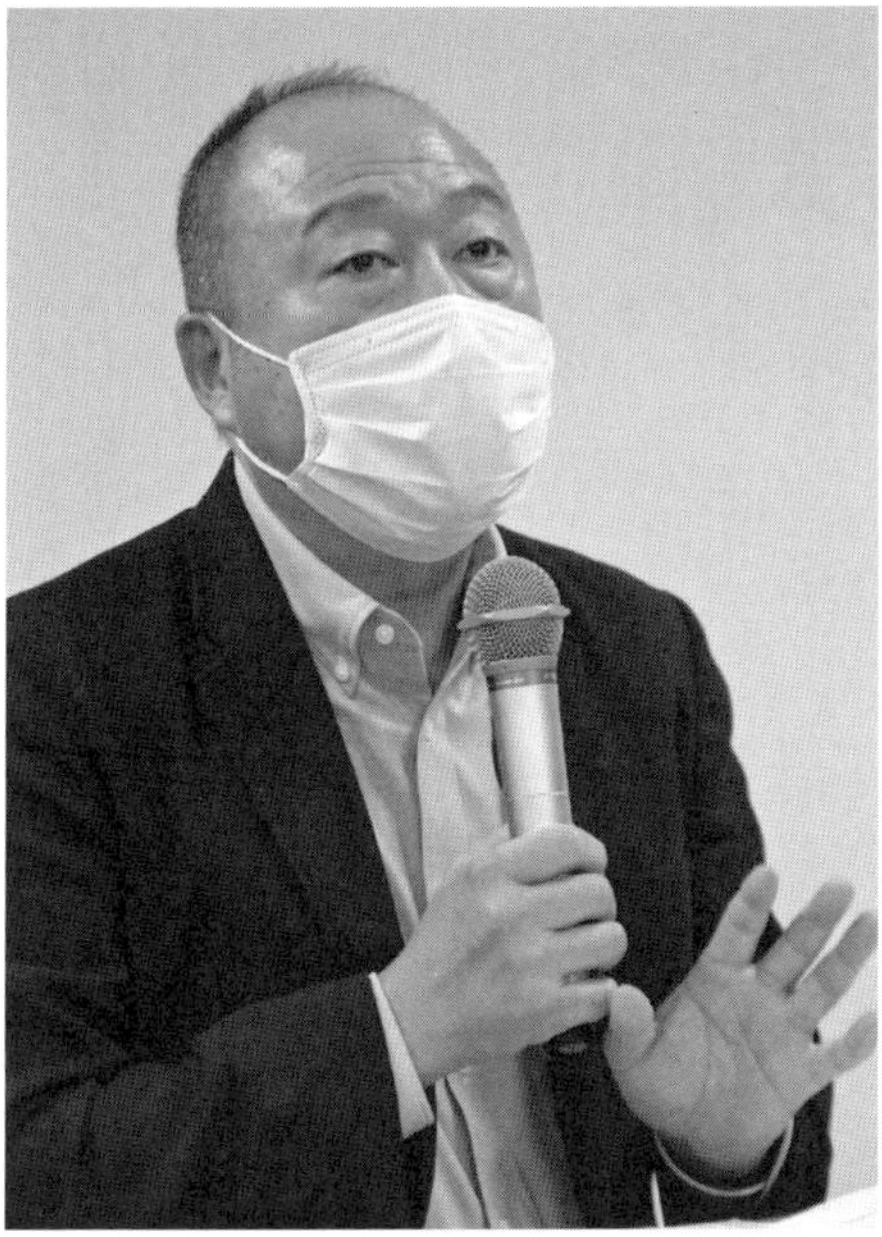

　また、提案であるとか、個別の人権侵害支援等も伴う、そういった各種支援会の事務局などもさせていただいています。例えば、ヘイトスピーチの関係で言いますと、大阪市に対するヘイトスピーチ条例の取り組みをしてきましたが、弁護士の先生方と共に「いっしょにつくろう！大阪市ヘイトスピーチ規制条例」という会を作りまして、市に要望したりしましたが、そういうところの事務局も担わせてもらっています。

　先だって九月八日に最高裁の確定判決が出ましたが、フジ住宅株式会社という会社で行われていたヘイト行為。それに対して、そこで働く在日コリアン三世の女性が裁判に訴えたんですが、その裁判を支える会の事務局なども担わせてもらっているところです。

　私自身も在日コリアン三世ということで、大学を卒業した一九九一年からこういう世界でいろいろ関わらせてもらっています。一九九一年の前あたりというのは、比較的、日韓における歴史認識について、かなり良い形での認識が双方に持たれながら、いろんな取り上げられ方もしてきた時代があったのではないかなと思っています。しかし、ここに来て、こんなに急速にヘイトスピーチをはじめ、それこそヘイトクライムというふうに移行している時代が来るとは、本当に思いもしていない中で、今日を迎えているのかなと思っています。その辺のことを後で述べさせてもらえたらと思っていますので、本日はよろしくお願いいたします。

谷川　それでは最後に川口さんから、お願いします。

川口泰司　はい、みなさん、おはようございます。山口県人権啓発センターの川口です。私、部落解放・人権研究所の理事もさせていただいていまして、谷川さんと一緒にさまざまな研究をさせていただいています。

私は四国の愛媛県宇和島市の被差別部落（同和地区）出身で、高校を卒業するまで部落で育ちました。いま四四歳になるんですけど、私の世代は、いわゆる同和教育の全盛期で、今以上に同和問題の解決の取り組みは熱心に行われていました。部落の子どもたちも、自分が部落ということを、ルーツをちゃんと自覚して、差別はする側の問題なんだという形で、しっかりアイデンティティ教育なんかもあった時代です。

大学進学で大阪に来ました。学生時代も四年間、部落解放研究会という人権サークルでさまざまな活動をしていました。そこで、逆に大阪に行って、この都市型部落という大きな被差別部落のさまざまな現実というのが、田舎の部落とは違うんだなということを経験しながら、同時に自分自身が部落出身ということを言えなくなりました。部落の田舎に住んでいた時は、自分の友人たちや周りも、僕が部落民ということは知っていた。露骨に僕に差別的なことは言わないんだけど、大阪に行くと部落外に住むんです。そうすると、僕を部落民とは知らないから、部落は怖いとか、あそこは気をつけろとか、いろんなことを先輩たちやバイト先の人も言ってくるようになる。そうすると、自分の故郷を隠すようになってくるんです。

回復者の方とか家族が、自分の家族のことを隠すように、世間の部落に対するマイナスの価値観を内面化してしまい、自分のアイデンティティを否定的に持つようになりました。そして、自分にとって、同和教育って何だったんだとか、部落出身って何なんだと揺れながら悩みながら、もがいて勉強したりする中で、改めて隠して生きる生き方もできるけど、自分の大事なルーツとして、親の生き方や地域のことをもう一回見つめ直して、カミングアウトして生きようという形で、いま活動しています。パートナーが山口県の人で、結婚して山口でいろいろ活動しています。

今日は、ネット時代における部落差別の現実について報告させてもらいます。ネット時代がこの一〇〇年間の部落解放運動の取り組みを一瞬にして壊し始めている。こういう状況で、人権教育や啓発も大事だけど、確信犯的な差別者には法的なルールが要る、被害者を救済する仕組みが要る。こういうことを、同じような共通課題を持っているみなさんと、どうやったらいいのかということを一緒に考えたいと思います。今日はよろしくお願いします。

谷川　はい、ありがとうございました。それでは、それぞれみなさんから資料を準備していただいておりま す。自己紹介の順番で、最初に藤崎さんからお話をお願いしたいと思います。よろしくお願いします。藤崎さん、スタンバイ大丈夫でしょうか。はい、お願いします。

藤崎　はい、それではよろしいでしょうか。先ほど、新学期が始まっても学校へは行くなということで行かなかったわけですが、その一カ月後に入園の説得に応じて、もう覚悟を決めて、私自身は全くまだ後遺症も出ていませんし、病気だという意識はないので、何で行くのかよく理解できていないまま、約一カ月後の四月二一日に秋田駅から汽車に乗りました。

普通の客車ですが、四両ある客車のさらに前、石炭車のすぐ後ろに一車両が付いていて、これに私どもは乗ったわけです。それで、当時はまだ車社会ではありませんから、車内には常に人がいっぱい乗っていました。私どものほうの車両は、私ども家族三人と、それから保健所の担当官が二、三人乗って、それだけなんです。ですから、駅へ止まる度にお客さんが乗ろうとしてくるわけですが、すぐに係官が立っていって、伝染病の患者を輸送中なんだという紙を、最初は常時張っていなかったんですが、駅に着く度に人が来るから、これを見せるとすごすごと帰るというそういう状況でしたから、しまいにはもう係官も耐えられなくなって、テープかなんかで張り出しまして、もう立っていかなくてもいいようにしたわけです。

そして、夕方、青森の駅に着くわけですが、そこで療養所に入る。だから、そこから私の療養所生活が始まるわけです。九歳の頃です。いま七九歳ですから、まるまる七〇年間、ハンセン病療養所の中で生活を送ってきたということになります。

話は少し飛びますが、それから私は一九五九（昭和三四）年、岡山にある高校へ入学するために、もちろん公立の学校ですから、試験を受けて入学するわけですが、試験に合格した私ともう三人の同級生と一緒に、青森駅から出発することになりました。鉄道で岡山まで行くということで出発したんです。

普通は改札を通ってということになりますが、貨物搬入口から入って、一〇両編成の貨物列車の一番後ろに私どもが乗る車両は付いていて、文字通りのお召列車です。その汽車へ乗ったわけです。出発した汽車は夜通し走り続けて、朝、目を覚まして東京に着いたら五時でした。朝五時ですから、岡山へ着く時間を逆算しますと、今度は午後三時に出発しなきゃいけないということで、東京駅に着いた車両はそのまま品川の車両基地へ行って、そこで一〇時間を過ごすということになるわけなんです。

私自身は東京見物でもさせてくれるのかなという軽い気持ちで行ったんですが、係官が来て、午後三時に出発するので、それまでここで過ごしてもらいたいということで、朝と昼の弁当を二つ、一人ずつに渡して、それじゃあなという形で出ていってしまいました。午後三時近くになって、電車が東京か品川駅を出発するまで、ついに係官は一度も様子を見に戻ることはありませんでした。

そういうことで、その一〇時間、私どもは係官が預けた弁当を食べて、ただ、私自身はどうして一〇時間もこんなところに放っておくのかと。いま考えれば、日本の隔離政策の中で行われていることですから、別に不思議には思いませんが、当時は非常に、これが人間としての扱いなのかなという思いをしながら一〇時間を過ごしたという思いがあります。それが私にとっては屈辱の一〇時間だったというわけです。

それで、その日に品川を出発して、これも夜通し走り続けて、岡山に次の日の朝、午前中に、時間は忘れましたが、岡山県の駅に着きました。ただ途中、青森から東京へ行く間に、夜中に、三重県の療養所から四人、それから東京から五人、それで東京から出発して、夜の間に静岡から三人乗ってきました。着いた時にはかなりの数に、十五、六人になっていたわけです。

それでまた、長島愛生園の車で園に着きます。高校へ行ってからの四年間などについては、またこの話とは別に機会があればお話しすることになると思うんですが、今日はそのことは省いて、次の話題に移りたいと思います。

高校では私個人に対する偏見差別というのは特に感じた覚えはありません。集団生活でしたから。それなりに差別偏見等はあったんだろうとは思います。ですが、私個人として差別を受けた、差別を感じたという記憶はございません。ということですので、この高校の四年間は省略させていただきたいと思います。

それから一九九〇（平成二）年六月のある日の朝、突然、電話のベルが鳴ったので出たら……。申し述べるのを忘れましたが、父は私と母たちが入園するとすぐに離婚しまして、再婚を二度しています。その再婚相手である義理の母親から「父が亡くなった」という連絡を受け、私自身は直ちに、やっぱり行かなきゃという思いで支度をしたんです。

それにしても、実は、その支度している間の妻の様子がちょっと変だなという気がして、気にはなっていたんですが、ま、とりあえず行くんだということで支度をして、大宮の駅から秋田行きの新幹線に乗って、予定通り新幹線は秋田駅に着きました。

秋田駅には、すぐ上の兄が迎えに来ていました。兄は一緒に療養所に入ったんですが、高校を出た次の年に社会復帰をしています。その兄が秋田市内で生活していましたから、私のことを迎えに来ていたわけですが、私の顔を見るなり、第一声が「せっかく来てもらったけど、お通夜と葬式には出られないよ」と。「何とかこのことは了解してほしい」という話でした。

私自身は、これは、やはりまだハンセン病に罹患した者の現実なんだなということを実感しました。それで、とりあえず了解するという形で、迎えに来てくれた車に乗って、兄の家へ行ったわけです。兄の家に行きましたら、私の後に入園した、青森の松丘保養園というんですが、この療養所に入園した長男も来ていました。知らせを受けたから来たんだと思うんですが、彼もやっぱり車で来ていましたから、家に着いた途端、私と同じように、お通夜と葬式には出られないよということを言われたということです。二人は顔を見合わせて、やむなくこれは了承しなければしょうがないということで了承したわけです。そして、お通夜が終わり、次の日の葬式が始まりましたが、その葬式にも二人は当然、出られないですから、行っていません。それで、お葬式の始まる時間になったんですが、もう二人はいても立ってもいられないということで無言でしたが、「ちょっと行ってみようか」ということで、青森から乗ってきた車に乗って、お寺へ行ってみました。

お寺では、気候も良かったせいもあって、お寺の障子が開いていましたし、中の様子がよく見えました。その様子を見た途端、つい出て行って焼香だけでもしたいという衝動に駆られました。車のドアノブに手をかけようとしたら、一緒行った兄貴が後ろからズボンをつかんでですね、行くなと。強引に引っ張り止められて、私自身もそうだなというような思いになって、諦めて車にちゃんとしっかり乗りかえました。

その後、どうしようかなということになったんですが、二人で自分たちが生まれた家を、たぶん今はない、ある必要はないはずだから、家の跡を見に行ってみようじゃないかということで、車で行ってみました。案の定、家は既になくて、商業施設の駐車場になっていて、直ちには去りがたいという思いになりました。それじゃあ、商業施設の食堂で昼の食事をしようということで、ラーメンを二人ですすり始めた。兄も無言でしたし、ちょっと顔をのぞいたら涙を浮かべてラーメンをすすっている。これを見た途端、私も思わず堪えていた涙がこみ上げてきて、何とも言うも言われぬ味のラーメンを食べるということになったんですね。

それで、私は、父の口から出た「学校へは行くな」「風呂には入るな」という言葉は、その当時も耳の中に残っていて。一体、私の思い出の中で、あの家は、それ以外にどういう思い出を私に残してくれたんだろうというふうなことを考えたんですが、一切思い出せないんです。あまりにもその父の言葉が強烈すぎて。

普通は、例えば風呂でしたら、「お前は一番最後にうちの風呂に入れよ」と、こう言われるのが普通だと聞いていましたし、思っていました。それと、私に「家にいて、学校に行くな」と言った。それを当時はなぜだろうというようなこともあって、「行くな」ということだけは、強烈な印象として残っているんです。普通は、人の話をいろいろ伺いますと、今の家族訴訟の原告の話を聞いても、学校に行くと、とんでもないいじめに遭って帰ってくる。帰ってきた家がやっぱり唯一の安らぎの場所なんですね。

ところが、私にとっては、家が一番厳しい偏見のるつぼの中にいるという感じがしたわけですね、今思えばですよ。そういう家だったと、そういう家にいたということの思い出というのは、思い出の中で私に何を残してくれたんだろうなって、いろいろ考えても思いつかない。やっぱり父親のその言葉が今も抜けないいんですね。

ただ、だからといってですね、私はそんなに父親を恨むということもしなかったんです。なぜかというと、そうでもしなければ、やっぱり当時の一般的な社会の中では、自分は家庭を守らなくてはいけないということが、家長としてあるわけですから、やっぱり家庭を守らなくてはならない。その重圧が、ああいう言葉になって私たちに伝えられたんじゃないのかなというふうに思います。

それほど社会はハンセン病に対する偏見差別が、今でもまだ残っているぐらいですから、今から五〇年前、六〇年前ですけど、やっぱり厳しかったんだろうなと思います。ですから、言葉は耳に残っていますけど、思いとしてはしょうがなかったんでないかなということでありました。

それでは、なぜ母親が、私どもに葬式あるいは通夜の出席に異を唱えたのかということですが。父の生存中は、私は常に実家へ、父親のところへ帰って、義理の母親の世話になって、実に私には優しくしてくれたし。その前に、実はこういうことがありました。

私が高校に着く前、最初の義理の母親というのは非常に冷たい人で、病気だということ毛嫌いしている人でしたから、私がたまたま無断で父親のところへ行ったんですね。そしたら、とてつもない冷たい仕打ちを、扱いをされましたから、父親に「お前は明日、もう帰れと。ここはお前の来る所じゃない」というふうに言われたんですね。そういう思いがありましたから、すぐ帰りました。

それで、結果として、今のようなこの仕事に就いて、自分のことはやっぱり自分で解決していかないといけない。それが、一般的な社会に広がっていくということが一番ベストだなというふうな考え方があったものですから。それで、父親が二人目の母親と再婚した時に、私はまだ高校を卒業したばかりだったと思いますけども、母親のところへ、「実は」ということで、病気のことをいろいろと、いま私がお話ししたようなことを長々と手紙に書いて、母親のところへ送ったわけです、手紙で。

そしたら返事が来て、さすがに、なるほど手紙を読ましてもらって、非常につらい思いをみなさんはなさったと、あんたも大変だったなということで慰めてくれて、私は特にそういうことに関しては気にもとめない、あまりこだわらないから遠慮なく遊びに来なさいという優しい言葉をかけていただいた。それを真に受けて、今度は大丈夫かなと思って行ったら、実際にやっぱり優しくしてくれて、いつでも来なさいよと言われました。それで、行き来していましたし、義理の母親にも、実は娘さんが二人もいて、私のところにも夏休みになると遊び来たりしていましたから、何のわだかまりもなくお付き合いをしていたと思っていました。

ですから、私は何の躊躇もなくお葬式に来ようと思ったんですが。やはり、よく考えてみますと、藤崎家、私のほうの家族には問題ないと思いますが、当時、やはり義理の母親の結婚に当たってですね、やはり自分が嫁ごうとしている家から四人もハンセン病の患者が出ている、こういう家に嫁ぐなんていうことを家族に相談しようものなら多分やめなさいと反対されるに違いないですよ。ですから、結婚に際しては、そのことは一切口にしてなかったわけですね。

だけど、それで葬式に出て行ったら、後遺症がありますし、一目見ればハンセン病じゃないのかなと疑問を持たれるでしょうから。それがまた後々の生活にいろいろと影響してきたら困るというのもありましたから、葬式には出てほしくないというふうに思ったんだろうなあと、私は理解しました。

ですから、ハンセン病にかかった、そのことで私が葬式の出席を拒否されたということに関して言えば、そういう事情を斟酌すると、やっぱり当たり前の、当時としてはやっぱり当然だろうし、当事者にしてみれば、ということになったんだろうなと思います。こういうことを、実は私が帰って妻に話をしたら、「私はそのことを一番危惧していた」と妻は言うわけですね。ということは、妻も沖縄県の出身で、そういう偏見の強い所で生まれていますから、そういうことを何回も見聞きしてきたんだろうなと思います。

ということで、私はそういう仕打ちを受けましたけど、誰を恨むということじゃなくて、やっぱりそれは、恨むとすれば世の中を恨まなくてはならない。こういう隔離政策を最初に取った国を恨むしかないので、これを解消させることが使命だというふうなことで、仕事に励んでおります。以上で終わります。雑駁ではありますが終わります。

谷川　はい、藤崎さん、限られた時間で、本当に語りづらい、ご自身の経験をお話しいただきました。問題は、こんなつらい理不尽なことを、たくさんの元患者の方やそのご家族が経験されているわけでありまして、それが今もなお続いているわけであります。どうすれば、この理不尽な差別偏見というものを無くしていけるのか、というところで、いろいろ取り組みについて勉強をしていきたいと思います。それでは、続いて尾上さんからご報告をよろしくお願い致します。

尾上　はい、尾上です。では、画面共有を使わせてもらって、パワーポイントを基にお話をさせていただきます。

「障害者差別解消法・権利条約と障害当事者の立ち上がり」ということで、「私たちのことを、私たち抜きに決めないで！」、当事者抜きに決めてはならないという、そのスローガンの下、私たちがやってきた運動を紹介したいと思います。

先ほど自己紹介をさせてもらったので、ここら辺のスライドは飛ばさせていただきます。これは二〇一三年六月一九日、参議院の投票ボードの写真なんですけれども、投票総数二〇六、賛成二〇六ということで、全会一致で「障害者差別解消法」が成立した瞬間でした。成立に当たって、制定に当たって尽力していただいた議員さんたちと、これはエール交換をしている写真です。

これがその「障害者差別解消法」なんですけれども、障害を理由にした不当な差別的取り扱いの禁止ということと、あと合理的配慮の提供を義務付ける、という法律なんですが、私たちにとってみれば長年の悲願ということです。

特にこの「障害者差別解消法」が目指している社会、障害者差別を解消し、障害の有無によって分け隔てられない共生社会を実現する。これは「障害者権利条約」がいうインクルーシブな社会なんです。そのインクルーシブな社会を実現するためには、障害者差別を解消しなければならないということで作られている法律です。「障害者差別解消法」の大本には「障害者権利条約」があるということをしっかり押さえておきたいところであります。

そこで禁止している差別というのが、一つは差別的取り扱い、入店拒否や乗車拒否などです。そしてもう一つが、合理的配慮の不提供ということで、二〇一六年の制定当時は、民間事業者は努力義務止まりだったんですけれども、昨年五月の改正で民間事業者も合理的配慮が義務付けになり、二〇二四年までに実施されるという運びになっています。

長年の悲願ということを申しましたが、私は、小学校を養護学校施設で過ごしたんですが、その後、地域の学校に行きました。公立中学です。でも、今から五〇年前、その頃はなんとか私は松葉杖で歩いていたんですが、松葉杖で歩けるぐらいの障害の状況でも、すんなり入れたわけではありません。すったもんだの上、なんとか入学が認められたんですが、その時に言われたのが、普通学校に入った限りは特別扱いしませんよ。ということでした。そして、階段の手すりなどの設備は求めません。先生の手は借りません。周りの生徒の手は借りません。この三つを約束するならば、入れてあげましょう。そういうふうに言われて、親は納得したわけではないですが、それにサインをしないと入れてもらえないというようなことでした。

尾上の時代、五〇年も前は大変だったな、というふうに思われるかもしれませんが、地域によっては二一世紀になってもいまだに親の付き添いが条件になったり、あるいは同様に念書を取られたり、いまだにこういう事実があるからこそ、「障害者差別解消法」が求められたということであります。

その「障害者差別解消法」制定を受けて、これは二〇一三年一一月の参議院委員会に参考人ということでお招きをいただきました。「障害者権利条約」の批准についてどう考えるか、ということでしたので、「差別解消法」の制定を見た今、権利条約を批准して、さらに前に進めていただきたい、ということで発言をして、そういったことも功を奏したのか、翌年二〇一四年一月二〇日に「障害者権利条約」を批准した、ということになります。

こういうふうに、私たちは国際レベルでは「障害者権利条約」を作る。そして、それを批准させるために、国内法で「障害者差別解消法」を制定させる。そうい

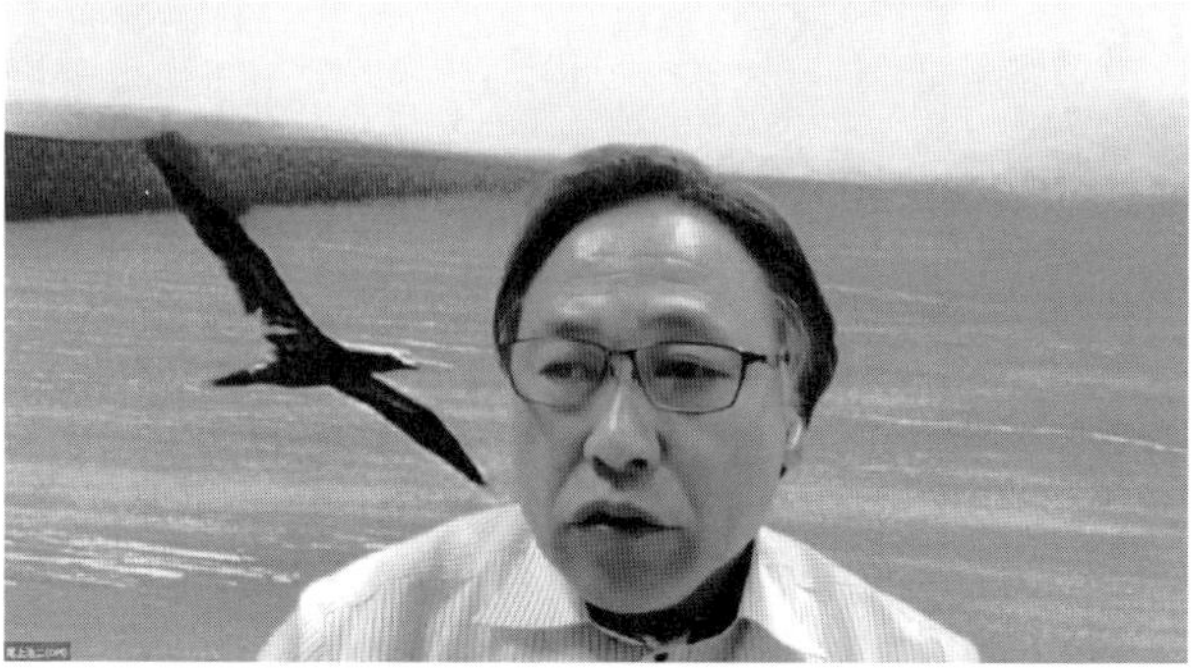

った運動を続けてきたわけなんですが、そもそも、その「障害者権利条約」ができるはるか前から、一九七〇年代ぐらいから、私たちがいま進めているような障害者運動が始まったわけです。

　これは、私が代表理事をしているＮＰＯ法人のウェブサイトにメッセージをということで書いたものなんですが、障害者運動というのは何か、四〇年間の経験を振り返って思いますと、いろんな、さまざまな差別、社会的障壁に取り囲まれたジャングルの中を、必死に獣道を探すようにして、前進して、道を作ってきたのが障害者運動だった。

　決して先に、国の法律や制度ができて、バリアフリーになった。おかげで、障害者が街に出たのではないのです。そうではなくて、バリアだらけの中でも障害者が街に出ていく。そのことによって、社会がバリアの存在に気づいて、やっといろんなものが変わっていったということだと思うんです。

　一九七〇年代から始まる半世紀に及ぶ障害者運動というのは、どんなに重度の障害があっても地域で暮らせる、そういうことを目指した運動です。

　それまでは、ともすれば、専門家や親、学校の先生やお医者さん、そういう人たちが中心だったのが、差別を受けてきた障害当事者自身が運動の元になったということなんですが、五〇年間に及ぶ取り組みが目指してきたのは、次のようにまとめられると思います。

　「あってはならない存在」とされる優生思想に反対をする、「優生保護法」を廃止させていく運動。施設や病院での隔離、分離教育に反対をする。地域で自立した生活を営み、共に育ち、共に学ぶ。共に働き、活動し、移動する。そういったことを全部含めて共に生きる社会。こういった運動の延長上に、「障害者権利条約」があり、「障害者差別禁止法」の制定があったということを押さえておきたいと思います。

　今日は、他のいろんな分野との交流という側面がありますので、トピックス的に、じゃあ五〇年間はどんな状態だったかということをお話し致します。

　一九七〇年代、障害者運動が勃興しますと、地域で学ぶ、電車やバスに乗る、映画やレストランに行く、電車やバスに乗るなんて、今はもう当たり前のことですが、それ自身が社会的にバッシングを受けるというか、乗車拒否に遭う、入店拒否に遭うのが当たり前。あるいは地域で暮らす家を借りようと思ったら、もし火事が起きたらとか、いろんなことを言われる。

そういう意味で、地域で学んだり、電車やバスに乗ったり、映画やレストランに行く、地域で暮らすという、障害のない人だったら当たり前にしていることをやろうと思うと、周りの迷惑を顧みない迷惑行為だと言われるみたいな、そういう状況でした。

そういう状況ですので、私は一九七〇年代の終わりぐらいから障害者運動に関わったんですが、その当時は、まちで出くわす障害者のほとんどは知人、「こんにちは」というふうに挨拶ができる関係、つまり、障害者運動に何らか関わってるぐらいの障害者でないとまちに出られないぐらい。そこまで、地域社会の排除、隔離ということが強かったということです。

一九八〇年代になって、この中で地域でもなんとか、いろんな活動ができる場所を作ろうということで、作業所や生きる場、あるいは自立生活センターといったようなものができてきます。さらに九〇年代になって、少し世の中の変化の手応えを感じ始めました。

私たちDPIは、毎年、交通アクセス行動ということを全国の仲間に呼びかけまして、北は北海道から南は沖縄まで、例えば一〇月一〇日というふうに日にちを決めて、全国一斉に電車やバスにわっと乗り込むんです。その当時は、全然バリアフリーじゃないですから、駅とか大混乱状態になるわけです。でも、混乱を引き起こすことを目的としたというよりは、そのことによってバリアの存在を社会一般に訴えようとした、バリアの可視化を目指したわけです。

そのことによって、大阪や兵庫などで、いち早く「バリアフリー条例」ができる、あるいは、さらに、身体、知的、精神といった障害種別を超えた当事者運動が広がっていく。そして、どんなに重度の障害があっても支援を得ながら自立する。そういった自立論に変わっていく。そういうことで、徐々に重度の障害者の地域生活というのが広がっていったというのが、一九九〇年代、二一世紀に入る前の状況でした。

それで、二一世紀に入ってから、私たちが交通アクセス行動を一〇年間続けて、国の「バリアフリー法」ができた。

これでちょっと落ち着くかなと思っていたら、一つは「障害者権利条約」を作ろう、国連の動きに対応しなきゃいけない。

もう一つは、財政事情を背景にして、日本は二一世紀、社会福祉や社会保障を抑制していくという非常に強い圧力がかかってきました。

それで、障害者が毎日暮らしていく上で不可欠な、そして、命に関わるホールヘルプに、いきなり上限を設けるということを国が画策して、それに対して二週間ぐらい厚労省前にずっと座り込んで取り囲むというようなことをしたり、「障害者自立支援法」の反対運動ということで、一万五〇〇〇人ぐらいの人間を集めたりというようなことをしてきました。

こういったことが合流して、障害者制度改革として、「障害者権利条約」批准に向けた改革が始まったわけです。

二〇一〇年一月に「障害者制度改革推進会議」というものが始まりました。私もこの推進会議の一員ということで参加を致しましたが、過半数が当事者、しかも、これまでは知的障害や精神障害の分野というのは家族だけの意見が聞かれるということが往々にしてあったんですが、今回は知的障害者本人、精神障害者本人という、当事者も含めた多様な構成、まさに「私たち抜きで私たちのことを決めないで」ということを受けた体制だったわけです。

そこで、出された推進会議の意見に基づいて、二〇一一年に「改正障害者基本法」、二〇一二年に「障害者総合支援法」、そして、二〇一三年に「障害者差別解消法」といった法が制定されて、二〇一四年に「障害者権利条約」を批准したという流れになっているわけです。

この二〇一三年の「障害者差別解消法」が二〇一六年に施行されたわけですが、施行後、さまざまな事件が起きました。時間の関係で全部読み上げませんが、これはマスコミで明らかになった、報じられたものだけを取り上げたものですが、忘れられない、絶対に忘れてはならない事件に、二〇一六年七月の相模原障害者殺傷事件があります。あるいは国レベルで障害者雇用について偽装をしていた。省庁、国会、裁判所まで障害者雇用の水増しをしていた。それが、発覚を致しました。

こういったことが「障害者差別解消法」以降、さまざまな事件が起きる。それだけ歴史的に作られた差別の現実の重さ。一朝一夕に無くなるものではないという、差別の歴史の重さということとともに、もっと言えば、これまではマスコミはそういった差別があっても報じることすらしなかったのが、ようやく「障害者差別解消法」等で問題になってきたことの裏返しと言えると思います。

一方で、もう一つは、原理的な転換が少しずつ「障害者差別解消法」で生まれているかなと思いますのが、国交省が対応した相談事例です。

実は「障害者差別解消法」制定以前は、いろんな障害に関わる、例えば車椅子を利用している、あるいは盲導犬を利用している。そういったことを理由にしたさまざまな一方的な制限が、野放しに認められていた、そういうところはあります。

例えば、飛行機に乗る時に、盲導犬等の補助犬を使った視覚障害者たちが全国大会に参加するのに、同じ地域の人たち、知人同士で同じ飛行機に乗っていきたいというのは当たり前じゃないですか。

ところが「飛行機一機につき一匹までしか搭乗できませんよ」と断られる。これは以前から問題になっていたんですが、「いや、約款で決まっていますから」というふうに言われて、約款で決まっていると言われたら、そこで諦めるしかなかった。

でも、「障害者差別解消法」に照らして、国交省がヒアリングをしたところ、制限をしていた約款そのものを廃止した。私はこの分野の関わりが長いので「機長が認めた場合を除いて」という形で、機長が認めた場合みたいな例外規定を置くのかなと思ったんですが、そうではなくて、そもそも盲導犬の受け入れは一機につき一匹までという約款が全然、合理的根拠がなかった。それが、撤廃されて是正される。今まで約款で決まっていますからと長年言われてきた。いや、それって差別だったんじゃないかという話なんです。こういったことがじわじわと起きている。

私は人と人の個人的な間での思いやりを否定するものではないです。でも、差別を思いやりで無くすなんていうのは、それはありえないんです。だって、こういうふうに約款で決まっている状態では、その空港のスタッフがいくら優しくても、やはり排除されてしまうわけです。制限されてしまうわけです。こういったことが、差別解消の意義ということで明らかにした事例かなと思います。

ただ一方、非常に大きな地域間格差があります。なんとか「障害者権利条約」の批准のためにということで制定させた「障害者差別解消法」。なんとか勝ち取った「差別解消法」ということなんですが、相談や紛争解決、救済の仕組みが弱いですね。自治体レベルの窓口しかない。

あとは、国では各省庁の窓口があるぐらいという状況です。この相談体制・救済の仕組みの弱さが大きくて、特に自治体の中では大きな格差がある。そもそも一年間の障害者差別事例の相談件数についてカウントが無い上に、不明を併せると五六パーセント、こういう自治体は「差別解消法」が機能していないと思います。さらに、年九件以下というところを併せると九六パーセントとなります。でも、一方、一〇〇件以上も対応しているところもあるわけです。これだけ大きな地域間格差がある。こういった状況を是正するために、昨年五月に「障害者差別解消法」が改正されました。

昨年五月の「改正法」の大きなポイントは、事業者の合理的配慮の義務付けです。遅くとも二〇二四年六月までには実施される。この法改正で、民間事業者の合理的配慮が法的な義務になりました。

さらに、国、地方自治体の連携協力の責務ということ、それと、差別解消のための支援措置強化ということが新たに設けられたんですが、このことによって、国、地方全体を通じてワンストップの相談体制を作らなければいけないということが、いま出されてきています。

一方、差別の定義は、複合差別解消といった、もともと私たちが求めたものが、やはり今回の改正でも入らなかった。そういう意味で、引き続き課題もあるわけです。

これが、国、地方自治体が連携した、全体としてワンストップ、どこに行ってもたらい回しをされることのないような体制を作るということで示されている内閣府の調査研究事業、私も参加した調査研究事業のまとめの図です。

こういったところが今後すごく重要になってくるということを押さえておきたいと思います。

さて、冒頭にビッグニュースということでお伝えをいたしました。国連の障害者権利委員会による対日審査についてお話しします。日本から一〇〇人近くが参加を致しました。今年の八月二二日、二三日にありました。私も障害者団体として、パラレルレポートを出したんですが、五年間の準備の末、この審査に臨むことができました。まさに歴史的瞬間に立ち会っているなという実感があったわけなんですが、この会場の中でも、そして会場の入り口のロビーの所でも、たくさんの障害者がポスターやチラシや名刺を渡して自分たちの主張を伝えました。それを受けて、すごい素晴らしい総括所見が出されました。

例えば、精神医療の強制医療を廃止する、身体拘束を防止する、あるいは、「優生保護法」の被害者への謝罪や補償、法律改正をすべきだ。さらに、分離教育を中止して、インクルーシブ教育にしなさい、ということですとか、あるいは、「差別禁止法」との関係で、非常に大切なところなんですが、パリ原則に基づく国内人権機関を創設しなさいといったようなことが盛り込まれた総括所見が出されました。こういったことを追い風にして、私たちはさらに障害者の権利の実現のために前進していきたいと思います。以上です。

谷川　尾上さん、すみません。大変短い時間で、盛りだくさんなお話をいただきまして。権利条約という、差別をなくする国際的な条約を障害者が国際的な運動で作るとか、その条約を日本政府に批准させるとか、そして、批准させたら今度はちゃんと日本政府が守っているかどうかというのを国連にチェックをさせて、守れていないところを総括所見というような格好で、日本政府に対して、国家ができていませんよというような形で勧告をする。

また、条約を作った以上、条約を守るために日本の中のいろんな法律を作る、その法律の一つに差別を禁止する法律を作る。そして、今度は作った法律が不十分ならば改正をするという、すごい国内外を股にかけたというんですか、この障害者の運動の素晴らしさに、何か圧倒されたところです。尾上さん、ありがとうございました。それでは続きまして、朴さんから報告をお願いいします。

朴　はい、よろしくお願いします。私はみなさんに配っていただいていいます資料のみになります。二四ページからが私の資料になりますので、ご参照いただけたらと思います。

「ヘイトスピーチ解消法の成果と課題」ということで、ざっと報告をさせていただくつもりですが、まず「ヘイトスピーチの歴史的背景」ということから説明させていただきます。資料の③にありますように「ヘイトスピーチデモ・街頭宣伝へ」ということで、二〇〇〇年代に入って、みなさんもご承知の通り、インターネット上で在日コリアン等に対する差別的な言動が拡散されるという、そんな状況が生まれていて、このヘイトスピーチという形でかなり社会問題化していきます。

歴史的背景の①に戻りますけれど、とりわけ日本の社会に住む在日外国人、特に、いまヘイトの対象になっているような在日コリアンとか中国等の関係性で言うと、歴史的経過として朝鮮植民地統治の時代、その時に作られた、いわゆる朝鮮人に対する社会的な捉え方や偏見みたいなものが、今なお潜在的に残され、さらに大きくなってきていることが、ネット上での差別の拡散につながっているというふうに見てとれるのではないかと思います。

その統治時代における大きな出来事の一つとして起こったのが、一九二三年九月一日に発生した関東大震災で、それに伴って多くの朝鮮人が虐殺されました。朝鮮人が井戸に毒を投げ込むとか、そういうデマから始まって、だんだん社会の不安に変わり、それを守るために、デマを信じ恐れた市民が朝鮮人を虐殺していくという、そういう非常に悲しい出来事が起こってしまったということです。

でも、それはそもそもこの社会が在日朝鮮人に対して、どういう見方をしているのかということが第一としてあって、大震災のような社会の混乱時に、こんな悲惨な形で出てくるという、そういう背景があるのかなと思います。戦後においても朝鮮人に対する意識が連綿と続いてきたのだと思います。

私の父親からも、中学生の頃に「朝鮮」と言って石を投げられた経験があるという話をよく聞かされました。二五年ほど前になりますが、当時で二〇歳を過ぎていた朝鮮学校出身の女性から聞いた話ですが、その人が朝鮮学校に通っていた時のことなので、さらにさかのぼること約三〇年前の出来事になりますが、地元に朝鮮学校がなかったので、電車で通っていると、いろいろな嫌がらせは日常茶飯事としてあったそうです。電車に乗って座っていると、外の窓側からガンと叩かれたりとか、おさげの髪を引っ張られたりとか、つばを吐きかけられるようなことは日常茶飯事ですとサラッと言ってたんです。それだけ日常的に差別意識に基づく暴力が行われていたということを、その時にすごく実感しました。

そういう意味では、何度も繰り返しになりますが、本当にいま起こっているこのヘイトスピーチの状況が、いい意味ではないですけれども、可視化されてきているだけで、それが社会問題化されてこなかったということを考えると、ずっと昔から、こういう状況はあったんだなということを感じているところです。

それがいま、どんどん過激化していって、またぞろ暴力というようなところに発展しているのが、すごく心配なところではあるかなと思います。

みなさんも報道されていたのでよくご存知だと思いますが、京都のウトロで放火したその者は、その前に愛知県の民団本部への放火事件で逮捕されています。その他、大阪においても民団の支部などにハンマーが投げ込まれるという事件もありました。つい先立ってのニュースでは、JRの赤羽駅で、朝鮮人を殺す会という落書きが発生しているということも報道されていました。暴力が肯定されそれをあおっていくような動き、そんな状況が今、生まれていて、非常に危険な状況にあるなあということを感じています。

このような状況に歯止めをかけるのが「ヘイトスピ

ーチ解消法」の役割かなと思いますが、配布資料の年譜については時間の関係がありますので割愛させていただきますが、二〇一二年の欄の米印（※）のところで、二〇一二年度に確認されたヘイトスピーチの件数、法務省の調べが出ています。先に訂正をお願いします。件数が「三三九」とありますが、これが「二三七」件です。続けてすいません。もう一カ所、次の二〇一三年度に確認された件数がこれも「三三九」になっていますが、「三四七」件の誤りですので、修正いただけたらと思います。

それで次のページ、二五ページに移ります。項目二の「ヘイトスピーチ解消法の立法事実」ということで、まずは、ヘイトスピーチによる状況を見ていただきたいと思います。①にありますように、法務省が外国人住民調査を、これは「ヘイトスピーチ解消法」ができた二〇一六年度に実施しています。

翌二〇一七年になって、その結果が報告書として出されています。その調査の中に「日本に住む外国人を排除するなどの差別的なデモ、街頭宣伝活動をしているのを、見たり、聞いたりした経験」がありますかとの問いに、「よくある」「たまにある」ということが、下の囲みの結果のようになっています。全体で言うと、二〇パーセント以上の人がそういう経験をしています。この調査は国籍・地域別、または在留資格別に結果を見ることができます。その中の特別永住者の部分を切り出しています。これは大半が、在日コリアンになります。そういう人たちの、見たり聞いたりした経験が、全体に比べても割合としては非常に高くなっています。

この結果からも明らかだと思いますが、ヘイトスピーチを受けている対象が私たち在日コリアンに向けられているため、自分に向けられていることが自覚できるからこそそれが耳から、視覚から入ってくる。だから、すごく嫌な感情を覚えるということが、調査結果に表れていると思います。

「その時どう感じましたか」ということに関しては、「不快に感じた」「許せないと感じた」というところで、これまた在日コリアンの部分（網掛）ですが、非常に高い割合を示しています。このヘイトスピーチが、かなり精神的な部分で嫌な思いにさせられているということが見えてくるかなと思います。

次に二六ページを見ていただきますと、当センターでも二〇一四年度に「ヘイトスピーチ被害実態調査」を独自で行いました。これは、大阪市に「ヘイトスピーチ解消条例」を求めていくために、被害実態を突きつけていかなければならないということで実施したわけですが、一〇〇人を目標にしたところ、一〇四人の方々に回答いただくことができました。

その調査の自由記述欄の一部が資料の囲みになります。「身体が震える」とか、ヘイトピーススピーチを見て「吐き気を覚える」「鼓動が早くなる」「呼吸が速く浅くなるなど、身体の異変を感じるほどのショックを感じている」という感想が多々見られました。

「日本で暮らし続けることに不安や恐怖を感じている」「ショック、不安、恐怖の感覚はその時かぎりで終わらず、その後も被害体験が繰り返し続いている」という現象が、この調査結果から見えてきました。

とりわけ鶴橋で、非常に激しい街宣が行われた時に、鶴橋駅周辺の街中を多くのヘイトデモ隊が練り歩きましたから、その街宣音が自宅内まで届き、聞いてしまった高齢女性の話では、誰かが家の中まで押しかけてくるのではないかという恐怖を覚えたということを語ってくれています。そういう意味では、本当に、その後の日常生活において、恐怖や危機的な感覚を持ちながら暮らしている姿が、こういう調査結果から明らかになってきたわけです。

そういう意味では、このヘイトスピーチが、社会の分断とか亀裂を生じさせているということで、実態を踏まえた上で、この「ヘイトスピーチ解消法」がようやくでき上がったと。ヘイトスピーチに限られた法律ではありますが、制定されたことの意義はとても大きいのではないかなと思います。

資料に「ヘイトスピーチ解消法」の前文を掲載しています。この前文がとても肝でして、下線を引いていますが、「地域社会から排除することを煽動《せんどう》する不当な差別的言動が行われ、その出身者又はその子孫が多大な苦痛を強いられる」と、被害状況にも触れながら、さらには最後、「当該地域社会に深刻な亀裂を生じさせている」ことが、この法律では触れられています。ヘイトスピーチが及ぼす影響がきっちり盛り込まれたことは、社会認識として大事な部分が、この前文に盛り込まれたのかなと思います。

次に「ヘイトスピーチ解消法」の概要と効果ということで、（1）に「法律の概要」とあります、解消法の正式名称は「本邦外出身者に対する不当な差別的言動の解消に向けた取組の推進に関する法律」となりますが、七条からなる法律でして、一つは先ほども言いましたように、①でヘイトスピーチは違法なんだということが示されているのが大きいかと思います。

その上で国の義務、地方自治体の努力義務が示されて、かつ市民の努力義務もそこで明記されるという意味では、それぞれの果たすべき役割をしっかり示しているところも大事な部分かと思います。

次に、この「ヘイトスピーチ解消法」ができるにあたり、法務省からどういったことがヘイトスピーチに該当するのか、解消法が定義するヘイトスピーチの事例が示されています。三つの分野に分類されていまして、「脅迫」「著しく侮辱する」「社会から排除する」、こういった表現がヘイトスピーチに当たりますということが示されています。

ただし、該当事例はあまり多くを示していません。なぜかというと、該当事例を多く示せば示すほど、ではそれ以外の言葉だったらヘイトスピーチに該当しないという、そんな理解をされてしまうので、一定の特徴的な表現を示しているということになっています。

次に、法制定後の社会の変化ですが、まずはその法律を補強するかのように、地方自治体独自の条例が生まれているということが大きいかと思います。大阪市は、実は、国の法律制定に先駆けて、同年の一月には条例を成立させています。

これは冒頭、自己紹介時に述べさせてもらいましたが、私たちも弁護士などと共に、条例案を示して大阪市に要望していきました。それが実を結んだのかなと思っています。大阪市の条例は、ヘイトスピーチの認定をすると共に、あまりにも悪質な場合には、ヘイトスピーチ審査会における審査を経て行為者の名前を公表するという措置が定められていることは国の法律を補強する一つかと思います。

大阪市条例の制定以降、ヘイトスピーチ審査会には六四件の案件が申請されていまして、ヘイトスピーチに該当する案件として一一件が認定されています。行為者の名前の公表については、インターネット上でのヘイトスピーチに対する審査申請だったこともあり、本人特定に至らず、いわゆるアカウント名の公表にとどまっていました。しかし、二〇二一年一二月一四日にようやく実名が公表されました。ただ一方で、このケースは二〇一八年一二月の末に起こった行為に対して申請されたもので、三年後にようやく実名公表になっていることをみると、審査に時間がかかり過ぎであり、どこまで抑制効果があるのかという点については、課題としてはあるのかなと思います。

各地で法を補う条例ができる中で、川崎市が罰則規定を設けたことはご存知の人も多いと思います。ヘイトスピーチが認定され、勧告を受けたにもかかわらず、それでも従わない場合は罰則措置を講じるという全国でも初めて設けられた規制です。

罰則規定についてはさまざまな議論があったところかと思いますが、やはり一定の歯止めをかけていくという意味では、この川崎市の条例が、今後いろいろな意味で大きな影響を及ぼしていってほしいと思っているところです。

そういった条例と共に、その法律を援用する形で刑事罰、あるいは民事等々で、それが援用されて裁判で影響していくという事例が多々出ています。

②〜④にその一部事例を示しています。④の社会的責任が発生した例ということで、これは裁判まで至っていませんけれども、それぞれ会社の社員とか、病院の医師とかが、そういうことを繰り返す中で、そこの病院、会社が判断をして、その人に対して会社の規定を援用し処罰することにつながるという意味では、「ヘイトスピーチ解消法」が理念法で、規制まで行ってないということで、当初から課題は指摘されていましたけれども、この法律を援用した刑事罰、民事で社会的な責任まで波及しているという意味では、無いよりも有るほうが意味があるんだということを感じているところです。

資料二八ページ（4）の最後になりますが、法施行以降、ヘイト街宣が減少していることが集計資料でも示されています。

ヘイトのレイシズムを監視し、ツイッター等で発信している方の集計ではありますけれども、次の二九ページの一番上に、その減少傾向が見て取れるかと思います。

減少の要因としては、被害を受けた個人が告発し訴え、裁判闘争を行ってきたことや、カウンター行動（抗議活動）等が、法律とともに影響していることは間違いないかと思います。一方、気になる数字として、ここでは種別ごとの集計では一括した数字になっていますが、その中において一番多いのはやはり街頭での差別街宣です。実は「選挙」というのも割合として多くなってきています。日本第一党のように、選挙に立候補する形で、選挙演説で公にヘイトをまき散らしていくという、そんな行為が今、増えてきておりまして、その件数が割合として高まっているところは、危惧するところかと思っています。

「ヘイトスピーチ解消法」に加えて、私たちがすごく注目する法律の改正がありました。それが（5）の「パワーハラスメント防止法」になります。「労働施策総合推進法」、通称「パワハラ防止法」が改正されて、今年度の四月から全面施行ということになっています。

それが改正されていく過程で、厚労省がハラスメントの該当性に「労働者の属性や心身の状況」、これもそのパワハラの該当性に当たることを示した指針が出されました。

「属性」というのは何かというのが、②の二〇二〇年二月一〇日雇用環境・均等局長発・各都道府県労働局長宛通達になりますが、考慮要素の一つということで「年齢、障害がある」、さらに「外国人である等」が、その属性の一つとして入れられることになりました。

そういう意味では、この職場内におけるパワハラ、我々はレイシャルハラスメントという言い方をしていますが、それもこの法律の処分の対象になりますということが明確になりましたので、「ヘイトスピーチ解消法」と共に、より効果的に作用することで、安全に働く、あるいは安全に生活をする、そんな場が広がる一つになっていくのではないかなと思っています。

冒頭、少し触れましたフジ住宅株式会社で行われていた、人種差別的文書が、本当に毎日のように、複数回、繰り返し社員に配られていた事象ですが、その裁判の判決が九月八日、最高裁で確定することになりました。それによって昨年一一月一八日に出ていた控訴審判決が確定したということになります。その控訴審判決文に、「パワハラ防止法」が施行前ではあったのですが援用されていて、職場内で人種差別意識を醸成しない環境を作っていなかったことは、会社に責任があると示されていました。

そういう意味では、職場内のレイシャルハラスメントはいけないということが判例としても出てきましたので、こういう判例を使った取り組みに、今後生かされていくのではないかと思っています。

最後に今後の課題ですが、一つは「解消法」にも触れられていますが、どの分野でも言われることかなと思いますが、やはり教育啓発ということを本当にどう充実させるかということが課題かと思います。

資料に示した調査では、「4．今後の課題」の（1）①「店舗、レストランの入店・利用拒否」という経験も六・三パーセントですが経験している人の割合が示されています。②「面前での差別的言動」というのも三〇・六パーセントの人が経験しているということが、この報告書から明らかになっています。

それを見ていただくと、その下の囲みですが、「職場の上司や同僚・部下、取引先」というのがあって、全体としては一番多くの割合を示しています。職場内における上司との力関係において、パワハラと称したレイシャルハラスメントが起こりやすい環境というのが、社会にはまだ残っているのかと思います。

昨年、岡山県の建設現場でベトナム実習生が執拗《しつよう》で非情な暴力を受けていたことが発覚し、話題になりました。実はフジ住宅の判決が出た日、奇しくも奈良県のほうで、ウクライナ人女性が働いていた職場で、ひどいパワハラを受けていたとの報道がありました。音声が出ていましたね。それによると、明らかにウクライナ人であるということを揶揄されたりしていました。そういう意味では、パワハラとの報道でしたが、その内容はレイシャルハラスメントであり、まだまだ社会的に難しい現実があることを実感しています。

そういう意味では、やはり教育啓発に加えて、インターネット上はいまだに激しく、放置状態にありますので、それを解消するために、ネットサービス事業者の法的整備であるとか、行為者の特定、これがなかなか壁があって時間がかかる行為ですので、そういうものを特定しやすくする法改正みたいなものが、やはり必要ではないかなと思います。

そして、最後ですが、やはりこの法律はヘイトスピーチに限定されている法律ですので、先ほどの調査結果が示しているように、あらゆる分野で人権侵害実態というものがこの社会の中で起こっているわけですから、それを一定、規制していくための「人種差別禁止法」がいま求められるんだろうと思っています。

谷川　はい、どうもありがとうございました。朴さんから、ウトロという在日の方が集住する地域への放火事件が起こっているとか、赤羽というエリアで「朝鮮人を殺す会」というような名前の張り紙が貼られているとか、悪い意味で、差別が可視化されてきているというんですか、噴出してきている状況があるという中で、法や条例というお話もございました。やっぱり差別を、そういった行為を抑止していく教育や啓発を進めていくという、そういう法や条例の重要性について、お話していただいたと思います。それでは、報告者の最後になりますが、川口さん、よろしくお願いします。

川口　はい、みなさんこんにちは。川口です。私からは「水平社創立一〇〇年、部落差別問題は今」という形で、ネット時代における差別の現実についてお話をしたいと思います。

まず、部落問題について、少し基本的なことのおさらいなんですけども、部落差別は江戸時代の身分制度に被差別民がいたと。そこで、「えた」「ひにん」身分の被差別民がいました。明治になって、いわゆる「解放令」が出され、「えた」「ひにん」という身分はなくなりましたが、近代化の中で部落問題が存続し、一九二二年に全国水平社が立ち上がって、今年で一〇〇年を迎える年になります。

水平社も、残念ながら戦争に加担していく状況がありました。戦後、部落解放運動はこの反省を踏まえて、改めてまた運動をやっていこうということで立ち上がってきました。水平社宣言は、日本で初めての人権宣言、世界初のマイノリティ自身による人権宣言ということで、私も常に運動の中では、このことを大事にしています。

戦後は、まず一九六五年に内閣が「同和対策審議会」答申というのをします。ここで初めて、政府が同和問題の存在を認めて、この解決は国の責任だ、国民的課題なんだという形で取り組みをスタートします。実は

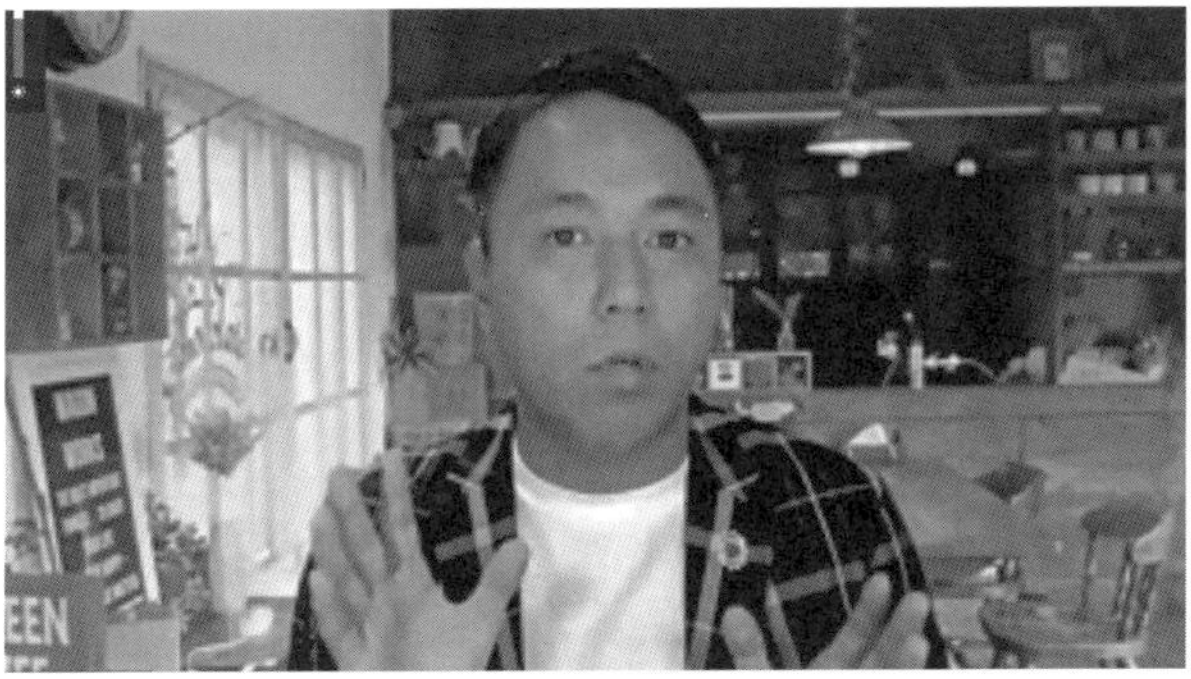

「同対審」答申では、部落差別解消に向けた教育・啓発の推進だったり、差別を禁止する法律の必要性、人権侵害の被害救済の法律の必要性なども答申されました。ただ、当時の状況というのは、部落差別というのは、まさに差別と貧困というのが、目下の課題でした。

一歩、同和地区に足を運ぶと、部落の低位劣悪な住環境の実態、子どもたちの長欠不就学、非行や荒れ、低学力、それがまた就労の不安定さを生む、さまざまなこういった実態的差別の現実が、周辺地域の人の偏見、心理的差別を助長していく。まず、この生活を何とかしていこうとして、同和対策事業は行われてきました。いわゆる今でいう貧困対策を中心に、一般地区との格差是正の取り組みが行われる、学校同和教育、子どもたちの学力保障や、いわゆる人権教育がスタートしてきました。

そういう形で三十数年続いた「特別措置法」が、二〇〇二年に失効しました。ちょうど二〇年前なんです。実は同和問題は、ここから大きな変化を見ます。同和対策事業というのは、いわゆる部落の低位劣悪な住環境改善、貧困対策などを中心に一般地区との格差是正を中心とした特措法なんですけれども、この特措法が失効した途端に、全国的には、もう同和問題は終わったんだという形になってきます。大阪、奈良、京都なんかで、同和行政を巡る不祥事もありました。

しかし、それが全ての同和行政が間違いだったかのような大キャンペーンで、バックラッシュで、いわゆる振り子が振れたような形で、あらゆるものが引き揚げていくと。大阪市内のさまざまな部落にある人権施設を廃止したり、いわゆるバックラッシュ現象が起こっていくんです。こういう状況でまた差別が悪化して

きました。

特に、学校教育や市民啓発では、正しく部落問題を学ぶ場が無くなっていく一方、この二〇年でネット時代が到来しました。無法地帯化したインターネットを悪用した差別が深刻化し、この一〇〇年にわたる部落解放運動の成果が一瞬にして壊されていく、こういう状況が起きています。また、差別事件もさまざまな形で形を変え始めたというところがあります。

まず、現代のこの部落差別の特徴について考えたいと思います。部落差別はどういう人が差別をされるのかというと、まず部落出身者、部落民と言われる人が差別をされます。それを調べるために、いわゆる身元調査が行われます。これは血縁的に部落ルーツがあるかどうかを調べるために血縁をたどられると。

もう一つは、部落差別というのは、地域に対する差別でもあるんです。人に対する差別と同時に地域に対する差別、いわゆる地縁と血縁に基づいて起こる差別。実はこの地縁や血縁に基づく土地は、いろんな日本の文化や価値観や、私たちのコミュニティのやり方がもろに、差別的な文化に反映されているという中で、さまざまな地域の排除を含めて、起こってきました。

部落の人たちというのは、見ただけではわかりません。同和地区もどこから同和地区という看板は立っていません。見えにくいんです。特に、この「特別措置法」というのが失効して以降、この境界線があいまいになってきます。見ただけじゃわからない。

こういう中で部落問題を意識する時というのは、例えば当事者がカミングアウトする、親しい友だちとか自分のパートナーとかに「実は自分がそうなんだ」と。親しくなったからこそ、知って欲しいんだということでカミングアウトする。ここで初めて、周辺地域の人が「周りはこういう思いしている人がいるんだな」ということで、その当事者の思いなんかを知ることがあります。

もう一つは、部落出身者は見えないから調べるという行為から始まっていきます。これを身元調査と言います。例えば、どの人が部落にルーツがあるかというと血縁をたどるためには、戸籍というものをたどっていくんです。親族関係を。これが戸籍の不正取得事件と言います。この一〇年、二〇年でも大量の戸籍の不正取得事件が起きています。

行政書士や司法書士、弁護士など、特定の士業の人たちは、職務上、請求書を使うと、自由に他人の戸籍を取れるんです。実は、そこに探偵事務所などが賄賂を渡して取ってもらっている。こういった戸籍の不正取得事件が近年たくさん起きて問題となっています。

象徴的なのが、二〇一一年に起きたプライム事件というものです。全国の探偵社が情報屋を通じてプライム社（法務事務所）に依頼し、東京の司法書士や群馬の行政書士に賄賂を渡して、戸籍等を不正取得していた事件です。組織的に大量の戸籍や個人情報の売買事件が起こったんです。発覚しただけでも、全国で三万件以上の戸籍や住民票情報が不正取得され売買されていました。それを元に探偵などによる身元調査が行われていました。これは大変、衝撃的な事件でした。その多くの調査が、部落かどうかの結婚調査や、部落以外でも結婚調査などに使われていました。

もう一つが、どこが同和地区か、土地を調べる調査です。これを土地差別調査と言います。不動産取引における土地差別調査。これはさまざまな事件があるんですけども、最近で言うと、大きな事件としては、山口県も関わりましたK住宅販売会社があります。全国の最大手の中古住宅販売会社なんですけども、中古物件をリフォームして売る、その時に同和地区の物件だったら避けると。買うのをやめておこうというのが行われたと。山口県内でも競売にかかった中古物件を入札する時に、営業担当者の方がいろいろチェックをしていきます。価格はどれぐらいかとか、水回りはどうかとか、その中の特記事項に「ここは同和地区のど真ん中、地域性注意」と書かれた報告書がありました。

このように同和地区の場合は、明らかに避けようというような報告書が上がっていたと。ここは全国に店舗を持ちながらもこのような土地差別をしていた実態が明るみになりました。これは二〇一二年でした。

同様に、この事件の数年前にも大阪で、マンション開発業者において、マンション建設の候補地の検討にあたり、同和地区か調査し忌避していくようなことがあったということが明らかになっています。

そして、かつてからあったのは、部落地名総鑑事件です。全国の被差別部落の一覧リストが売買され、さらには、近年は、これまではなかった、こっそり調べるという身元調査とは別に、ネット上で公然と部落を暴き、さらしていくという問題が起きています。無法地帯化したネット上の中で、堂々と部落に行って、部落の動画をさらしたり、部落の人の人名総鑑なんかがさらされたりしていく。「あいつが部落民だ」ということを週刊誌がさらしていく。こういった事件も最近、起きていっています。

こういう状況の中で、二〇一六年に「部落差別解消推進法」が成立、施行しました。この法律の第一条、目的に書いていています「現在もなお部落差別が存在するとともに、情報化の進展に伴って部落差別に関する状況に変化が生じている」と。一言で言うと、ネット時代における差別の深刻化。これがいよいよ大変な状況になっているという中で、この法律ができていったんです。

ネット時代における部落差別の現実。じゃあ、どういった問題があるのか。大きく二点、あるんです。

一つが、偏見や差別情報の氾濫です。いまSNSを中心に、部落問題に関する投稿は、ユーチューブやツイッターもそうですけど、かなり偏見や差別意識に基づく投稿のほうが多いです。

これは、ヘイトスピーチやハンセン病問題もそうだと思うんですけども、そういった誤った情報があふれることによって、差別問題、部落問題に無知や無理解、無関心の人たちが、誤った情報をうのみにしていく。そして、マイノリティ集団や差別を訴える集団に対するフェイク情報を信じ、こいつは悪い奴だという形で憎悪感情が表れる。「これは差別ではない、批判なんだ」と言って、公然と差別を正当化していく。憎悪感情に燃えた人たちがマイノリティを攻撃していく。

先ほど朴さんの話にもありましたけれども、差別が攻撃的になっていくんです。このSNS上で差別をする人がどんどんつながり、自分たちの都合のいい情報を信じ込んでいき、「これは差別じゃない、批判なんだ」という形で攻撃、マイノリティに対するバッシングや攻撃的な差別が深刻化している状況が起きていっています。

もう一つが、この『部落地名総鑑』がネット上にさらされているということなんです。暴き、さらされると。部落の人たちの多くは隠して生きています。部落の外に住んでいる人もたくさんいる。でも、その人たちのルーツや個人情報がさらされていく。こういう状況に対する法規制や取り組みが遅れており、ほぼ無法地帯化しています。公然と名前を出して、顔も公表して、ユーチューブで部落をさらす人たちもいます。しかし、今の日本では差別を禁止する法律がありません。

法務局が確信犯的な差別者を目の前にしても、あくまでも「説示」、人権侵犯事件として、「やめてください」という啓発なんですよ。「説示」なんです。それ以上の強制力はない。そのために、ネット空間も含めて、公然とこういう差別がばらまかれている。私たちの一〇〇年に及ぶ身元調査規制の取り組みや、部落解放の取り組みが一瞬にして壊され始めている。こういう状況になっているんです。

これ、ネット版の『部落地名総鑑』です。これはツイッター版で全国の部落の地名をずっと自動発信する。こういうアカウントも作られていますし、「全国の同和地区Wiki」といって、全国の被差別の一覧リストをインターネットにさらしている。

戦前の政府の部落の事態調査報告書を現在の住所に書き換えて、全国市町村別に、全国の部落を特定しようぜと呼びかけて、ウィキペディア方式で、みんながどんどん修正して精度を上げていく。「全国の部落をマッピングしようぜ」と言ってグーグルマップにマッピングをしていく。「実際に部落に行ってみようぜ」と言って、同和地区に行って、このように公然と住所や写真なども撮り、部落に行って、墓地に行って、何とか家の墓とか、神社に行って、寄付者の名前がありますから、その寄付者の名前をさらして、この部落にはこういう名前が多いぞ、ということが公然と行われていく。

もう部落差別なんかないんだ、このようにオープンにしたら差別がなくなるんだというふうに、挑発的、攻撃的な差別をする人たちが出ている。ユーチューブチャンネルを開設し、部落差別解消推進とか学術研究とかいう名目で、人権啓発センターというチャンネルを作りながら、発信していく。

何も知らない人は、これが差別を扇動する人のサイトとはわからないんです。人権センターだとか思っていますから。そこで、このように差別が扇動されていっている。もう何度もユーチューブに、これ、私たち削除要請しているんですよ。しかし、消してくれないんです。こういう状態が続いていると。

さらに深刻なのは、五〇年前にはなかったものが、この部落の人名総鑑（個人情報リスト）です。私は愛媛の宇和島の部落の出身ですけど、このように苗字が載っているでしょう。これ、市町村別に載っているんです。これはＮＴＴの電話帳情報、以前、ハローページとかありましたよね。あの電話帳の情報を元に、その地域に住む人たちの名字リストが作られていく。

さらには、このように運動団体の役員の方は、解放同盟人物一覧という形で、個人情報がさらされる。運動団体の方って大会の資料とかに、執行部として名前が載るんです。それを電話帳情報とかさまざまな、その人の個人情報を追記され、一〇〇〇人以上が掲載されています。解放同盟員の一覧が載せられています。

さらには、今までなかったんですが「みんなで部落民を殺そう」というスレッドが5チャンネル（ネット掲示板）に三年前に立ちました。いわゆるヘイトクライムなんです。同和地区と関係する人名一覧、さっき見た名字リスト、あれがリンクを張られて、あなたが住んでいる町内に部落民いませんかと。探し出そう、殺せばいい、穢《きたな》いからみんなで殺そうと。人間のふりしている四つ猿は保健所のガス室に送り込んで皆殺しだと。ここに、どこが部落か、誰が部落民かという情報が、リンク張られています。マイノリティが、ターゲットが特定されているんです。

これね、一〇年前、大阪鶴橋でも「朝鮮人を大虐殺するぞ」というデモがありました。いわゆるヘイトのピラミッドですよね。最初は増悪感情、悪口から始まり、最後はジェノサイド。その存在自体を否定していく。障がい者もナチスたちによって殺されてきましたよね。一緒なんです。

早い段階でブレーキをかけないと無法地帯化したネットが、どんどん差別を醸成していく。こういう危機的な状況にあるというところなんです。こういう状況で、公然と、『部落地名総鑑』を出版しようとするグループまで現れました。『部落地名総鑑』の原点となった本の復刻版がアマゾンで予約販売が開始されました。多くの人が抗議をして、アマゾンは取引を中止しました。しかし、たった数日でも五〇冊以上の予約、地理部門の一位なんです。

このことは国会でも議論となりました。法務大臣が、この本はかつて五〇年前に、国が一〇年かけて回収した本だと。こんなものを出版したら、部落の人の差別を助長する、けしからんと法務大臣が答弁して、法務局長がこういう行為をしている人を呼び出して、人権侵犯事件と説示するんです。「やめなさい」と目の前で言うんです、確信犯に。しかし、「この説示は法的強制力はないでしょう」と。「強制力はありません」「では、予定通り出版します」と。これが、今の日本の人権擁護法制の限界なんです。

当時、今から何十年前に作った法務省人権擁護局とか人権侵犯処理規程はこのような攻撃的な確信犯的な差別主義を想定してないんです。あくまでも教育や啓発でなんとかしようという形で、罰則や禁止もないですから、行政も法的権限がないから、調査権限すらないんです。

事情聴取もあくまで任意で、拒否されたらおしまいなんです。相手から事情を聴いて、それは人権侵害だよと行政が認定しても、あくまでも説示という、任意なんです。だから私たちは、現代社会は、ヘイトも含めて差別を規制、禁止する、ちゃんとした法令がいるんだと。それがないと行政がどうしようもできないというところなんです。

そして、行政ではどうしようもなかったから、解放同盟が裁判をしました。とりあえず裁判の決着がつくまでは出版をやめてくれという形で。出版の三日前、ギリギリに出版禁止の仮処分命令が出ました。ネットも一回消してくれと。ギリギリ掲載禁止の仮処分決定が出ました。

じゃあ、この確信犯たちはどうなったかというと、自分たちは裁判所の命令で本が出せなくなったから、この本のデータをあげると言って、出版予定の本の原稿をＰＤＦファイルにして、世界中にばらまいたんですよ、ネット上に。どんどん拡散してくれ、出版してもいいよ、著作権は放棄していると。その結果、たくさんのコピーサイト、フリーサイトが次々とできていく。一個削除しても次から次へと、関連書籍が闇で売られ始めてくる。

二〇一九年にメルカリで、彼たちがばらまいたデータを元に、別の人物が公然と出品していたんです。今から三年前（二〇一九年）に、かつて国を上げて回収した『部落地名総鑑』が、公然とネット上では売買が成立していたんです。一体、誰が書いたのかと調べていくと、佐賀県の高校生、なんと現役の高校生がこの本を製本化していたんです。小遣い稼ぎ、軽い気持ちでやっていましたという。大きな衝撃を与えました。

こういう状況の中で、国会で議論になったり、メディアが取り上げて話題になったりすると、そういったサイトとか、ブログのアクセス数が上がっていく。そして、彼たちに広告収入が入っていく。こういう形で差別が商いになっていく、さらに過激な行動をしていく、そして自分たちが注目を浴びていく。こういうレイシストたちが公然とまかり通っている状況になってしまっているんです。

こういう状況で、解放同盟はいま裁判をしています。本の出版禁止、ネット削除を求め、一人一〇〇万円の損害賠償請求を行ってきました。昨年（二〇二一年）、五年かかりました、裁判。東京地裁の判決は基本的に解放同盟の勝訴。ああいった本の出版を禁止する、それでネットも消しなさいと、部落の人のプライバシーを侵害するんだという形で判決が出ました。

ただ、この判決では、原告がいなかった県は差し止めを除外されていたり、本人がカミングアウトしている部落出身の活動家は、被害がないということで、二三人が除外されている。まだまだ課題があります。次は高裁がありますから、しっかり高裁も注目してほしいと思っています。

こういう状況で、推進法は今年六年を迎えるんです。まず、この「部落差別解消推進法」の意義はこれです。「現在もなお部落差別が存在する」と国が改めて認めました。今後、部落差別があるかないかは、主観を超えた客観的事実、もう部落差別なんかない、こんなことしなくていいでしょうと言う人もいます。それは、あなた個人の見解でしょう、あなたの団体の見解でしょうと。国は客観的にあると言っていますから、取り組みますと。この一言でやっぱり取り組む必要があります。

今回の法案審議では、改めて「寝た子を起こすな」論が明確に否定されました。ネット時代の今、寝た子はネットで起こされる、無知、無理解な人だと危ない、だから、正しく学ぶ必要があるんだということが法律になりました。理念法ですけれども、部落差別は許されないということが法律になりました。行政や相談体制を充実して、同和教育、啓発をやってね、実態調査をやってということがうたわれました。

まず、課題としては、ネット対策が急務です。この間、全国の自治体がモニタリング、ネットパトロールを行って、同和地区の所在地を暴露する情報は削除要請をしていくと取り組んでいます。SNS、企業も基本的に利用規約に差別禁止規定があるんです。どんどん通報してくれと。ただ、ユーチューブもツイッターも全部アメリカが本社なんです。部落問題をそもそも知らないから、なぜこの地名がダメなのかが理解できない。ここがなかなか消されない理由なんです。

そして、「プロバイダ責任制限法」も変わってきました。発信者情報が開示しやすくなりましたけれども、公然と顔も名前も公表している相手には、発信者情報の開示も意味がないんです。こういった現行法はありますけど、まだまだ課題があると、削除できないということなんです。

やっぱり教育が大事です。これはハンセン病もそうで、人権教育啓発をどうやっていくのかというのがやっぱり課題となっています。特に部落差別に関して、考えさせられるポイントとしては、差別は無知や無理解、無関心から起きると、まずはしっかり関心を持っていこうと、正しく理解していこうというのが大事です。

部落差別は、普段、部落の人の友だちがいる、差別しない、でも、いざ利害が絡むと顕在化します。子どもの結婚や家を買うとか、我が身に降りかかると、感染症の問題もそうですね、自分に関わるとなると、自分たちにある偏見や間違った意識がバッと上がってくる。

差別は見ようとしなければ見えません。差別があるかないかの前に、まずは差別を見ようとしているのか、そして、見抜く力がないと見抜けない。当事者自身も差別を受けている、何が権利侵害かを学べていないと見抜けないことがいっぱいあるんです。やっぱり当事者自身もしっかりと学習していく必要があると思っています。

今後の課題としては「部落差別解消推進法」は限界があります。法改正を行い、しっかり差別禁止規定を入れる、同和地区をさらすような情報はアウト、身元調査はアウト、土地差別はアウト。こういった法令が必要です。

実際、和歌山県ではこのような文言を入れた、部落差別禁止を規定した条例ができています。埼玉県もこの七月にできました。このように条例の制定を行っています。ただ、都道府県の条例は、その県でしか通用しないんです。ですから、法改正が必要です。

そして被害者は、個人が裁判をするしかない状況なので、しっかりこういった被害者救済の仕組みが必要だと思っています。包括的な差別禁止法はやっぱり必要だということです。特に個別法、「障害者差別解消法」もそうなんですけども、それぞれの個別法があるんですけども、共通した課題、それぞれを個別法を改正しながら、横軸、ネットの問題、被害者救済、やっぱり共通した課題がありますから、こういったものも、しっかり整備していく必要があるのかなと思います。

今、被害者は民事裁判とか刑事告訴しかなくて、圧倒的に裁判はエネルギーが大きすぎるんです。多くの人が泣き寝入りしているので、やっぱり裁判をしなくても被害者が救済される、そういった人権侵害救済機関が必要だということは痛感しております。以上になります。

谷川　はい、どうもありがとうございました。もう時間がかなり押してきているわけですけれども、いま四人のみなさんからご報告をいただきました。最後になりますが、それぞれもう一言だけ、これを伝えておきたいということを、一人三分ということで、時間が限られているわけですけれども、時間厳守でお話しいただけたらと思います。順番は先ほどと同じで、藤崎さんから、最初に三分間、お願いします。

藤崎　はい。いま三年前の家族訴訟の判決以降、総理大臣が発言した、いわゆる国を上げて、あるいは関係省庁は一緒になって偏見差別に取り組むということを言明されましたので、この言明に基づいてハンセン病に対する偏見差別の問題を解消するための検討委員会ができて、私も幸いなことにこの委員の一人になっています。これは重いし、まだ知らない人が多いわけですから、年度内には必ず最終提言が出るんです。これに一つ興味を持ってもらいたいと思うんです。
差別の問題というのは、やっぱりみなさん一人ひとりが心の中でお持ちになって、取り組んでいただかなきゃならない、なかなか解決しない問題だと思っています。

だから私どもとしては、みなさんと一緒にやって取り組まなければだめな問題だという認識を持っています。私自身がいま、この検討会でいろんな発言をしたり、人の話を聞くことによって、いろいろ勉強させられる部分が結構あります。今日のシンポジウムも、私が自分のことを言う以外に、勉強になる部分がたくさんありました。

今後もみなさんと手を携えて、こういう問題を解決していかなくては、一緒になって解決していくというための努力をしたいということで、みなさんの力も貸していただければ、ありがたいと思います。今後も一緒に、また運動を通して闘っていければいいと思っています。ありがとうございました。

谷川　はい、ありがとうございました。続いて、尾上さんお願いします。

尾上　はい、尾上です。二点ありまして、一つは資料の中に入れました、旅館業法の問題について、ＤＰＩとして声明を出しております。時間の関係で詳しくは述べません。読んでいただければと思います。特に、この改正とか改悪にあたって団体ヒアリングの中で、ある事業者団体は、もう既に「障害者差別解消法」や「消費者保護法」という、そういう人たちの権利を守る法律があるんだから、旅館・ホテルの事業者が宿泊拒否できる権利を設けよと主張していた。例えば、車椅子で避難路が確保できない場合は拒否することができるみたいなことを例示していました。

この「障害者差別解消法」が、やっと民間事業者の合理的配慮が義務付けになっていく時代なんですが、一方で、それに対して業界から、ある意味で「障害者差別解消法」の効果を弱めるために、今回の改正に臨んだという動きがある。このことをしっかり押さえておきたい。

もう一つは、コロナ感染ということを背景にして、日本って「無らい県運動」や、あるいは「不幸な子どもの生まれない県民運動」という、官民一体になった時の恐ろしさというものはあると思うんです。やっぱりこういったことが官民一体になってバッシングをしていくような動きにならないようにしなければいけないというふうに思います。

それと、二点目なんですが、包括的差別禁止法の必要性ということで、特に総括所見の中にでも、たくさんの条項の中に、障害のある女性や障害のある子どもの複合的差別、あるいは交差性差別というふうに最近は言うんですけど、その交差性差別の問題に対して、ちゃんとしっかり取り組みなさいと勧告されている。

もちろん、その「障害者差別解消法」などいろんな個別法の充実も必要なんですが、ある一つの属性だけでの差別ではなくて、交差的な問題として出てきたことに対しては、対応できなくなってしまうわけです。そういう意味で、横断的な包括的な差別禁止法も必要だということを、今回の国連からの総括所見からも言えるということを強調しておきたいと思います。

そして、最後、三点目なんですけど、明後日、一〇月二五日に一二時半から日比谷野外音楽堂で、優生保護法被害の早期全面解決を求める全国集会がありります。今日お話を聞いて、改めてハンセン病の差別、してそのことがベースになって、「優生保護法」やさまざまな差別につながっているなというふうに思いました。国の優生思想を克服していく意味でも、ぜひ一〇月二五日の集会にご参加いただければと思います。以上です。

川口　ありがとうございました。それでは朴さん、お願いします。

朴　はい。先ほど紹介したウトロの放火事件とは別に、同じ容疑者がその前にコリア国際学園でも同様に放火するという事件ですが、法廷で証言しているのは、いわゆるネットであふれるデマ情報を信じて、なぜみんな行動に移さないんだというふうなことを考え、そこに侵入したというようなことを述べているようです。

そういう意味では、いわゆるヘイトスピーチが、次のヘイトクライムという行動に移る、いまそのような動機を抱く者が出ている状況かなと思います。そういう意味では、先ほど川口さんからもあったように、ヘイトスピーチが一気にヘイトクライムに移行して、その後、ジェノサイドというところにまで行き着くような、そんな時代状況になっているような気がしてなりません。

関東大震災での朝鮮人虐殺について著書のある作家の加藤直樹さんが、来年、関東大震災から一〇〇年目を迎えるにあたり、九九年前のその当時の時代状況と今の時代状況はとても似ているというふうなことを、いろんなところで発信されていますが、本当に、そこは私自身もとても同感するところです。

「ヘイトスピーチ解消法」の中にある教育啓発。何でも教育啓発ということは言われますが、これは単に「ヘイトスピーチは止めましょう」という教育啓発ではなくて、とりわけ私たち在日コリアンの問題で言うならば、近年の歴史認識の問題がすごく問われてきています。歴史そのものを変えようとする歴史修正主義をもてはやすような、そういう関連書籍がすごいベストセラーになっていく、そんな状況を迎えています。

そういう意味では、日韓等々の歴史認識を巡る問題はありますが、しっかりとした歴史教育を進めていかないと、ヘイトスピーチの問題を大きな意味でとらえていくということにつながっていかないと思っています。

しかし、何はともあれ、それぞれ差別マイノリティに向けられているのは、どの課題においても同様に現れてきていると思いますので、連携した差別禁止法を、どうやって作り上げていくのかということを本当に考えていくことが必要だと思いました。今日はどうもありがとうございました。

谷川　ありがとうございました、朴さん。それでは最後、川口さんのほうから。

川口　はい、ちょっと先ほど話したかったけど、時間がなくてカットしたので、最後にちょっと教育の話をしておきたいと思います。

どの分野もやっぱり教育が大事だと僕は思っています。法規制、差別を禁止する法規制も大事ですし、同時に教育が大事だと思っています。

いま、人権学習では、やっぱり顔の見える人権学習、当事者の生の声を聞く、差別の現実から学ぶ、やっぱりこういう学習を大事に、これからもやっていきたいなと思っています。

それと、もう一つ。僕はこの差別問題で大事なのは、反差別のロールモデル、差別をなくす生き方ってカッコイイというロールモデルを、どれだけ社会の大人が、私自身もなれるかというのが大きな課題だと思っています。

ヘイトスピーチのカウンターに行くと、在日コリアンじゃない人たちが、日本人の人たちが「これは自分たちの問題なんだ」と、しっかり声を上げている。LGBTQのパレードに行くと、「アライ」と呼ばれる共に生きるよという人たちがたくさんいる。やっぱりこういう社会というのは、僕は大事なんじゃないかなと思っています。

一〇〇年前の水平社は命がけで立ち上がりました、当事者が。それぞれのマイノリティ団体は本当に命がけで声を上げた。しかし、一〇〇年たった今は、マジョリティの側が「これは自分たちの問題なんだ」ということで、しっかり声を上げていく。「合理的配慮は必要なんだ」ということを、当事者ではなく、健常者の側がはっきり言うとか、必要なんだとか、やっぱり、こういう学習が必要なんじゃないかなと思っています。

そして、どこまで行っても差別問題はマジョリティの問題なので、そこを考えると、マジョリティの特権を考えると。マジョリティで生きてることでさまざまな特権、優位に生かされているんだよというその自覚というのは必要だと思っています。

そして、無自覚の差別。これはマイクロアグレッションというんですけども、差別問題に、無知、無理解から足を踏んでいってしまう。自分の間違った知識や、何も知らないからこそ、歴史も知らないからこそ、無自覚に傷つけていく。このマイクロアグレッションや無意識の偏見、アンコンシャスバイアスというものですけれども、そういう偏見を持ってしまっている。そこを、学習を通して自覚して生きていく、こういう学習が問われていく。どこまで行っても、マジョリティの問題なんだと。ここをしっかり問うていく学習が大事なのかなと。

あと、相談活動というのは、相談体制ってどの課題も一緒なんですけれども、自己開示、カミングアウトというのは、キャッチャーがいなければできないんです。この人だったら言ってもわかってくれる。この担当者やったら、この場所やったら言える。マイノリティが、今、声を上げられない状況になっている。それは、実はキャッチャーが少なすぎる。そのために私たちはしっかり発信して、信頼してもらって、この人だったら相談できるねという、そういうキャッチャーをたくさん増していく、そういう機関や人に、自分はなりたいなというふうに思います。

これからもマイノリティのみなさんと連帯して、しっかり、マジョリティのみなさんと反差別の生き方を共にしていきたいと思います。ありがとうございました。

谷川　はい、川口さん、ありがとうございました。すみません。非常に限られた時間でたくさんの方に盛りだくさんの中身をご報告いただきました。

藤崎さんからは、本当に話しにくい、つらい経験をお話しいただきました。ハンセン病元患者ですとか、家族への理不尽な差別が残念ながら現在も続いているわけでございまして、当事者や家族の名誉が、残念ながら、いまだに回復されていない現状にあるということが改めて確認されたと思います。

一方で、尾上さんのお話の中から、差別をなくすという取り組みが、頑張れば、取り組めば変えていくことができるんだ、社会は、取り組めば変えていくことができるんだということも、お話いただけたと思います。

そのためには、やっぱり差別をしっかりと見えるようにしていくこと、そして、法律や制度の中に、しっかりと差別は許されないんだということを明記させていくこと。

そして、特に、尾上さんからは国際的なネットワークというんですか、平和や人権に取り組む国際的な力と連帯することの重要性についての示唆をいただいたのではないかなと思います。

朴さんのほうからは、関東大震災から来年いよいよ一〇〇年を迎えるという状況の中で、大震災の中で朝鮮人が大虐殺されたという当時の状況と今日の状況が似てきているのではないかと。それを示唆するような、残念ながら、とんでもない事件が、あちらこちらで起こっているという。共生のためにも、多様性を認めるためにも、しっかりといま、取り組む必要があるのではないかと教えていただいたと思います。

また、川口さんのほうからは、部落差別の問題がネット上で非常に深刻になっていっていると。誰が部落の人なのかということを判断する基準が、インターネットに公開されてしまって、いつ差別のターゲットにされるかわからないという中で、部落にルーツのある人たちが不安に侵されている。

インターネットの情報はもう、ご存知のように消すことができないわけでありますから、問題は、こういった情報に基づいて結婚差別をするとか就職差別をするといったような行為を、どう止めていくのかということが、緊急の課題になってきているんだというお話をいただいたと思います。

多くの差別が自覚のないことによって生まれているのではないかと思うわけです。私、冒頭で大阪市の調査の結果をご報告したわけでありますけども、入浴することや共に住むことや結婚することや同じ施設を利用することに対して、抵抗を感じるという大阪市民が非常に多いわけです。

これを感じている間は良いわけですけども、これが具体的に黒川温泉事件ではありませんけども、宿泊拒否や入浴拒否、結婚反対といった具体的な行為に及んでいくことが考えられるわけです。

でも、そう答えた多くの大阪市民は、自分たちが抵抗を感じるという、この意識が差別につながっていく可能性を持っているということに、おそらく気づいていないと思うんです。で、この方々の多くが差別はいけないことだと、差別は社会からなくさなければならないと、きっと思っている方が多いと思うんです。しかし、自分のこの意識の中にそういった差別につながる恐れのある意識、感覚、価値観が染みついている。

じゃあ、こういったことが差別なんだよということをどうしたら気づいてもらえるのか、どうしたら改めてもらえるのか、そのためにも差別というものがどういうものなのかということを、みなさんにわかりやす

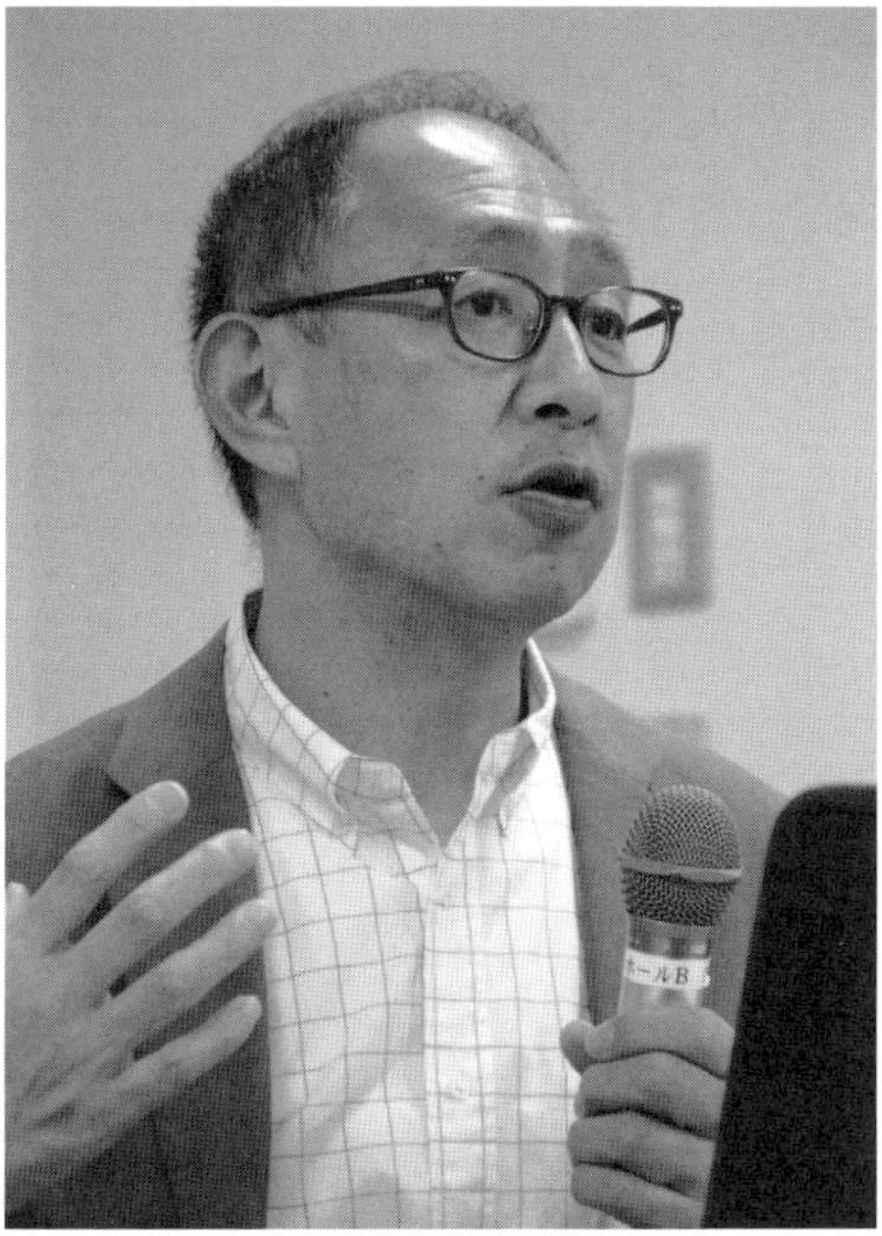

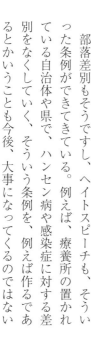

い形でお示しする必要があると。差別はいけないというところまで、この社会は、どうやらたどり着いていると思うんです。

しかし、じゃあ、その許されない差別、無くしたい差別というのは、一体どんな差別なのかというところに、どうもみなさんの間で、多くのこの国に住む人たちの間で、考え方に大きな違いがあるのではないかなと思うわけです。

みなさんの話の中から、やはり、差別をなくしていくために、いろいろな差別をなくしていくために共通して必要なこと。例えば、差別を規制するだとか、教育や啓発を進めるだとか、差別の被害があった時に早く発見をして救済をするだとか、こういったいろいろな差別に共通するような課題については、一つの法律にまとめて整理をしたらどうだろうと。

そして、それぞれ差別には歴史や状況が異なることが多いわけでありますから、ハンセン病の問題はハンセン病の問題で、部落の問題は部落の問題で、障害者は障害者の問題で、それぞれ個別の法律を作っていく。「ハンセン病問題基本法」という法律がありますけれども、この法律を、じゃあ、どう活用していくのか、活用できるのか。例えば不十分なところがあるならば、どう改めていくのかというような、個別の法律の重要性も、今日は勉強になったのではないかなと思います。

そして、さらに、条例という話も出てきました。障害者も、実は今日、尾上さんのお話には出てこなかったわけですけども、千葉県で初めて、二〇〇六年だったと思うんですけども、全国の都道府県で初めて障害者差別を禁止する条例ができたんです。

部落差別もそうですし、ヘイトスピーチも、そういった条例ができてきている。例えば、療養所の置かれている自治体や県で、ハンセン病や感染症に対する差別をなくしていく、そういう条例を、例えば作るであるとかいうことも今後、大事になってくるのではないかなと。教育や啓発や相談や救済をしていくために、であります。

最後に、私はやっぱりマイノリティの連帯が今、とても大事だなと。私たちもこの障害者の運動を聞いていると、差別をなくしていくという取り組みの運動の先頭を走っているような気がするんです。それで、ひじょうに学ぶことが多いです。

いろいろな差別に、私たちがしっかりと勉強をして、そして、その取り組みに学んでいく。お互いが、そういった刺激を与え合う、そういうことがいま、求められているのではないかなと。当事者と関係者が、しっかりと連携を深めて、共に学び合い、差別の理不尽を社会に訴え、そして差別をなくしていく取り組みをどんどん広げていけたらなと。

やはりこの差別で苦しんできた人が、この差別をなくしていくという、社会を創る提案者だと私は思うんです。その提案者と力を合わせてさまざまな差別をなくしていく運動を広げていけたらなと思いました。

まとめになったかどうかわかりませんが、以上でシンポジウムを閉じたいと思います。最後までご参加いただいてありがとうございました。

訓覇　はい、ありがとうございました。それではこれで第一部を閉じさせていただきたいと思います。

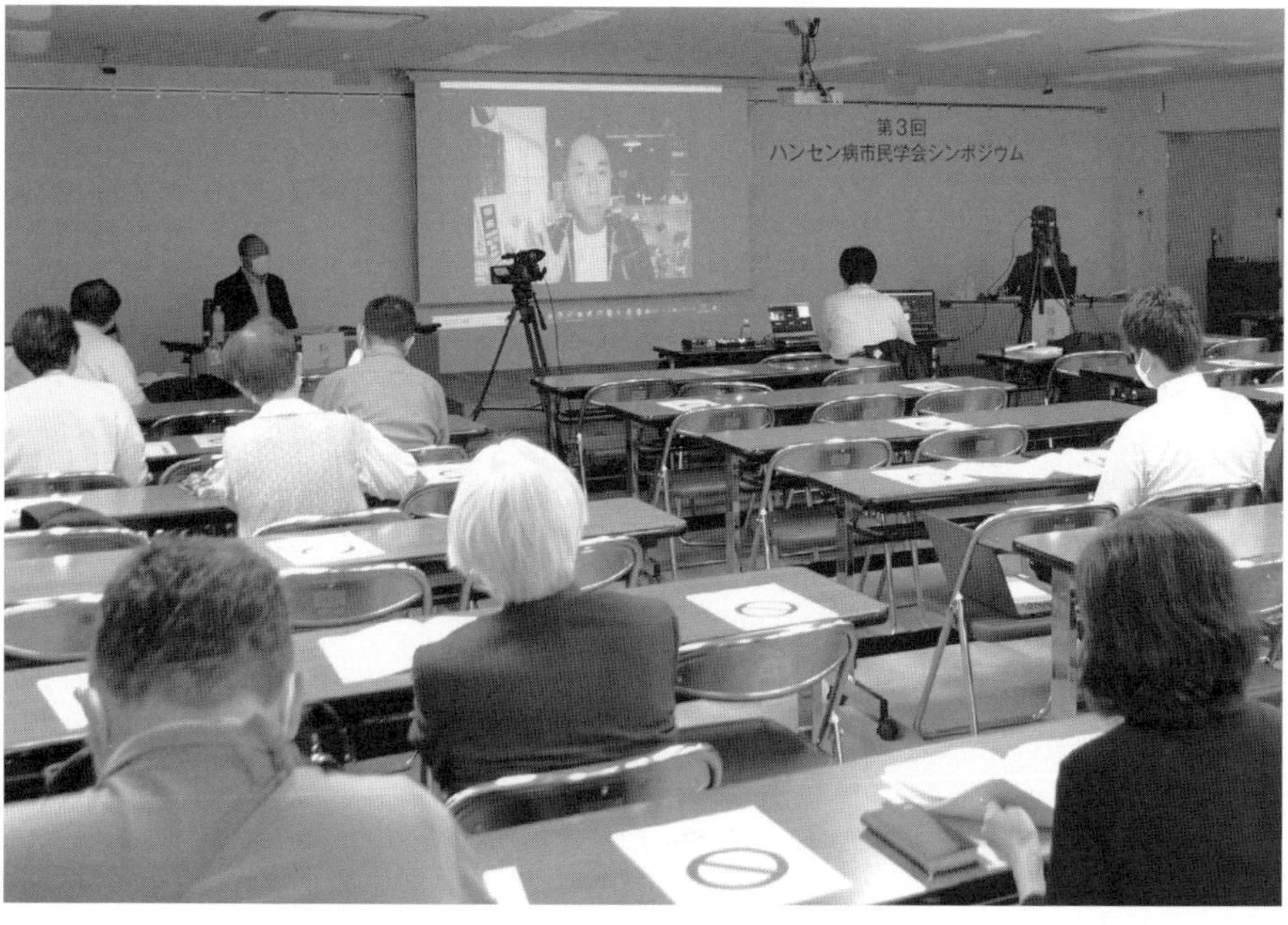

第二部

菊池事件の再審請求の実現に向けて

Ⅰ 基調報告

私にとっての菊池事件

志村康（ハンセン病市民学会共同代表）

「国民的再審請求」に至るまでの経過報告

大槻倫子（ハンセン病市民学会運営委員）

訓覇浩（進行・ハンセン病市民学会事務局長）　それでは、定刻になりましたので、ただいまより第二部「菊池事件の再審請求の実現に向けて」ということで、四時半まで、基調報告、対談、パネルディスカッションということでお願いをしたいと思います。それでは、ここからコーディネーターの大槻先生にマイクをお渡しします。よろしくお願いいたします。

大槻倫子　みなさん、こんにちは。オンラインのみなさんもこんにちは。第二部のコーディネーター、司会を担当させていただきます、菊池事件弁護団の大槻と申します。よろしくお願いいたします。

菊池事件は、みなさまご承知の通り、司法がハンセン病に対する偏見差別にまみれ、憲法違反の特別法廷でFさんを死刑にしてしまった国家犯罪とも言うべき事件です。

現在、国民的再審請求という前例のない取り組みに一歩踏み出した段階において、本日、この市民学会のシンポジウムにおいて、菊池事件のハンセン病問題としての側面、そして冤罪事件としての側面を改めて振り返り、掘り下げることによって、本日ご参加のみなさん、お一人おひとりの理解と思いを深め、菊池事件の再審請求の実現に一歩近づけるような、そういう企画にしていければと思っております。本日はよろしくお願いいたします。

それでは、早速、内容に入っていきたいと思います。第一部「基調報告」といたしまして、まず菊池恵楓園からオンラインでご参加いただいております志村康さんから「私にとっての菊池事件」ということでご報告をいただければと思います。志村さん、よろしくお願いいいたします。

【注】現在、「菊池事件」で死刑にされた人を実名ではなく「Fさん」と呼び、表記するのは、彼が当時ハンセン病患者とされていたこと、冤罪により犯人とされていたことから、ハンセン病に対する偏見・差別が今なお残る中、無実の人の実名を出すことで家族・親族に被害が及ぶことのないようにするために、基本的に「Fさん」としています。ただ、志村さんは「Fさん」との人間関係から、いつも実名で呼んでおられるので、この関係を大切にするため、ここでは「Fさん」に統一せず、「○○さん」と表記しています。

志村康　私は、正月を越したら九〇歳になります。○○さん、私としては、Fさんではなくてやっぱり○○さんということで、呼称をしていきたいと思います。

私が、最初に○○さんと会ったのは、救援会というのが恵楓園にできました。それは、○○さんの一人娘だった、名前は申し上げませんが、その娘さんを高校に進学させるということで、救援会というものを恵楓園で作りました。その会長をされていたのが、みなさんもご存じの方が多いと思いますが、入江信さん。私と入江信さんは同室でありました。

そういう関係がありまして、当初は、菊池恵楓園にいてもなかなかしっくりこない。と申しますのも、○○さんは社会にいて生活をしていたわけです。顔を知っている人も誰もいないし、名前を知っている人もいない。ただ、新聞がダイナマイト事件ということで、○○さんが犯人として裁判にかけられるということから、実際の問題として私たちが働きかけをしていいものかどうか、○○さん自身にも会うことができるかどうか、喜んでくれるかどうか、というようなこともいろいろありました。なかなか思うに任せない。

そうこうしているうちに殺人事件というのが起きました。遺体を発見したのは登校途中の……。通学路に倒れていた、男性の遺体が見つかった。それもあって、本当に、○○さんと面会ができるものなのかどうか、大変躊躇もあったんです。

全療協、当時は全患協と言っていましたけど、全患協で、○○さんの救援をやるというようなことが、栗生楽泉園で行われた大会でもって決議されて、それから本格的に動いていくわけですけど。その間にずいぶん年月がたっている。もっと早く取りかかっていれば、という思いが強くあります。

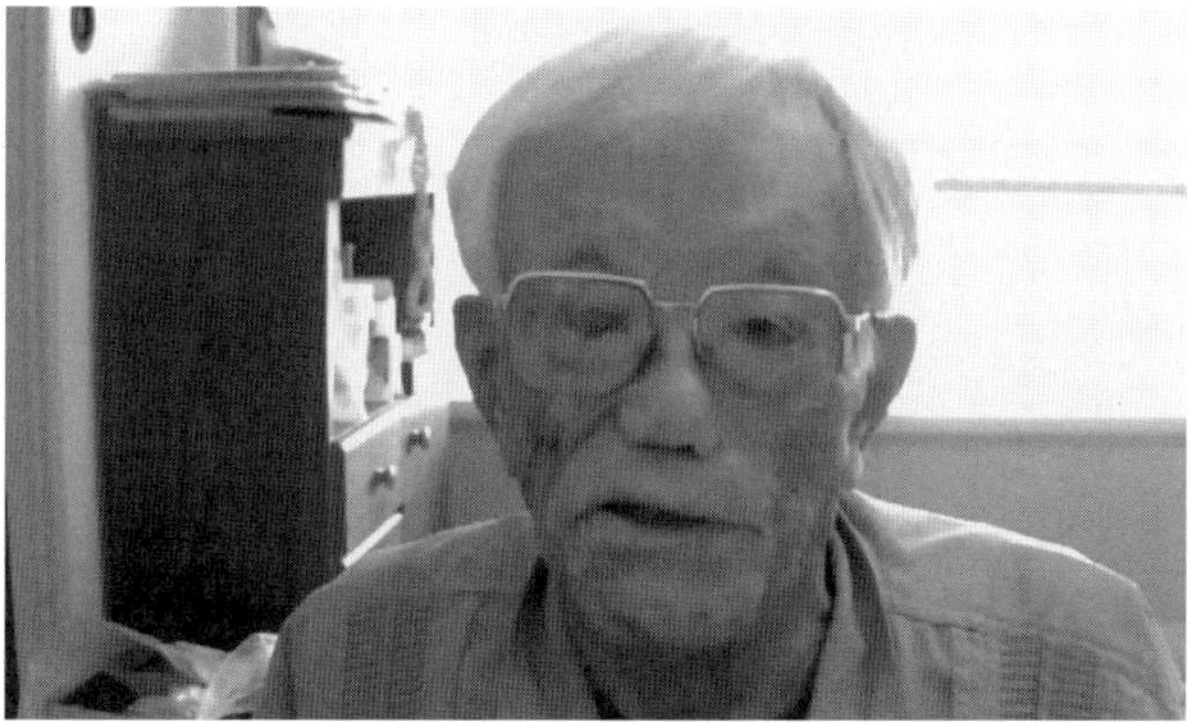

さて、私は当時、なかなか菌が陰性にはならないということがありました。いろいろと副作用が出てきている。病棟にいたり部屋に帰ったり、行ったり来たりというような状況でした。
友達のSさんという人が、今日は、○○さんにメッセージしますと、そういうことがあって。じゃあ、ということで、

私は幸いにして家族からたくさんの小遣いをもらっておりましたので、○○さんは便箋と封筒がいるだろうと。便箋と封筒を送ったら、その次には切手がいるだろう、ハガキがいるだろうと送った。そういうことで、ずいぶん○○さんからお礼の手紙等をいただきました。

私たちは社会復帰をいたしましたので、その時に全部、そういう○○さんとのやり取りの中でいただいたハガキとか封書、それを全部、焼却して社会復帰するということがあって、なぜそんなばかなことをしたんだろうと、自分自身に腹が立つ、そういう状況でございます。

自治会には新しい資料館ができました。私たちは刑務所そのものを啓発の場として残すということを主張してきたわけでありますけれども、なかなか思うに任せない。そのうちに刑務所の屋根には木が生えてくるような状況になりまして、これは大変だというんで、市のほうが、そこに学校をつくりたいということから、恵楓園の資料館には独居房が設けられております。
○○さんから入江信さんに「ジュウシマツがほしい、小鳥がほしい」、そういう要請があって、それでジュウシマツを送ったんですが、ジュウシマツはそんなにさえずりしないというのがあります。そして、今度はカナリア、それは良い声で鳴くから、送ってもらえな

いでしょうかという話があって、カナリアも送ったんですが、それは毎日新しい野菜をやらないといけない。人間ではないけど、新鮮な野菜をやりたい。そして、健康でないと鳴かないと、そういうことがあって、今度は私が飼育を引き継ぐようになりました。

それで、恵楓園に最初の刑務所を作り出す、その模様を展示しておりますけど。そこの中に入って面会するわけです。ドラマ等でやっておりますような、ああいう金網越しの面会ではなくて、長いテーブルで、幅が九〇センチぐらいあったと思うんですけど、そういうテーブルに向かい合って、〇〇さんと話をする。私も自治会のほうで渉外部長という、後で、〇〇さんの担当になりました。

そういうことで、よく〇〇さんと話をしていたわけです。内容について、刑事事件、殺人事件、そういうことにはあまり踏み込んで話をしてないようにということで。

私は、〇〇さんのうちに二回お邪魔したことがあります。最初に行った時に、お母さんのほうからダイナマイト事件について話がありました。ダイナマイト事件なのに、食糧管理法違反ということで、「あんたが大津町のほうに、ジャガイモを売ったんじゃないか。」ということで、よく言われるガサ入れ、家中を捜し回る。そういうことをやった。

そしたら、警察が「あった、あった」と言って、ダイナマイトをぶら下げたであろう布切れの余りを、お母さんに見せた。お母さんは「うちには、そんな赤子の着るような、赤い着物なんてないのに、どうしてですか」と抗議をした。

そしたら、また茶だんすの引き出しを開けていた刑事が、針金のようなものを見つけたようにして、「ああ、あった！」ということです。

お母さんに言わせると「私のうちにああいう針金はないし、着物の端切れもない。警察は嘘ばかりつきます」ということを言われました。

そこで私たちは、〇〇さんはやってないんじゃないかということで、面会を重ねるんですが、いつも穏やかな顔をして、怒った顔を見たことがない。だんだん慣れるとにこやかになる、そういう状況。この人が殺人を犯すような人かどうかということについては、絶対ありえないだろうということを、強く感じた次第です。

本当に穏やかな人で、面会の終わりに別れの握手をするんですが、戦争に行っていない。小学校はみなさんがご存じのように、家庭が貧しいために、二年半くらいしか行っていないだろうと言われている。

短歌の中で読んだ、たった一字のために、辞書を引いて苦労する。学が浅いという形で、彼は表現していたんですが、いつも金釘流のような字でびっしり書いてくるんです。だから、ハガキの表のほうにまでお礼を書いてくる。そういうひじょうに性格的にもきちょうめんな方でありました。

一九四一（昭和一六）年に、徴兵検査というものを受けるんです。その時に、左目がほとんど視力がなかったということから、兵隊には、徴兵には合格にならず不合格で。当時、若い男性はほとんど兵隊に行った。その後ですね、力仕事を○○さんは一手に引き受けてやっていた。そういうことで、厚い手のひらをしていました。そして、刑務所で生活をしていましたので、ひじょうに柔らかい手のひらをしていました。握手をした時に、温かいものがこちらに伝わってくる。そういう穏やかな人です。

教誨師の方がおっしゃっていましたけど、彼はやってないと。罪を犯すような人は、どこか目つきが違ったり、目の動きが正常じゃなかったりするけど、○○さんに限っては、あの人は絶対やってませんよと。そう言っていたのは、坂本というキリスト教の教誨師をやっていた方です。この方にもいろいろ話をしてもらったんですが。

最後は、娘さんがある事情でもって、転校をするということになりました。転校につきましては、救援会というのが東京にできておりまして、そこに労をとっていただきまして転校が決まり、引っ越しが決まったということの連絡が自治会に入りました。

そこで、早く○○さんに喜んでもらうために、翌日、私は面会に行きました。当時はまだ、外出証明というのが義務で、持って行かないと刑務所も受け付けない、そういう時代。そこで、現在は福祉課になっておりますけど、患者係というところを通して、「今日は○○さんの面会に行きます」と言う。そうすると、園の方から刑務所の方に連絡があって、「じゃあ、何時に来てください」と、そういうことで面会をしていた。

で、娘さんが「転校して入学が決まりました」と言って、○○さんと手を取り合って「良かった、良かった」ということで、にこやかに別れたんですが、実は、私が最後の面会人となりました。

そして、彼が処刑されて六〇年になる。このハンセン病に対する密室での裁判というのは、これは違憲だということなんです。これは確定したのに、それでも検察が全く動かない。

あるハンセン病国賠訴訟弁護団の先生に、憲法の上位に位置するのは何ですかと聞いたら、司法。司法は憲法の上位にあると言われて、ああ、そうですかと。それでは、私は納得できないと。それで、司法が憲法の上位にあるとすれば、最高裁判所が憲法の番人として存在しているならば、その最高裁判所は、なぜ検察に対して再審請求を促さないのか、促さなければ憲法裁判所制定運動の舵を切るべきではないか、そんなことを深く考えさせられます。

検察庁が○○さんの事件について再審を決定しないのは、憲法違反だというふうに思っています。それと同時に、○○さんは、憲法違反で殺された。無実の人間が殺されたということです。殺された命は取り返すことができません。

だから、私は日本の司法制度の中で、この死刑、命を取ってもいいということを、人間が勝手に判断をし、法律というものの後押しがあるということで、人の命を奪うことを合法的にできる。それは間違いであるというふうに思っています。この国の主権は我々国民であり、司法権の暴走は許されない。

私が最後に会いに行った翌日です。弟さんが小走りに走ってくるのと出会いました。そこで「今日はなんですか」と言ったら、弟が「これを見てください」と。その電報には「○○シス」とあった。昨日会ったのに、なぜ福岡刑務所で死んだんだろうというのが、最初は、処刑というのがわかりませんでした。

八月には、熊本県の総評と社会党と共産党、これが一緒になって現地調査をしました。私はその現地調査に参加しました。その後、一〇月、今度は熊本県と福岡県の両県で県、総評、それに社会党、共産党のみなさん、それも一緒になって現地調査をやろうということが決まりました。

この死刑執行するということについては、家庭の事情、いろいろ事情がある場合は、死刑はなかなか執行されないというのが現状です。

○○さんは、ほとんど、最初から後遺症とかハンセン病と思われるような後遺症があった。この左の額のほうに、そういえばそうかなというような、最初に会った人は、そういうふうに証言していました。私が会った頃には、既に何にもない。私はきれいに治っていたと思います。治っていたのに、なぜ一般の刑務所において彼を処遇しなかったのか。

私たちが目指している裁判について、家族がまだ手を上げられない、そういう状況であるのは、あるいは治って、ハンセン病患者ではなくなったということを証言しておれば、もっと違った方向にいっていたのではないかというふうに悔やまれる。

どうかみなさん、そのへんのことをよくよく考えていただいて再審請求を、そして何よりも死刑という判決を日本の裁判制度の中から取り除いてほしいということを強く訴えます。

　なぜなら、自分の身内が殺されると、身内の人は「お前は殺したんだから、殺されるのは当然だろう」というふうに申します。そう考える人もいると思いますけど、そのことによって、死んだ人の命が喜ぶのだろうか。

　一生涯、その人が生きている間、自分が殺してくださいと裁判の中で言ったことが、私は大変重い存在として、生き続けていかなければいかん、そういうものではないだろうかというふうに思います。大変まとまりのない話になりましたけれど終わります。ありがとうございます。

大槻　志村さん、ありがとうございました。大変貴重なお話をいただきました。特に、○○さんの人となりを具体的にお話しいただきまして、志村さんが「彼はやっていない」とおっしゃった、その言葉をみんなで共有することができたのではないかと思います。本当にありがとうございました。

志村　どうも。

大槻　はい。そうしましたら続いての報告に移りたいと思います。弁護団からの報告ということで、私から少しご報告させていただきます。画面共有いたします。すみません、ちょっとお待ちください。

　では、私のほうから「『国民的再審請求』に至るまでの経過報告」とともに、改めまして、菊池事件の問題点というものをみなさんと共有できればと思います。

　先ほど、志村さんのお話にもありましたが、まず、菊池事件とは、一九五二年に熊本県で起きた殺人事件です。ハンセン病患者として入所勧奨を受けていたＦさん、私の報告ではＦさんとさせていただきます。Ｆさんが自分の病気を県に通報した被害者を逆恨みして殺害したと決めつけられて、逮捕、起訴されました。裁判は菊池恵楓園、そして菊池医療刑務支所に設けられた特別法廷で行われました。

　Ｆさんは一貫して無罪を主張しておられましたけれども、一九五三年八月二九日、死刑判決が言い渡されてしまいました。その後、判決が確定し、三回にわたる再審請求が行われましたけれども、第三次再審請求の棄却決定がなされた翌日、一九六二年九月一四日にＦさんの死刑が執行されてしまいました。今年でちょうど六〇年ということになります。

　それから、長い時間が経過しまして、二〇〇一年、みなさんがご承知のハンセン病国賠訴訟熊本地裁判決が出されました。政府と国会は責任を認めて謝罪をしましたけれども、司法は何らの責任を認めないまま経過をしてきました。

Fさんの死刑が執行された後、残されたご遺族は誰よりもFさんの無実を確信しておられましたけれども、社会の偏見差別を恐れて、遺族としての再審請求はできないという状況に置かれてきました。

そういう中で、憲法違反の特別法廷で死刑執行されてしまった、この菊池事件をこのまま放置するわけにはいかない。司法がハンセン病に対する偏見差別によってFさんを死刑にしてしまったということなので、司法自らの責任によって、この判決を是正することが必要不可欠だということで、二〇一二年、先ほどお話しいただいた志村さんが先頭に立って、全原協、全療協、そして菊池恵楓園の自治会が、最高検察庁に再審請求の要請を行いました。

その翌年、二〇一三年には最高裁に特別法廷についての調査、検証を行うよう要請しました。最高裁はこれを受け、調査を行い、二〇一六年四月、調査報告書を公表しております。併せて、最高裁判所裁判官会議の謝罪談話というものが発表されました。

この最高裁の調査報告や謝罪を受けて、検察庁がどういう判断をしたかということですけれども、残念ながら二〇一七年三月、検察庁は、再審請求は行わないという結論を出しました。

理由としては、菊池事件には再審事由は認められない。また、憲法違反の特別法廷については、憲法的再審事由というのは現行法上認められていないといった理由が説明されました。

これを受けて、私たちは二〇一七年八月、菊池事件国賠訴訟を熊本地裁に提訴しました。検察官が再審請求をしないことの違法を問うという裁判です。

この裁判の判決が出されたのが二〇二〇年の二月になります。請求自体は棄却されたんですけれども、判決理由の中で、菊池事件の特別法廷の憲法違反というものを明確に認める判断がなされました。

また、判決理由の中で、手続上の憲法違反というものが、再審事由に当たると解することにも相応の理由があるというふうにも判断されました。検察庁が再審請求をしないという結論を出した、その理由がいわば覆される、そんな判決が出たということになります。

そこで検察庁に再度の再審請求要請をいたしました。しかし、やはり検察庁は再審請求をしようとしない。ということで、もう私たち自らが再審請求に踏み出すしかないということで、二〇二〇年の一一月、国民的再審請求を行ったというのがこの間の流れになります。

では、菊池事件の問題点ということで、おさらいというか確認をしておきたいと思います。大きく二つの側面がございます。一つ目が、ハンセン病問題としての側面。ハンセン病であるということを理由として、憲法違反の特別法廷で裁かれてしまったという問題です。二つ目が冤罪事件としての側面。Ｆさんが無罪であるということです。

まず一つ目、憲法違反の特別法廷について見ていきたいと思います。まず、ハンセン病を理由とする特別法廷の全体についてのお話になりますけれど、公開の裁判を受ける権利というのは、ここにあります通り、憲法上の権利として保障されています。

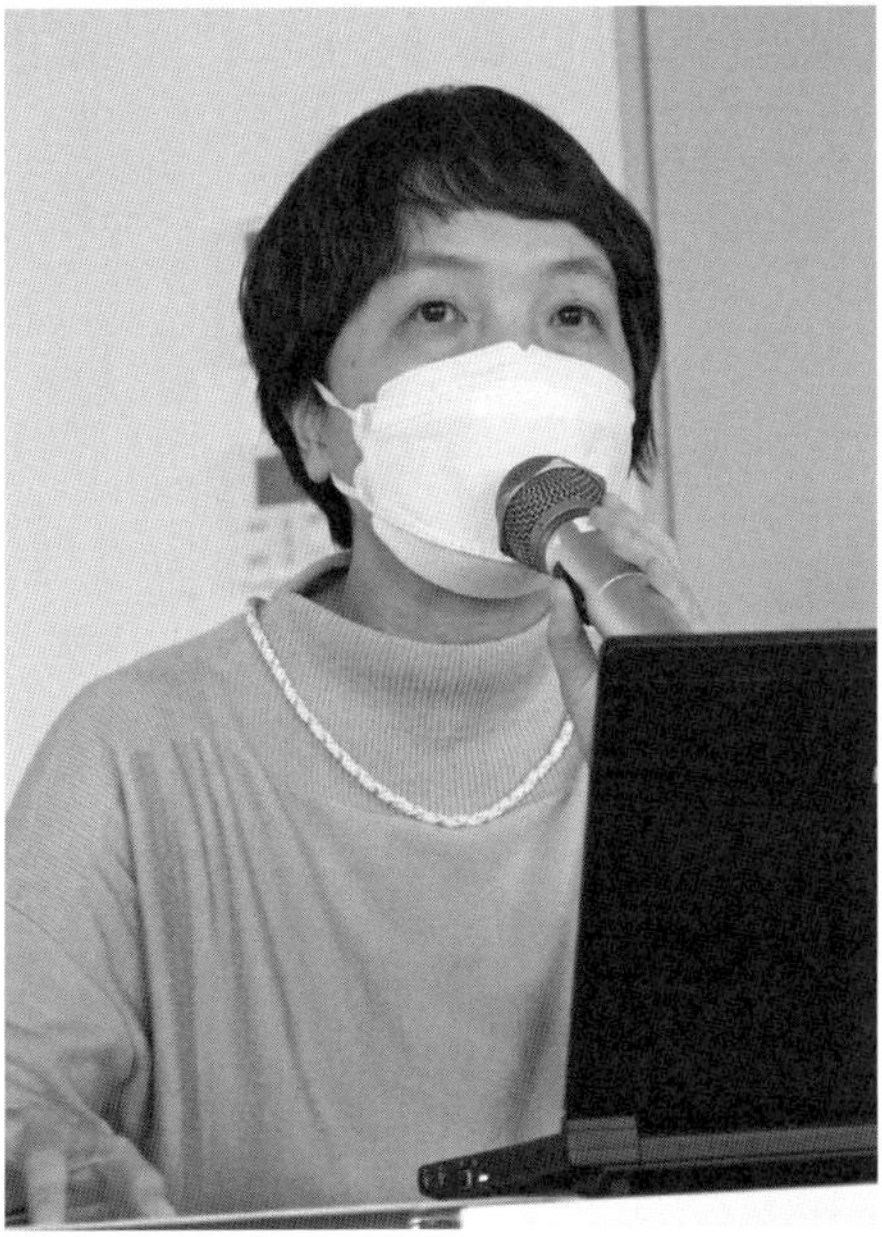

ところが、ハンセン病の場合は、ハンセン病であるということを理由として、裁判所が、裁判所における公開の裁判を受けることを認めませんでした。療養所の中などに特別法廷を設置して、そこで審理を行うという運用が長らく続いてきました。

この開廷場所の指定というのは、最高裁が行うということになっています。本来、裁判は公開なので、やむを得ない例外的な場合にのみ行われるべきものです。ところが、この指定をハンセン病の場合は一律に全て認可をしてしまっていたという実態がありました。

一番下に数字を書いていますけれども、ハンセン病を理由とする開廷場所の指定上申というのが九六件なされております。一件は撤回、残る九五件は全て認可ということになっています。最高裁の報告書では、これが合理性を欠く差別的な取り扱いだったということを認め、このような運用が社会の偏見差別を助長するものであったということで謝罪がなされています。

さらに、菊池事件の特別法廷を見ていきたいと思います。先ほど申し上げましたけれども、菊池事件の法廷は菊池恵楓園、さらには、菊池医療刑務支所の中の特別法廷で行われました。菊池事件国賠訴訟の判決では、これが一般市民の訪問が事実上不可能な場所での審理であったということで、憲法違反の疑いがあるという判決が出されています。

さらに、菊池事件の特別法廷の中がどうだったかということです。裁判官、検察官、弁護人、すべて白衣(予防衣)を着用していました。また、長靴、ゴム手袋を着用していました。そして、証拠物を示す時には、直接、手で持つことを恐れ、箸でつまむ、そんな扱いがされました。

この法廷に立ち会っていた書記官が、後に懺悔《ざんげ》をした記録が残っています。「どうか許してほしい、一人の人間として扱わなかったことを。私たちはFさんをボロ雑巾のように扱ったのです」。そういう述懐がされています。

まさにこの菊池事件の特別法廷の中で、Fさんは人間扱いされない、人格権を侵害され、ハンセン病に対する偏見差別に満ちた法廷の中で裁かれてしまったということになります。菊池国賠の判決では、この特別法廷の憲法第一三条違反、第一四条第一項違反も認めています。

さらに第一審の国選弁護人の問題です。罪状認否で、Fさんが「自分はやっていません」と無罪主張しているにもかかわらず、弁護人は無罪を主張しませんでした。「別段、述べることはない」というだけだった。

さらに、検察官請求証拠に全て同意してしまいました。この検察官請求証拠に対する同意というのがちょっとわかりにくいかもしれないんですけれども、これは、無罪を争うような事件で、もし弁護人がこういうことをしてしまったら、今だったらいっぺんで弁護士バッジが飛んでしまうような、とんでもない重大な過ちだということです。

例えば、凶器となった短刀についてのいい加減な鑑定書ですとか、Fさんの自白の告白を聞いたという親族の供述調書ですとか、そういう証拠については同意せず、直接、鑑定人だとか、他の人たちを裁判所に連れてきて、直接、尋問しなければならない。そういうことによって無罪を立証していくべきところを、その可能性を全て奪ってしまったということになります。

まさに、弁護人自身もハンセン病に対する偏見差別にまみれていた、Fさんが犯人だと決めてかかってしまっていたということだと思います。弁護不在で裁判が進められてしまったということになります。

このような憲法違反の特別法廷によって、Fさんは死刑判決を受けて、死刑執行されてしまったということです。この憲法違反の判決をこのままにすることは断じて許されない。司法の責任として是正しなければいけない。憲法的再審事由が認められるべきだというのが一点目の論点ということになります。

二点目は、Fさんが無実であることです。この本件犯行とFさんをつなぐ直接証拠はありません。目撃者もいませんし、逮捕直後、Fさんが自白調書を取られているんですけれども、これは逮捕時にFさんが警察官から撃たれて、弾が右腕を貫通する重傷を負っています。痛みで朦朧《もうろう》とする中で、自白調書が取られてしまったということで、証拠能力は認められないということです。

さらには、その自白調書の内容も、草刈り鎌で刺したという内容になっていて、実際に判決で認定された凶器の短刀とは違う話をしている。そういうものしかないということです。

また、間接証拠としても、凶器とされた短刀から血痕が検出されていないとか、Fさんの着衣に全然血痕がついていないといった形で、重大な疑問がたくさんあるという状況です。

そういう中で、なぜFさんに有罪判決が出されてしまったのか。その証拠の中核とされたのが、一つ目に凶器とされた短刀の存在。そして、二つ目に事件当夜、事件本人が訪ねてきて犯行を告白されたという親族の供述ということになります。

まず短刀についてです。凶器とされた短刀の謎というふうに書いています。七月六日の事件当夜、事件本人から「包丁を小屋に置いてきた」と聞いたという大叔母さんの供述が七月八日にされています。

これに基づいて七月九日付で、小屋から短刀を発見しましたという捜査報告書が証拠として上がっています。これが凶器とされたということになっています。

ところが、七月二八日にたくさんの証拠物が鑑定嘱託に付されているんですけれど、この時点で、凶器であるかどうかの鑑定嘱託に付されたのはFさんが持っていた草刈り鎌だけでした。短刀は含まれていなかった。七月九日に、もし発見されていたのであれば、含まれていないことはありえないことだと考えられます。

さらに、小屋の所有者に短刀を見せたのは八月二六日、短刀の鑑定嘱託は八月二九日、小屋の実況見分がされたのは八月三〇日。こういう経過を見ていると、実際には短刀は七月九日には発見されていないのではないか、八月下旬になってから短刀が発見されたのではないかという疑いが持たれるということです。

さらに、この七月六日に、事件本人から「包丁を小屋に置いてきた」と聞いたという大叔母さんの供述は、そもそも凶器として聞いた話ではありませんでした。犯行の告白を聞いてきたという供述とは、全く別のところで「この二週間、逃げている間にどこに隠れていたの」「何を食べていたの」という会話をする中で、Fさんがどこそこに隠れていた、包丁をここに刺しているから、家の者に取りに行くように言ってくれ、という供述がされているということです。

全く犯行とは関係ないところで話がされているのが、この包丁です。なので、この七月八日以降、しばらくの間、一切この包丁の話は供述には出てきません。

他方、この大叔母さんと一緒に、Fさんから犯行の告白を聞いたと言っている伯父さんが、当初どういう供述をしていたかというと、「『これで刺した』と言って、Fさんから右手に持っている凶器を見せられました」という供述をしていました。そうすると、小屋から凶器が発見されたという話とは、真っ向から矛盾するということです。

この伯父さんの供述が変遷をしていきます。八月末以降になると、伯父さんは「Fさんがこれで刺したと言ったので、握っていたのは刃物だと思い込みました」という供述に変わっています。

当初は刃物を持っていて、「『これで刺した』と言った」と断言していたのに、八月末以降になると「刃物だと思い込んだ、刃物ではなかったかもしれない」というような供述に変わっています。

これも、まさに八月下旬になってから、凶器としての短刀が発見されて、伯父さんの供述を変えざるを得なかった。検察官が誘導して、苦し紛れのような供述に変わっていったということではないかと考えられます。

では、その八月下旬、凶器が見つかったとして、その凶器としての短刀が、本当に凶器なのかということです。

被害者は二十数カ所を切りつけられて、失血死をしています。大量の出血によって、凶器の木の柄の部分にも、大量の血液が染み込んでいたはずです。しかしながら、判決で凶器とされた短刀には一切血痕が付着していないという鑑定結果が出ています。

しかし、その鑑定においては、被害者の傷はこの短刀で傷つけることができる、矛盾しないということで、これがきっと凶器だというような結論になってしまっているということです。

そして判決はどういう認定をしたかというと、血痕が付着していないとしても、水で洗い流したんだろうというような、本当に素人でも考えられないような判決になってしまっているということです。

この点については、今回、再審請求に際して、新証拠としての鑑定を提出しています。凶器とされた短刀では、傷つけることができない傷があります。創傷と矛盾する、そして、もし、これが凶器なのであれば、血痕が検出されないということはありえないという、明確な鑑定を得ています。判決で凶器とされた短刀は凶器ではないことは明らかです。

もう一点、親族供述についてです。なぜ、親族は事件本人から犯行の告白を聞いたと供述してしまったのかということです。

当時の社会状況を、みなさん思い起こしていただきたいですけれども、昭和二〇年代の後半と言えば、「第二次無らい県運動」の真っ只中ということになります。恵楓園の増床計画がされて、熊本県の収容人数はどんどん増加をしている、そういう時期です。

「無らい県運動」が強烈に展開されている中で、Ｆさんがハンセン病と診断をされ、ダイナマイト事件で逮捕され、有罪判決後に逃走している。それが大きく報道されている。

そういう状況が、親族のＦさんに対する思いをひじょうに複雑なものにしてしまっていたということが優に想像できます。大叔母さんの供述の中には「もう死んでくれてもよかと思っています」といった言葉さえ出てくる。Ｆさんにいなくなってほしいとまで思い詰めなければいけないほど、親族のみなさんが追い詰められてしまっていたということです。

警察官が、Ｆさんが犯人だと決めつける、そういう形で誘導される中で、証言をしてしまったのではないかということです。

もう一点、大きな事実があります。七月八日に一族の長である伯父さんの家が家宅捜索をされて、別件逮捕されてしまっていたということです。この伯父さんが殺人事件の犯人にされてしまわないためにも、伯父さんを助けるためにも、Ｆさんがやったということで、口裏合わせの証言をせざるを得なかったのではないかということです。

そして、作られた調書自体にも、大きな矛盾があります。七月六日、事件本人がやってきて、犯行の告白を聞かされたというのは、伯父さんと大叔母さんの二人なわけです。

この二人が同時に犯行の告白を聞いたはずなんですけれども、伯父さんは先ほど申し上げたように「これで刺してきたと聞きました」というふうに言っている。しかし、大叔母さんのほうは「これで刺したとは聞いていません。凶器も見せられていません」というふうに言っている。この犯行の告白の中核といえる部分が、決定的に矛盾をしてしまっているということです。

その他、先ほど、伯父さんの供述の変遷のお話もしましたけれども、多くの矛盾、変遷があります。信用性は一切認められないということです。

　このように、短刀についても、親族供述についても、有罪の根拠とできるようなものではないということです。Ｆさんは無実であるということをおわかりいただけたでしょうか。

　すみません、本当に駆け足になってしまいました。時間がなくなってしまって、申し訳ありません。

　最後、国民的再審請求です。主権者たる国民として憲法違反の判決の是正を求めるということで、二〇二〇年一一月、国民的再審請求書が提出されています。この後、第二部でこの点のお話を内田先生と徳田先生のほうからしていただければと思っています。どうもありがとうございました。

第二部

Ⅱ 対談

国民的再審請求の意義と市民一人ひとりの責務

内田博文（ハンセン病市民学会共同代表）
徳田靖之（ハンセン病市民学会共同代表）

徳田靖之　みなさん、こんにちは。それでは、第二部に入ります。第二部はこのハンセン病市民学会の共同代表である内田博文先生に、同じく共同代表で弁護団の徳田から、いろいろ質問するという形で進行させていただこうと思います。

Ｆさんが死刑執行されて六〇年という長い長い年月が経過したわけです。私自身が、先ほど志村さんのお話に出てきた入江信さんから、この事件の再審請求にぜひ取り組んでほしいと言われたのが二〇〇〇年です。だから、二二年という時間が経過しました。

その当時の私として、この再審請求が国民的再審請求という形で行われるようになるというのは、予想だにしなかったことです。この国民的再審請求というのは、まさに今日、おいでいただいている内田先生が発案されたものです。

ですから、対談というよりも、私のほうから内田先生に、いろいろ質問をする、インタビューという形で進行させていただこうと思います。内田先生、よろし

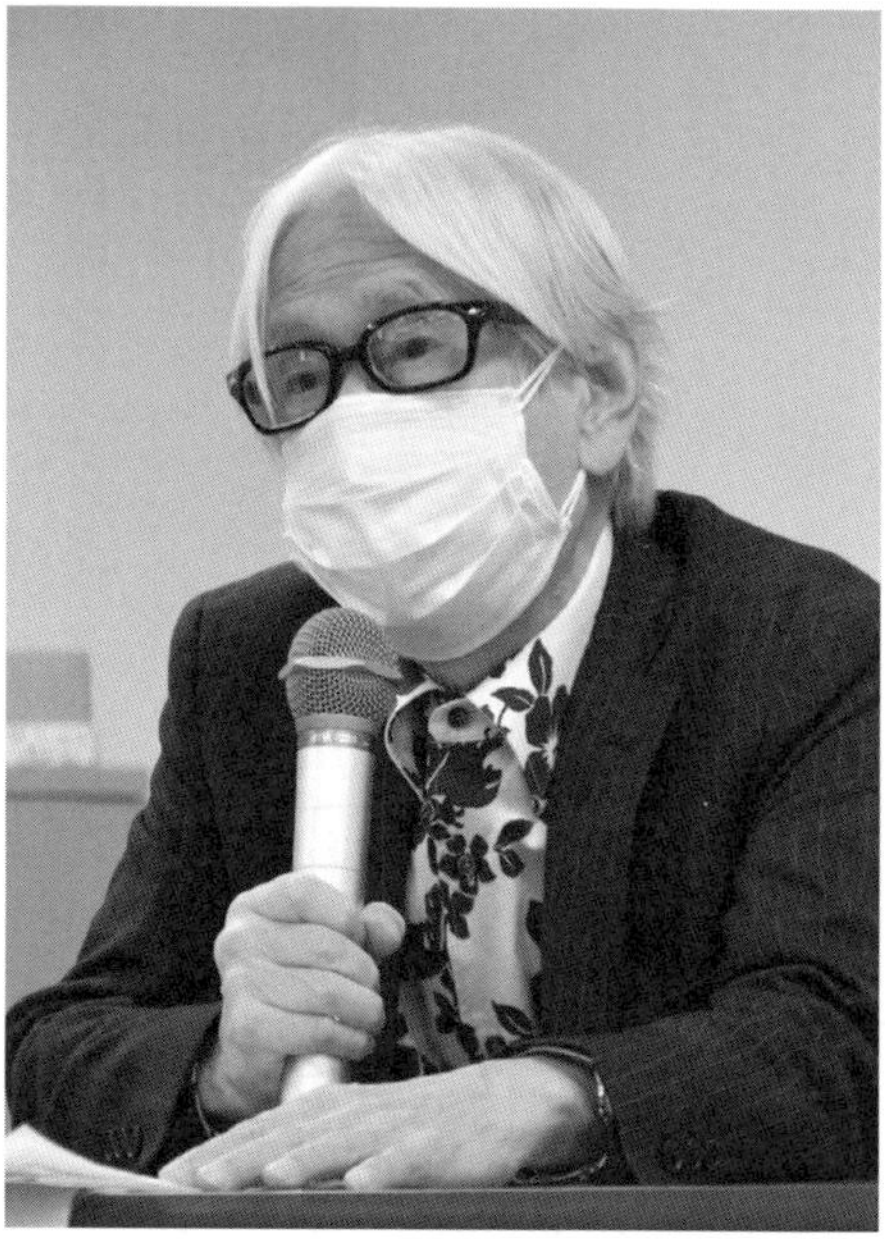

くお願いします。

まず、私からお尋ねしたいのは、先生が刑事法研究者として、この菊池事件に関心を向かわれたきっかけ、そこからお話しいただけますでしょうか。

内田博文　パリ市民によるバスティーユ監獄の襲撃というのが、フランス革命の契機になったように、国家刑罰権の濫用から市民の人権を守るというのが、近代市民革命の大きな原動力となりました。一七八九年、フランス国民議会によって採択されたフランス人権宣言も、このことに多くの条項を当てています。刑事裁判についての第九条で「何人も有罪と宣告されるまでは無罪と推定される」。このように定めました。

しかし、その一方で市民の無《む》謬《びゅう》性を信じた、市民というのは過ちを犯さないんだという無謬性を信じた市民の人たちは、市民による刑事裁判の無謬性ということも信じて、再審制度、冤罪を見直して是正する制度を近代の刑事訴訟法に置くことをしませんでした。

しかし、市民による刑事裁判も過ちを犯す、冤罪を言い渡す、というようなことは直ちに明らかになりました。そこで刑事再審制度が刑事訴訟法の中に盛り込まれることになりました。

そして、国家の犯した誤りは国家が自ら率先して是正しなければいけない。こういう考え方が採用されることになりました。フランス刑事再審法の基礎ということになりました。フランスの留学でこのようなことを学んで、帰国後、刑事法の教員として教壇に立つことになりました。

それからしばらくして、一九七五年の「疑わしきは被告人に有利に」という原則は再審請求についても及ぶのだ、こういうふうに判示した最高裁の白鳥決定の前後でしたけれども、刑事再審の開かずの扉を開けなければならないということで、刑事再審制度研究会というのが多くの弁護士・研究者で設立されました。

私も参加させていただくことになりました。私が研究会で主として担当したのが外国法の部分で、フランス刑事再審法から見た日本の刑事再審法の問題点と課題というテーマでした。

その後、九州の大学に赴任することになりまして、九州の冤罪事件についても検討する機会を与えられるようになりました。そして、何よりもハンセン病問題に関わりを持つようにさせていただいたということが、菊池事件に関心を持つ大きなきっかけというふうに思っております。

徳田　どうもありがとうございます。私はこの事件を考える時、まず、死刑判決が確定した後に、Ｆさんは三回に及んで再審請求をやっています。この三回に及ぶ再審請求にかけたＦさんの思いについては、先生はどう受け止められましたか。

内田　Ｆさんが無罪だと、冤罪だということが強くうかがわれます。しかし、何よりも強く感じますのは、Ｆさんの絶対に諦めない不屈の精神、闘志ということを感じます。再審を通じて、裁判所に不当な死刑判決を破棄させなければならない。自分が無罪だったと判決させなくてはならない。絶対にそうさせなくてはならない。自分の名誉のためだけではなく、ご家族の名誉のためにも。そういったＦさんの人間性、権利主体性というものを強く感じております。

徳田　ところが法務省は、Ｆさんの三回目の再審請求を却下した翌日に死刑執行していますよね。これは多分、前例がないような死刑執行だと思うんですけど、こうした形で死刑執行した国といいますか、法務省の意向というか、これは何を意味しているんでしょうか。

内田　菊池事件の刑事裁判、そして死刑判決の持つ異常性、日本国憲法からの逸脱ぶりというのが、少しずつではあるが人々の関心を集め出した。時間がたつともっともっと大きな動きになる、大きな焦点が当たるようになる。それを阻止しよう、ふたをしようと。これ以上、再審請求をさせないようにしよう。こういうようなことで死刑が執行されたのではないかなというふうに思っています。

徳田　そういう意味で言うと、国の意図は見事に功を奏したといいますか、死刑執行されて、その後五〇年、再審請求の動きが全く閉ざされたままの時代が経過しました。

二〇〇一年の熊本地裁国賠判決の後に、国は検証会議というのを設置して、ハンセン病問題全体について振り返ろうということになって、先生はその時、副座長をお務めになって、菊池事件について徹底的に検討なさったと思うんですが、検証会議の際にこの菊池事件についてどのようなことを感じられたのかお話しいただけますか。

内田　国の誤ったハンセン病強制隔離政策は、患者、元患者、家族の方々に数々の人権侵害を惹起《じゃっき》しました。Ｆさんを特別法廷で裁き、死刑判決を言い渡し、確定させ、死刑を執行したということは、この人権侵害の中でも特筆すべきものだと思われます。国家による殺人といっても決して過言ではないように思います。

　この殺人については、法曹、裁判官、検察官、弁護士の責任のみならず、法学研究者の責任も重いというふうに思います。Ｆさんと患者、元患者、家族の方々の名誉回復に尽力を惜しんではならない。再審によって名誉回復を図る必要があるのではないか、そういうふうに思いながら、検証会議でこの菊池事件を取り上げさせていただきました。

徳田　その先生の熱い思いが、おそらくこの国民的再審請求という考え方に実を結んだんだと思うんですけれど。これは私のように長く再審等に取り組んだ経験のある者から見ても、国民的再審請求というのは到底、発想できなかったわけですけれど、これはどういういきさつから、こういう国民的再審請求権というものを思いつかれたんでしょうか。

内田　現行の日本の刑事訴訟法が再審請求できる権限を認めているのは、事件本人とそのご家族という方を除くと、検察官だけというふうになっております。事件本人が死亡し、ご家族もいない場合、再審請求できるのは検察官だけということになります。

　ご家族はおられても、菊池事件のように偏見差別を恐れて再審請求を控えておられる、こういうふうな場合は、再審請求できるのは検察官だけということになります。

　しかし、日本の場合、検察官は与えられた再審請求権を冤罪を晴らすというために行使しておりません。有罪判決が確定したが、その後、真犯人が現れた。前の有罪判決を破棄しない限り、真犯人を起訴できないと、検察官は再審請求をする。このように、無罪の方向ではなく、有罪の方向で検察官は再審請求をしている。これが今の日本の現状です。

　菊池事件のような場合、検察官はいくら要請されてもこの請求権をなかなか行使しません。これでは、菊池事件のような場合、再審の扉を開けることはできません。どうすれば扉を開けることができるのか。菊池事件は憲法違反の冤罪といえます。このような憲法違反の冤罪を放置することは、これまた憲法違反なので放置することは認められない。どうすれば憲法違反を解消し得るのか、Ｆさん、ご家族の名誉を回復できるのか。

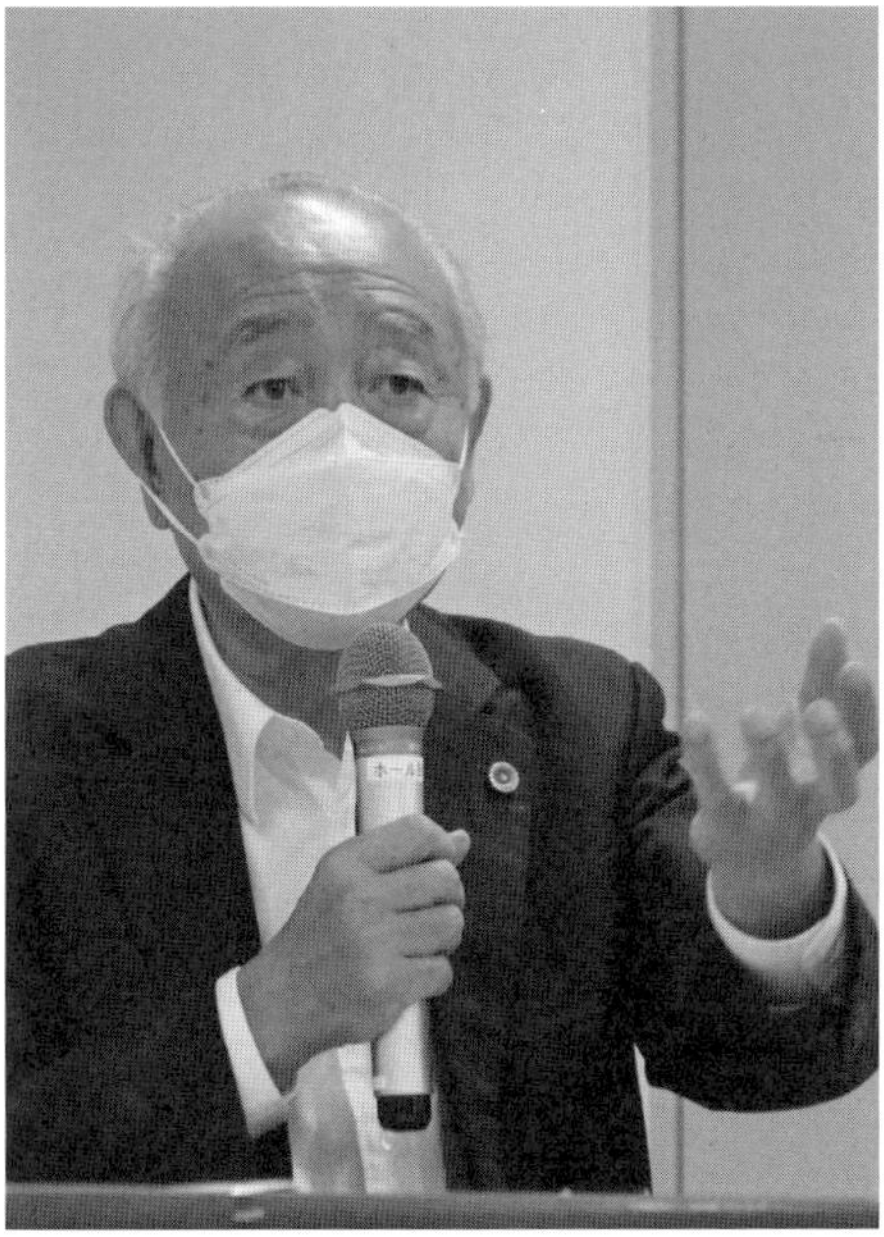

そこで考えついたのが、日本国憲法第一条で「主権者」とされる国民が直接、裁判所に対して再審請求できないか、こういうことでございました。

徳田　ありがとうございます。先生のその思いは、私どももお聞きした時に、本当にびっくりするとともに、本当に感動したんですけども、まさしく前例がないことですよね。私はよくわかりませんが、世界的にもおそらく例がないことではないかと思うんです。その意義といいましょうか、それについてご説明いただけますでしょうか。

内田　意義は、大きく言って、二つあるように思います。一つは、主権者たる国民がその主権を行使することによって、菊池事件が現在置かれている憲法違反状態を解消しようとすること。Fさん、ご家族の名誉を回復しようとすること。これが一つの意義ではないかと思っております。

もう一つの意義は、国民市民の先行行為に基づく差別除去義務を負うところ、この除去義務の履行として、国民的再審請求を行うということです。国の誤ったハンセン病強制隔離政策に、国民、市民も「無らい県運動」などを通じて加担しました。

ハンセン病家族訴訟判決は、厚生省、厚生労働省、法務省、文部省、文部科学省の差別除去と義務違反を認めました。この差別除去義務は、国民、市民も負うように思います。不履行は義務違反ということになります。問題は、私たちがこの義務を履行しているのか、傍観しているだけではないのかということです。

それは菊池事件の再審請求にも当てはまります。ご遺族が再審請求されない、検察官も再審請求しない、菊池事件の再審の扉が開かないのもやむを得ない。このような傍観者で私たちは良いのでしょうか。傍観者から抜け出して、差別除去義務を履行しようと。履行すると。これが二つ目の意義ではないかと思っております。

徳田　一方で、憲法第一二条という規定がありまして、憲法が保障する私たちの自由や、あるいは権利、これは国民の不断の努力によって保持するということが書かれています。この憲法第一二条との関係では国民的再審請求をどのように理解すればいいでしょうか。

内田　国民主権、平和主義と共に基本的人権の尊重を擁護するということの主権者たる国民の義務というふうに考えられます。このごくごく当然のことを規定したのが憲法第一二条と言えます。この憲法第一二条を絵に描いた餅にしないためには、私たち国民、市民には行動が求められます。基本的人権の尊重を実現する施策を策定し、この施策を実行するよう国に求め続ける、これがその一つです。

国が基本的人権の尊重に反する施策を策定し、あるいは実施しようとする場合、当該施策の策定ないし実施をやめるよう国に働きかける、やめさせるようにする、これも一つです。

しかし、いくら要請しても国がその要請に応答しない場合、最後の手段として国民自身が直接、人権擁護義務を履行する措置を取る。これが第三ではないかと思います。

菊池事件の国民的再審請求もこの第三に該当するのではないかと思います。もっとも菊池事件の国民的再審請求はそれだけではなく、私たちが犯した誤りに基づく作為義務の履行という面も持つことは既にお話しさせていただいたところでございます。

徳田　ありがとうございます。お話でこの国民的再審請求というのはどういう意味を持つのかというのを三つの方向から明らかにしていただけたという感じがしています。問題は、国民的再審請求権については、憲法その他法律上、明文の規定がないのではないかという意見、これは検察官が今、裁判所に提出しているんですが、これについてはどのようにお考えになるでしょうか。

内田　国民的再審請求というのは、国民主権や憲法第一二条からの原理的、論理的な帰結だと思います。しかし、明文上の根拠規定を示すことができないというようなことになれば、国民的再審請求をしても、裁判所によって門前払いされかねないという懸念があります。その意味では、明文上の根拠規定を示すということが適切ではないかと思います。

そこで、弁護団の方々が注目されたのが憲法第一六条の請願権の規定です。この請願権を明文上の根拠として、国民的再審請求をするというのは素晴らしい考え方だと思います。

と言いますのも、個々の訴訟事件に対する請願ということも裁判例で認められておりますので、この菊池事件の再審請求というのも憲法第一六条の請願権ということで、十分に現行法上できるというふうに思われます。

徳田　請願権自体についてはいろいろ制約はあることはあるんですけれど、一般的に請願権というのは行政に対して行使するというふうに理解されてきたんですが、その請願権を裁判所に対して行使することの意味についてはどのようにお考えですか。

内田　日本国憲法は、国について三権分立制というのを定めております。請願権の行使も、いまおっしゃったように政府や行政機関に対するもの、それから議会に対するもの、そして裁判所に対するものに分かれます。これらのうち、裁判所に対するものが現実的には最も重要な意味を持つように思われます。

と申しますのも、政府や行政については、そしてまた議会については、請願権の行使という形でなくとも、さまざまなルートを通じて国民、市民からその意志、ないし要望を伝達して要請するルートというのが用意されております。

これに対して、裁判所についてはそのようなルートはあまり用意されておりません。そういう意味で裁判所に対する請願権の行使こそ最も大きな意味を持つのではないかなというふうに思っております。

徳田　いま先生がおっしゃられた通り、例えば参政権といいますか、選挙で候補者を選んだりだとか、あるいはリコール請求をしたりだとか、その他、いろんな形で国民の意思を伝達するのは政府や行政に対してはある。

しかし、司法は司法権の独立という原則もあって、なかなか我々の意思を投じにくい。そういう意味で請願権に注目すべきだということで理解してよろしいですか。

そうした司法をいかに動かすかということとの関係で言うと、先ほど大槻弁護士の報告にもあったんですけれど、最高裁判所は特別法廷について検証ということをし、最高裁判所裁判官会議の謝罪談話のようなことを公表するという事態がありました。このことについては先生はどのように評価しておられますか。

内田　国民的再審請求というのは、いわば最後の手段とも言うべきもので、これには二つのことが前提となります。一つは、再審請求権を持つ検察官が菊池事件について再審請求をしないということの表明が、その一つということになります。

この点については、先ほどご説明がありましたように、何度も何度も検察庁に要請があり、この要請に検察庁が応じない。再審請求しないというふうになっておりますので、この前提は満たされているのではないかなと思います。

もう一つの前提は、菊池事件の確定有罪判決は憲法違反の誤った有罪判決だということです。というのも、国民的再審請求は国民の憲法擁護義務に基づいて、主権者たる国民が裁判所に対して直接、請求するものだからです。

そこで、最高裁判所に対して、特別法廷は憲法違反で、その特別法廷で審理され、言い渡された菊池事件の死刑判決も憲法違反だとして、最高裁に対し、検証するように求められました。

これを受けて、遅きに失したとはいえ、最高裁は検証を行いました。十分な検証であったとは言えませんが、事実上、特別法廷が憲法違反であることを認め、謝罪談話も公表されました。二〇二〇年の熊本地裁判決は、明確に憲法違反だと認めました。

これによって、菊池事件の国民的再審請求は二つの大きな前提が満たされることになりました。長い長い道のりでしたが、これによってようやく菊池事件の国民的再審請求は、いよいよ実践の段階に入ることができるようになったように思います。

徳田　ありがとうございます。実は、もう少しお話をお聞きしたい点はたくさんあるんですけど、もう時間が来てしまいました。最後に、この菊池事件の再審開始を実現することに向けて、私たち市民が果たすべき役割について、先生のお考えをお話しいただけますか。

内田　市民が果たすべき役割は大きくいって二つあるように思います。一つは菊池事件の刑訴裁判がいかに憲法違反か、死刑判決がいかに冤罪かなどについて、よく学び、その学びを周りの人たちに語り伝えていく。この語り伝えの輪を広げていくということです。

もう一つは国民的再審請求の請求人になって、どうして請求人になったのか、その思いは何か、国民的再審請求の意義と狙いは何か、などを自らの言葉で語り、訴えることです。そして、それらを通じて、再審請求が認められるように尽力するということではないかと思います。

通常の再審事件の場合、市民は支援者という立場に立ちます。これに対して、菊池事件の場合は、支援者に留まらず、直接、請求人に立つということになります。この点が、通常の再審事件と菊池事件の違う点ではないかなと思っています。こうしたことによって、菊池事件の再審請求を自分事だというふうに認識してくださる方々が増えることを切に願っております。

徳田　どうもありがとうございました。短い時間でしたけれども、この菊池事件を国民的再審請求でやることの意味というのは、本当に理解させていただくことができたと思います。どうもありがとうございました。

今日、午前中のシンポジウムでも感じたことですが、あらゆる差別、人権侵害と闘う時に、何が大事なのかということに関して言うと、今日の内田先生のお話を通して、私が感じたことでもあるんですけど、二つのことが、今とても大事ではないかなと。

一つは、司法を変えるということです。本当の人権の守り手として日本の裁判所が機能するように裁判所を変えていく、司法を変えるというのが大事。その上でもう一つ、私たち市民が変わる。この二つのことがあらゆる人権差別、あるいは人権侵害、差別を乗り越えていく、これから私たちが求めていかなければいけないことではないかと思いました。

これで今日のこの第二部の対談を終わりにしたいと思います。内田先生、どうもありがとうございました。

第二部

Ⅲ パネルディスカッション

菊池事件の再審請求の実現に向けて

●パネリスト
黄　光男（ハンセン病家族訴訟原告団副団長）
伊藤京子（菊池事件の再審をすすめる会事務局長）
鴨志田祐美（大崎事件弁護団）
内田博文（ハンセン病市民学会共同代表）
●ファシリテーター
徳田靖之（ハンセン病市民学会共同代表）

大槻倫子（司会）　はい、それでは第三部のパネルディスカッションに入らせていただきたいと思います。ここからは第三部のファシリテーターをお願いすることになっております徳田先生、よろしくお願いいたします。

徳田靖之　はい。それでは私が進行役を務めて第三部に入りたいと思います。

ご承知の通り、菊池事件の再審請求は年内に最初の本格的な三者協議が開かれるという、いよいよ実質的に再審開始に向けての審理が始まるという段階になっています。

そこで、この第三部ではこの菊池事件再審請求に関して二つの側面。一つは、ハンセン病問題としての側面。もう一つが再審請求、冤罪事件であるという側面。この二つの側面に分けて、国民的再審請求人として参加されている方々や、それから日弁連で再審請求に本当に文字通り精力的に取り組んでおられる鴨志田祐美弁護士をお迎えして、パネルディスカッションという形で進めていきたいと思います。

本来であれば、私がお一人おひとりを詳しく紹介するということをやった方がいいんでしょうけど、時間に追われていますので、参加者のお名前だけ簡単に私から申し上げて、最初にまずお一人おひとりから、自己紹介を兼ねて自分にとってのハンセン病問題、あるいは菊池事件といったようなことをお話していただくという進行にしたいと思います。

私の隣に座っておられるのが今回、国民的再審請求人として参加していただきました、ハンセン病家族訴訟原告団の副団長を務められておられる黄　光男《ファングアンナム》さんです。それから向こうのテーブルに座っておられるのが先ほどご紹介しました大崎事件の再審弁護団の事務局長であり、日弁連の再審請求対策本部の本部長代行をされています鴨志田祐美弁護士です。それから先ほど、国民的再審請求について話をしていただきました内田先生にも参加していただきます。それからもう一人。オンライン参加になりますけれど、国民的再審請求人であり、長くこの再審請求をはじめ、ハンセン病問題のいろいろな支援組織の事務局を担当してこられました伊藤京子さんが参加されます。

それでは、最初に黄光男さんからお話しをしていただきます。よろしくお願いします。

黄光男　こんにちは。ハンセン病家族訴訟原告団の副団長の黄と言います。いま紹介いただきましたように、国民的再審請求人のうちの一人です。

ここに自己紹介を書きましたけど、私は在日朝鮮人の二世なんですね。それで名前が三つあるというふうに書きました。ファン・グァンナムというのが朝鮮語読みで、そして日本語読みにすると黄光男《こうみつお》。そして、三つ目に日本名の黄原光男《きはらみつお》ということで。いま尼崎市役所に、定年退職はしたんですけど、再任用でまだ働いているということです。

それで、先ほどから「国民的」という言葉が飛び交っているんですけど、私は日本国民じゃないんですね。憲法を見るとですね、「国民は」とか、「何人も」とか、そういう言葉がたくさん入っていて、書いてあって、外国籍である私はこの「国民」の中に入るのか入れへんのかというようなね。

僕は、憲法のここに書いている「国民は」という主語の中には外国籍の人も入るんだろうというふうに推測しているんですけど、それでいいんですね。入るんだろうと。

だけど、過去にね、例えば国民年金とか国民健康保険とか国民金融公庫とかいうものがありましたけど、その制度の中からは、ことごとく排除されてきたんですね。いま法律改正されて、国民年金も国民健康保険も国民金融公庫も利用できるようになった。

だから、こういう「国民」という言葉を使われると、「えっ、私、入っているの、入ってないの」って、そこを常に考えてしまうんですけど。この請求人の中には、これは入っているだろうというふうに思って、入っているということで、よろしくお願いします。

ここに父親と母親の家系図を書きました。そんな大層なことはないんですけど、朝鮮半島で両親は生まれた。そして、一〇代の時に日本に渡ってきて、私は日本で生まれて育ったということです。

大阪の吹田市で私は生まれたんですね。これは、大阪府吹田市で、私が一歳の時の写真ですね。上の姉さんが私より一〇歳上ですから一一歳。下の姉さんが6歳。上の姉さんは長島愛生園の新良田高校を出ましたから、多分、先ほどパネリストだった藤崎さんと同じ教室で学んだんじゃないかなと。こういう写真、もう一枚ですね。

大阪府吹田市で私が生まれた所に、大阪府の職員が何度も足を運んで、「岡山にある長島愛生園に入りなさい」というふうに説得をされて。銭湯での入浴拒否やら家の消毒やらいろんなことをされて、追い込まれて、もうやむなく一九五六年一二月に母親と下の姉さんが長島愛生園に入りました。同じ日に、私は岡山市内の育児院に入った。父親ともう一人の姉さんは大阪に戻った。家族五人が三つにバラバラにされた、この一二月六日というのが、黄家族にとってはひじょうにターニングポイントだったということです。

ところが、次の年の八月一九日に上の姉もハンセン病という診断をされて、一一月二七日に今度は父親もハンセン病と診断されて長島愛生園に入所しました。

いろいろ経過がいっぱいある。この後に八年間、母親たち、父親たちは長島愛生園に入所していたんですけど、一九六四年に社会復帰をして、私と一緒に家族五人で、今度は兵庫県尼崎市で生活をし始めたということなんです。

それで、話が飛ぶんですけど。これは、長島愛生園から情報公開請求をして出てきた資料なんです。父親が、実は、長島愛生園の中で傷害事件を起こしたというのがわかったんです。父親は亡くなってもう一一年ほどになるんですけど、死ぬまで、このことは息子には内緒にしたままで死んでいったんです。

一九五七（昭和三二）年八月一七日、父親が盆休みを使って長島愛生園に妻を、母親を訪問しに行った時に、母親に園内結婚をしていた相手がいて、それと鉢合わせになって、結婚したことを不満に思って激怒のあまり○○に対して刃傷沙汰となったと。殺人未遂事件で岡山刑務所に勾留されていた。同年一一月七日、これは判決が出た日ですね。執行猶予となって長島愛生園に収容されたと。父親を診断されたのが、犀川一夫医師だったんです。

懲役三年、執行猶予四年で、釈放はされたものの、大阪に戻るのではなくて、長島愛生園に入って、一九六四（昭和三九）年に退園して社会復帰したという。こういうことがわかったんです。

これは、家族訴訟が始まった二〇一六年の時の写真なんですけど。今日お話ししている特別法廷のことで

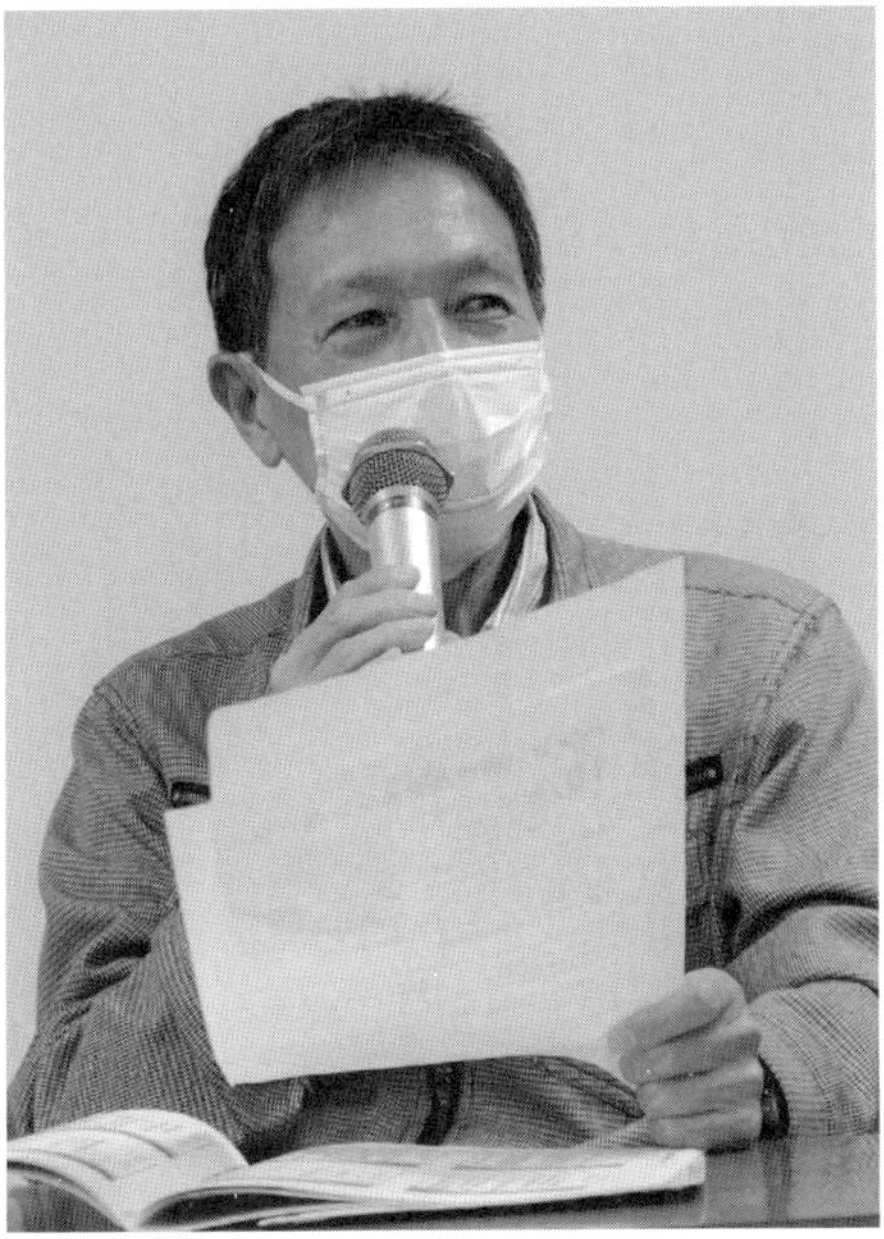

すけど、二〇一六年の四月ですね。こういう報告書を出されたというのも、先ほど大槻弁護士も説明をされていましたけど。この家族訴訟を二月と三月に提訴した一カ月後の四月にこういう調査報告書があったと。

この報告書の中に九六件のうち九五件が認可されて一件が撤回されたと。で、ずっと下のほうを読むと、「裁判所外における開廷の必要性が認められる真にやむを得ない場合に該当するか否かを慎重に検討し、該当しないときには、裁判所外での開廷の必要がないものとして、開廷場所の指定上申を認可してはならなかった」というふうに言っているんです。

僕はこの報告書を見て、ちょっと他人事で「あ、こんなこと、こんなえらいことやってんねんな」と他人事で考えていたんですけども。この報告書の末尾に、別表として、こういう一覧表があったんですね。名前は書いていませんけども、全ての認可された年と認可か撤回かという結果が書かれている。で、ここの一一七番、岡山地裁、一九五七（昭和三二）年九月一八日に上申をして、処理は一九五七（昭和三二）年一〇月一日に認可されたと。開廷場所は岡山刑務所。

最初はわからなかったんですけど、ちょっと考えたら、まさか、ひょっとして、親父のやつかと思ったんですね。それで最高裁判所に電話をかけて、問い合わ

せたんです。手続きを経て、こういう回答文が返ってきたんです。「一一七番の事件の被告人の氏名は、貴殿作成の別紙調査依頼書の調査事項欄に記載とおりです」という回答文が返ってきて、これは私の父親ものだというのがわかったんです。

それで、改めて二〇一七年の一二月二五日に最高裁判所に要望書というか、これを出したんです。これは三つ要望を書いて、一つ目は、父を特別法廷に認可した当時の書類などの再調査、認可したその理由を明らかにしてください。二つ目は特別法廷として開かれた岡山刑務所での裁判の書類などを再調査して明らかにしてほしい。三つ目が、私の自宅の父の仏前で特別法廷を認可したことを謝罪して線香をあげてください、というふうに要望しました。

そうすると、こういう回答が返ってきました。年が明けて一月二六日、一番目と二番目については「調査報告書の別表に記載されたことがすべてであり、その余の事情は判明しませんでした」ということなんです。で、三つ目の線香をあげてくれということについては「仏前での謝罪を求めになるお気持ちについては、真摯に受け止めなければならないと考えておりますが、皆様各人に個別に謝罪をすることは難しいことを御理解ください」ということで、残念ながら来てくれなかった。

これですね。一応、四つ書いたんですけど、最高裁判所はこういう報告書を出されたけど、この報告書を提出して終わりにしてはならないということ。なぜかと言えば、なぜ特別法廷としたのか、その理由が明らかにされてないんです。どこにも書いてないんです。報告書をいろいろ隅から隅まで読んだんですけど。

だから、この特別法廷というのは、先ほどから憲法違反というお話も出ていましたけど、父親のこの件については、父親の事件を特別法廷にしたことに対して損害賠償請求をしたかったんですけど、もうただでも忙しいから、またこれで時間取られたらもうどないも身動きできへんなということで、これは諦めました。

それで、認可した九五件あるんですけど、九五件の当事者の家族全員に対して、最高裁判所は謝罪するべきだと思います。以上です。

徳田　どうもありがとうございました。黄さんにとっては、お父さんが特別法廷で裁かれているという、この菊池事件再審請求はまさに、我が事ということではないかということを改めて感じさせてもらいました。それでは、オンラインで伊藤さん、よろしくお願いします。

伊藤京子　こんにちは。熊本の伊藤京子と申します。

今日はオンラインで申し訳ありません。よろしくお願いします。今年から菊池事件の再審をすすめる会の事務局長となりました。どうぞよろしくお願いします。

私は、一九九八年に「らい予防法」国賠訴訟が提起された時に、ハンセン病訴訟を支援する会熊本の立ち上げのメンバーに加えていただいて、それから、菊池恵楓園に度々足を運ぶようになりました。多い時には、

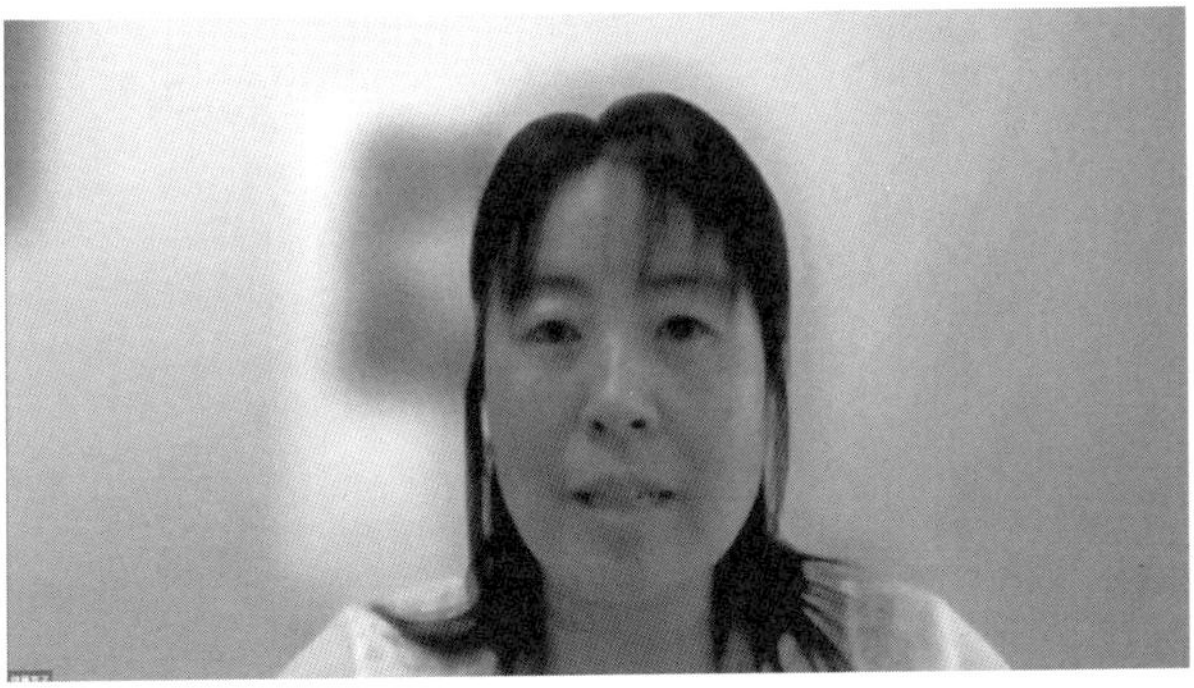

週に三、四回、恵楓園にお邪魔して、国賠訴訟の原告であったみなさんと交流をするようになりました。まだ二〇歳そこそこだったので、娘か孫のように可愛がっていただきました。

ある時に、ハンセン病の国賠訴訟の第一次原告であった志村康さんだったか、溝口製次さんだったか、ちょっと記憶があいまいなんですけど、お話ししていた時に、「なぜ国賠訴訟に参加したんですか」と改めて、何気なくお尋ねしました。

すると、その答えは、「薬害エイズの裁判の時に、あんたが『そんなつらい思いをしてきたなら、なんで裁判しなかったんですか』と聞かれたからだよ」と。「それが、ずっと引っかかっていたんだ」と言われました。

私はびっくりしました。私は学生の頃に、薬害エイズの裁判の支援の活動をしていて、確かにその場所にいたとは思うんですけど、「なんで裁判しなかったの」なんて、そんな失礼なことを言った記憶は全くありませんでした。でも、そんなにはっきりものを言う人はあまりいないと思うので、きっと私が言ったんだろうと思います。

その頃、その発言をした頃の私は全く無知でした。当時はハンセン病国賠訴訟が起こる前のことで、まだ私もハンセン病という名前を知ったばかりのことでした。ハンセン病の患者はどのような裁判を受けてきたのか、裁判所に行くことも許されず、特別法廷で偏見に満ちた目で、形だけ裁かれてきたことも知りませんでした。また、まともな弁護を受けることができなかったなんて全く知りませんでした。裁判所は当然、公平で公正に真実を見定めてくれるものだと思っていま

した。

「なんで裁判をしなかったんですか」という、私がしたという、あの失礼な質問に対して、怒るわけでもなく、国賠訴訟に立ち上がってくださったお二人が気概のある方であったことは、もう感謝をするばかりです。

ハンセン病というだけで、司法までが差別的な扱いを続けてきたわけですから、裁判所がそのことを認めた今、この特別法廷での裁きは、再度審理を行って、真実を明らかにする責任があると思います。

その後、私もいい大人に成長しまして、今は菊池事件の再審をすすめる会の事務局長として再審を求める署名の集約係を務めておりますので、これからもみなさんにお世話になることが多いと思いますので、引き続きよろしくお願いします。以上です。

徳田　ありがとうございます。それでは次に、鴨志田さんに大崎事件のことも踏まえて、ハンセン病問題、あるいは菊池事件との関わり等について少しお話しいただきます。

鴨志田祐美　みなさん、こんにちは。いま、京都弁護士会におります弁護士の鴨志田と言います。私は再審事件の大崎事件という弁護団の事務局長をしているんですけれども、再審を闘う中であまりにも法制度が全然なっていないと感じます。冤罪を受けた人を救い出すための最後にして唯一の手段という、再審請求という手続が、こんないい加減な法律で、全く機能してないじゃないかということで、再審法の改正という問題にも深く関わるようになりました。

今年の六月に、後で詳しくご説明しますけど、日弁連が再審法改正実現本部というのを設置して、日弁連の会長が本部長となって、日弁連をあげてこの問題に取り組むという、今年はエポックメイキングとなる年なんですけど、その実現本部の本部長代行という形で、実質的に舵取りをするという役割を仰せつかっています。

そのような観点で、今日、ここに呼ばれているんですけど、実は私自身がハンセン病問題に深く関わっているということを、今日は自己紹介の代わりに、その話をしようと思っております。

まず、今日、驚愕《きょうがく》したのが、Fさんが死刑執行されたのが一九六二年九月一四日という話を、先ほど大槻先生からお聞きして、私、実は、一九六二年の九月七日生まれなんです。私の生後七日目に、Fさんは死刑を執行された。それで私の歳がバレてしまうという話でもあるんですけれども、六〇年前なんです。本当に、何かある意味、運命を感じてしまいました。

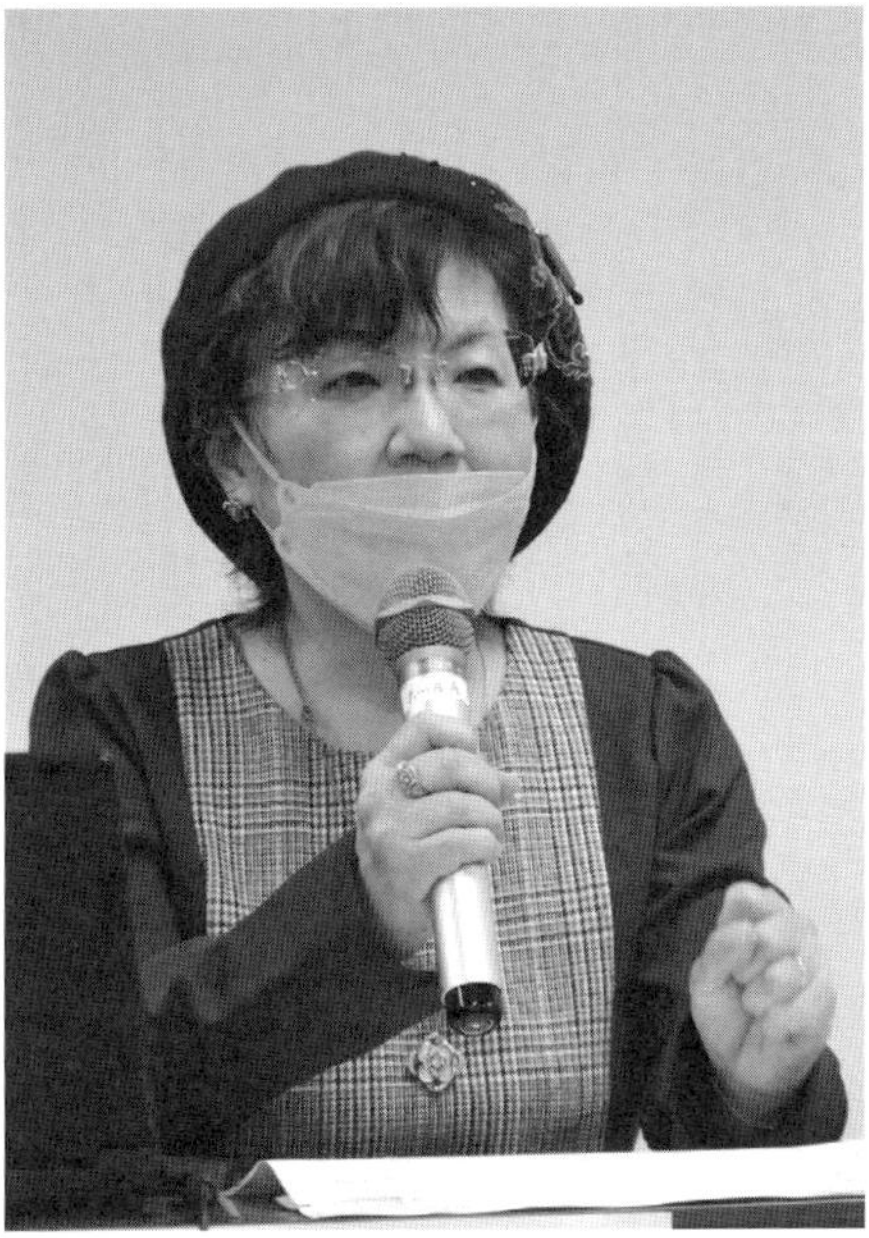

私は最初から、例えば「弁護士を目指して」とかいうような、そういう志の高い若者だったわけではなくて、高校までは音楽とか演劇とかに明け暮れている普通の女子高生だったんですが、高校三年の五月、一九八〇年の五月に父が亡くなりました。四八歳でした。

で、この父親というのは、キリスト教の牧師をしていたこともあります。それから、会社員になってからは、労働組合の委員長というような形で、組合運動にも熱心に関わっていて、私から見ても、人権とかそういう問題に熱く関わっていたというふうに見えたんですが、実はこの父に秘密がありました。

父の一番親しかったすぐ上の姉、父は一〇人兄弟の末っ子だったんですけど、八番目のお姉さんととても仲良くしていました。で、その息子たち、私にとってはいとこですけど、いとことも子どもの頃からひじょうに仲良くしてきました。

ただ、夫はいなくて。父の姉の夫、私から見ると、伯父さんに当たるわけですけど、早くに亡くなって、お姉さんは女手一つで息子二人を育てたんだというふうに、ずっと聞かされてきました。

私もそうですし、私の母も、つまり父から見て妻である母も、そういうふうに聞いてきました。ところが、父が亡くなってから、この伯母の夫が、実は生きていて、大島青松園にいました。

当時の私はハンセン病の問題についてそんなに詳しくはなかったけれども、そういう差別の歴史があることは学んでいました。そういう問題に、例えば、父親が差別的な意識を持っていたとは、全く思えないんですけども、その父が死ぬまで、妻にも娘にも真実が話せなかったという、私は、そのことのほうがものすごくショックでした。高校三年という割と多感な頃でもありましたので、このことは私のその後の生き方に多大な影響を与えたように思います。

もともと私は、知的障害を持っている弟がいて、障害を持っている人たちに対する差別というのは、子どもの頃から身近に感じていました。また、中学、高校時代の一番の大親友は、お父さんが北朝鮮国籍でした。このことで、その親友がいわれのない差別を受けるという、その姿もずっと見てきました。

その父の秘密を知って、いわれのない差別とか理不尽というものに対して、何かできないんだろうかという思いを、だんだん持つようになっていったんです。それで、大学を出た時にそういう思いもちょっと高じて、司法試験の勉強を始めるんですけども、当時は合格しなくて、父がいないこともあって、家がひじょうに貧しかったので、勉強を続けられなくて、一旦は就職をして会社員になりました。

それで、結婚して子どもが生まれて、私はずっと首都圏で暮らしていたんですけど、母の実家がある鹿児島に、弟を見るということもあって、鹿児島のほうに家族三人で移り住みました。

そして、大学生や社会人が公務員試験を目指して勉強する公務員試験の予備校の講師をしながら、息子が小学校三年の時にもう一度勉強したいと思って、そこで、また、司法試験の勉強を一二年ぶりに再開しました。

ハンセン病の国賠訴訟の判決が出たのが二〇〇一年です。ちょうど私が司法試験の勉強を再開したのが一九九九年から二〇〇〇年にかけてでしたので、さらに、弁護士になりたいという志を後押しするような、画期的な熊本地裁の判決でした。

私は公務員試験の予備校で行政法も教えていましたから、この国賠判決が出た時には、真っ先に、教え子たちにこの判決を紹介して、これがいかに国家賠償法の要件の「違法性」という点で重要な判決であるかということを、熱く語った記憶があります。

私が司法試験に合格したのは翌年の二〇〇二年でした。二〇〇四年に弁護士登録をするんですが、実は、この二〇〇二年の三月に再審開始決定が出たのが、大崎事件でした。

その時は、第一次再審で、鹿児島地方裁判所で、再審開始決定が出ていた。たまたま私が修習生の時、司法試験に受かると実地研修みたいなのをやるんですけど、その実地研修でお世話になった法律事務所が、この大崎事件の第一次再審の弁護団長の事務所でした。これも本当に偶然です。そこで大崎事件のことを知りました。

この事件で、一貫して否認している原口アヤ子さんが、知的障害を持っている三人の男性共犯者の自白でもって有罪になった事件だということを知って、障害をもつ弟のいる私は、この事件に取り組まなければならないと思いました。

そして、二〇〇四年に弁護士登録した時に、それから間もなく、この大崎事件の開始決定は取り消されてしまうんです。そこから第二次、第三次、そしていま第四次という長い闘いが続いています。その闘いについては、ぜひこの本（『大崎事件と私―アヤ子と祐美の40年』）を読んでいただきたいので、ここでは今日は触れません。

大崎事件に関わるようになったのは、そのような事情があったからなんですけれども、その後、大島青松園にいる伯父に、私は呼び出されます。

伯父にお孫さんがいるんですけど。岡山にいるそのお孫さんから、ある日突然、電話かかってきました。「おじいさんが祐美姉さんに会いたいと言っている」というので、びっくりしました。私は、実は、手紙とか品物のやり取りはずっと、その後、交流していたんですけども、直接お目にかかったことはなかったので、どういうことなんだろうと思いました。

そのお孫さんの話によると、伯父はもう、目も見えなくなっているんだけれども、そのお孫さんの両手をしっかりとこう握って、「祐美を呼んでほしい」と。「これは一生のお願いだ」というふうに言ったそうです。要するに私が弁護士になっているということを知って、弁護士として呼んでほしいということだったようなんですけども、お孫さんが「弁護士は、高松にも岡山にもようけおるけん、鹿児島で、祐美姉さんは遠いし、忙しいから」と言った時に、伯父は「一生のお願いだ。祐美を呼んでくれ」というふうに言ったそうです。

その話を聞いて、私はすぐに飛んでいきました。要は、自分の死後のことを、その孫をはじめとする遺族がもめないように、自分の死後のことを見てほしいというのが弁護士になった私への伯父の頼みでした。

それから三回、大島青松園を訪れて、結局、その伯父を看取って、伯父のお葬式も、それから、その後遺産を分けるとか、あとは、大島青松園の中の人たちに挨拶をしに回るということもさせてもらいました。

ハンセン病療養所内には独特の社会が作られ、大島青松園の中にもあるということで、最初は何をどうしたらいいんだろうとわからなかったので、相談をしたのが、ハンセン病国賠弁護団の八尋光秀弁護士でした。なぜならば、八尋弁護士は大崎事件弁護団の一員でもあるからです。これもまた、私は運命だというふうに思いました。

八尋弁護士に、世話人さんのこととかいろいろ教わって、配り物というんですけど、お葬式では、お香典はもらうのではなくて、亡くなった人の財産を施設の中の入所者さんたちに配るのだということを聞いて、失礼のないように、配り物を届けて回ったということも、今になっては思い出です。

そういうことで、ハンセン病問題に対する思い、それから再審というものに対する思い、どちらも私はひじょうに深い思い入れがあって、その両方の問題が重なり合っている菊池事件というのは、特別な存在だというふうに思っています。

国民的再審請求という、ものすごいエネルギーを持った闘いをしているということに心から敬服すると共に、そんなことまでやらなきゃいけないのは、やっぱり法の不備なんです。だから、私は、法改正というところを目指して、一緒に闘っていきたいという思いを、今日は強くしています。ありがとうございました。

徳田 ありがとうございました。パネリストの方に本当に熱く語っていただいたんですけど、お聞きになっていて、内田先生、何かコメントがあればお願いします。

内田博文 三人の方からお話を聞かせていただいたんですけれども、菊池事件は特別な存在だというふうに三人ともお話しいただいたのではないかなと思います。

黄さんからは、お父様の件も含めまして、特別法廷の問題というのはまだまだ全然終わっていないんだ、事件も含めてこれからの問題なんだと。最高裁にはあの九四件についても謝罪してほしい、検証してほしいと、こういう熱い思いを語っていただきました。

また、伊藤さんからは、志村さんたちを通して当事者の方の思いというか、その取り組みということの意味を教えてもらったと、それを学んだ、その学びというのを生かして、支援者というだけじゃなくて、その思いを共有して、これから菊池事件の再審についても取り組んでいきたい。こういうことをお話しいただきました。

また、鴨志田さんからは、伯父さんのお話を披露していただきながら、弁護士としてだけではなくて、当事者としてこの再審の問題や、あるいは菊池事件といった問題に取り組んでいるんだ、自分にとって特別な問題なんだと、こういうお話をいただきました。

今のお話を共有しながら、私たちも菊池事件というのに取り組んでいく必要があるなということを理解いたしました。

徳田 ありがとうございました。それでは、これから後半といいますか、冤罪事件としての側面を語り合っていきたいんですけど。何よりも先ほど鴨志田さんがお話しになっていましたけれど、私たちの国の再審法制があまりにも不備だという、この問題について、今日はまさに、この問題を語るとすると、いま日本ではこの人をおいては他にいないという鴨志田さんのほうから、本当に短い時間で申し訳ないんですけれど、よろしくお願いいします。

鴨志田　引き続き、鴨志田でございます。この国の再審制度がいかに問題であるかということを、二〇分でしゃべれと言われているんですけど、二〇分では、とても伝えきれないかなと思いながら、頑張ってやりたいと思います。

まず、よく再審法改正とか再審法とかいうんですけど、「再審法」という名前の法律があるわけではありません。再審について定めているのは、「刑事訴訟法」という法律の中にある第四篇「再審」というところの条文になります。

たった一九条しかありません。刑訴法は全部で五〇七条の条文があるんですけど、再審について定めているのは一九しかないのです。極めて少ない条文数です。

しかも、具体的な審理のやり方、手続き、例えば、証人尋問をどうするかとか、証拠をどうやって出させるかといったようなことについて定めた条文は四四五条というところに、裁判所や裁判官は事実の取り調べができると書いてあるだけで、何も具体的な手続規定がないという、こういう現状でございます。

この再審法と言われている、この刑訴法の第四篇というところは、実は歴史的にも、特異な部分になっています。日本国憲法が制定された時に、実は刑訴法というのは、大幅にリニューアルされました。要するに、悪い奴を取って捕まえて、国の威信をもって処罰するという今までの戦前の刑事手続は、全く新憲法の理念に合わないということで、国家による処罰という脅威から人権を守るという今の憲法のもとで根本的に見直すことになったわけです。

そこで刑訴法は大改正されて、裁判所の主導で手続きが進められていた職権主義の旧刑訴法が、日本国憲法の下で、被告人の権利保障を目的とする当事者主義に生まれ変わったのだとよく説明されます。

でも、抜本的な改正が実現したのは、捜査段階と通常の第一審の裁判の条文までで、その後の条文は、改正が間に合わなかったんです。

私はこの話を、実は内田先生から教えていただいて、そうだったんだ、と驚きました。間に合っていなかったんだったら、いつかちゃんと改正しなきゃという話にならなければいけないのに、実は、そのまま全然変わってないということを知って、驚愕した記憶がございます。

つまり、第四編というのは、戦前の職権主義といって、裁判所の裁量で何でもやっていいという時代の旧刑訴法の規定が、ほとんどそのまま踏襲されているというのが現状です。

旧刑訟法の制定は一九二二年、つまりちょうど一〇〇年前です。一世紀ほとんど変わってないということなんです。変わったのは不利益再審と言って、戦前は、本当は真犯人だけど、間違って無罪になった人を、こいつは本当は真犯人だからもう一回有罪にするために裁判をやり直すという、そういう制度が戦前はあったんですけど、これだけは廃止されました。でも、それだけです。あとは、ほとんど変わっていないということです。

再審請求の審理手続は、裁判所の広範な裁量、要するに、さじ加減で、裁判所次第ということになっているというのが現状です。司法制度改革がいろいろありました。もちろん、不十分なんですけれども、でも、通常の裁判では、一応、例えば、公判前整理手続といって、証拠の開示について、いろいろ定めた手続きが入ったり、裁判員裁判が導入されたり、被疑者国選弁護制度が導入されたり、いろいろな改正が、この間にありました。

しかし、再審は先ほど言ったように、たった一九条しかない戦前の旧刑訟法の条文が七〇年以上にわたってまだ一度も改正されていない。まだまだということを認識していただく必要があります。

この再審という手続きは、要は簡単に言うと、確定した裁判に間違いが見つかった時に、裁判のやり直しをしましょうという手続きなわけですけれども、二つハードルがあるんです。

まずは、裁判のやり直しをするかどうかというところを決める再審請求という段階。次に、やり直しをすることが決まった後に、実際にやり直しの裁判をしますという本番の再審公判という段階に進みます。

この二段のハードルをクリアして、初めて再審無罪になるわけなんですけど、日本ではこの一段目の再審請求というハードルのところに、何十年もかかっている事件がざらにあるということです。ここがひじょうにハードルが高いんです。

じゃあ、どんな時に再審、裁判のやり直しが認められるかというと、刑事訴訟法の第四三五条に一号から七号まで規定があるんですけど、ほとんどの事件では第六号という条文に基づいて再審請求が行われています。その第六号には「無罪を言い渡すべき明らかな証拠をあらたに発見したとき」に再審を開いてもらえると規定されています。

問題は、この「明らかな」というところで、これを日本語のイメージとして捉えてしまうと、無罪を言い渡すべき明らかな証拠というと、それだけで無罪が証明できるような証拠みたいに読めてしまいますし、実際、そんなふうに解釈されていた時代も長かったんです。

しかし、それでは、ほとんど開かずの扉、「針の穴にラクダを通すようなものだ」と言われるぐらい、戦後の刑訴法になってからも再審はなかなか認められませんでした。

その後、この「明白性」の要件について、先ほど内田先生がご説明された、白鳥決定という、一九七五（昭和五〇）年の最高裁判例が、この「明白性」の基準について、新旧全証拠の総合評価ということを言ったんです。要は、再審を求めて提出している新証拠それ自体で、これだけで無罪まで持っていけなくても、その有罪を支えているかつての古い証拠の中に投げ込んでガラポンにして、そして、総合的に評価したら、この有罪判決は成り立たないなというところまで持っていければ、翻って、この新証拠は明白性があったと判断してよいという意味です。

しかも、その判断に「疑わしい時は、被告人の利益に」という刑事裁判の鉄則が適用されるのだということを高らかにうたったのが、白鳥決定でした。

この白鳥決定が出てから、その後、もう一つ財田川決定という最高裁決定と、二つが相まって、この決定によって、四つの死刑訴件で、相次いで死刑囚が死刑台から生還し、再審無罪を獲得します。免田事件、財田川事件、松山事件、島田事件。みなさんも名前を聞いたことがあると思います。

個々の再審事件の支援活動とともに、日弁連は、実は、一番古いのは一九六二年、さっきの私の生まれた年なんですけど、ここから何度も、四度に渡って、再審法の改正についての意見書を提言していきました。しかし、一九九一（平成三）年の案を最後に、実は、この動きは沈静化してしまいました。

なぜかというと、この一九九〇年代の中盤以降は、この死刑四再審後の雪解けと言われていた再審無罪が多く出る事件からちょっと揺り戻しが来てしまって、冬の時代の再来とか、逆流現象とか言われるんですけれども、再審開始決定が激減してしまいました。

日弁連も、個別の事件の支援のほうに軸足を置かざるを得なくなって、再審法改正運動も低調になってしまって、気がついたら三〇年たっていたという状況です。しかし、二一世紀に入って再審には新しい動きが出てきます。日弁連の支援事件で六件の再審無罪を獲得しました。

布川事件、足利事件、東住吉事件、東電ＯＬ事件、それから松橋事件、湖東記念病院事件です。しかし、その一方で袴田事件、大崎事件、日野町事件というのは、再審開始決定が出ながら、まだ再審無罪のゴールにたどり着いていません。なぜそんなことになっているかということは、後でご説明します。

まさに、こういった具体的な事件の動きの中で、再審法の不備というのが明らかになってきます。大崎事件を例に言えば、まず当たった裁判官によって審理の在り方が全然違うということです。

特に、証拠開示と言って、捜査機関が捜査当時から収集していたんだけれども、被告人に有利な無罪方向の証拠だから、あえて法廷に提出せずに手の内に隠していたというような証拠が、再審段階で初めて出てくるということが、この二一世紀になって多く現れるようになったんですけども、これは、手続規定がないので、証拠開示勧告をやるかやらないかは裁判所次第、当たった裁判所の当たりはずれによって、証拠開示が進む時と全然動かない時が出てしまう。こんな裁判官ガチャみたいなことでいいのかということを私たちは体験しました。

同じ事件でありながら、裁判官の当たりはずれで開示が遅れる。それはとりもなおさず、冤罪の救済が遅れるということを意味します。

また、再審開始決定というのは、ただでさえなかなか認められないのに、ようやく再審開始決定が出ても、その度に検察官が不服申立てをして、さらに救済が遅れるという問題があります。これを私は「再審妨害」と呼んでいます。大崎事件はこれまでになんと三回も再審開始決定が出ています。日本の事件で唯一だと思います。

なのに、その度に検察官が抗告をして、最初の開始決定から、もう二〇年たっています。先ほど言ったように、私が司法試験に受かった年が二〇〇二年で、この年に第一次再審で開始決定が出ていますから、もう二〇年たっています。

ということで、特に大きな問題として、この証拠開示と検察官の抗告という問題があります。あまり時間がないので、手短に説明します。

まず、再審の証拠開示の問題というのは、捜査段階にさかのぼって考える必要があります。捜査機関というのは国家権力なんです。ですから、私たちの税金という潤沢な予算を使い、人員もたくさんいるわけです。こういう人たちが地引き網のように、とにかく証拠をガーッとまずさらっていきます。そのガーッとさらっていった地引き網の中には有罪方向の証拠もあるけれども、無罪方向の証拠もあるんです。

しかし、通常の裁判では、検察官は有罪を立証する当事者ということで、有罪方向の証拠だけを選りすぐって裁判所に提出します。裁判所はこの有罪方向の証拠だけ見るわけですから、それは有罪判決が出るわけです。弁護人には全然、金も力もないですから、証拠収集能力がないということで、ここに、圧倒的な差が出ているわけです。

これが通常審の段階です。再審になって、これがどうなるかというと、再審は、先ほども言ったように、一応、弁護人がまず新証拠を携えて、再審請求をしなければなりません。

裁判所はその新証拠を見て、これが「明白性」があるかどうかということを判断するためには、通常審の裁判で出た証拠だけじゃなくて、捜査機関がまだ持っている証拠も見てみたいと、そういう気持ちに裁判官がなってくれた時に証拠開示勧告というのを出してくれます。

そうすると、ここで初めて、埋もれていた無罪方向の証拠、これは、捜査当時からあったわけですから、古いわけですよ。だけど、裁判所は見たことがないので、こういうのを私は「古い新証拠」と呼んでいます。

この「古い新証拠」が再審開始の原動力となった事件が続出したんです。でも、そのような開示勧告をしてくれるかどうかは条文がないので、裁判所の胸先三寸です。これが再審格差と言われる問題です。

格差を是正するためには、もうおわかりですよね。ルールを作って、どんなやる気のない裁判官でも、ルールにのっとって、ちゃんと開示をするということをやればいいんですけども、二〇一六年の改正刑事訴訟法では議論のテーマにはなりましたが、改正は先送りされてしまいました。

ただ、この時に周防正行監督とか村木厚子さんといった有識者委員が頑張ってくれて、附則第九条第三項という、いわば宿題みたいな、将来に向けた宿題のような規定が入ったんです。

この附則第九条第三項の中に「政府は同法の公布後、必要に応じ、速やかに、再審請求審における証拠の開示」等について検討を行うものと。証拠開示について、ちゃんと検討しなさいというふうに宿題を投げていたんです。

ところが、この附則第九条第三項を議論するために、二〇一七年から「四者協議」と呼ばれる会合が水面下で行われていました。四者というのは、最高裁、法務

・検察、警察、日弁連なんですけど。証拠開示をやるべきだと言ったのは日弁連だけで、後の三者は全くやる気がないということで、全然、議論が進まないまま、なんともう六年がたってしまいました。

次に、検察官の抗告の問題ですけれども、先ほども言ったように、日本の今の再審の規定というのは旧刑事訴訟法の時からほとんど変わっていません。唯一変わったのは、不利益再審というのが廃止になったことだと先ほど言いました。

なぜ不利益再審が廃止になったかというと、憲法第三九条というところに「二重の危険の禁止」という規定があるんです。「二重の危険」というのは、何が危険なのかというと、要は、先ほど言ったように、国家が私たち市民を取っ捕まえて処罰すると、めちゃめちゃ危険なわけです。だから、同じ事件については二度そのような危険な手続きにさらしてはいけないというのを、人権として保障したのが、憲法第三九条の「二重の危険の禁止」なんです。

先ほどの不利益再審というのは、まさに同じ事件について、一旦無罪になった人をもう一回有罪にするという話ですから、完全にこれに抵触するわけで、憲法違反になっちゃう。だから、これだけが廃止されたんです。そして、このことによって、どういう意味がもたらされたかということが大事なんです。

今の日本の再審の目的は、無実の人を救うためだけにあるということです。無実の人を救済するためだったら、二度、裁判をやっていいというのが今の再審なのだということです。

そして、その中で検察官の役割を考えるんです。もう既に、検察官は有罪を立証する当事者ではありません。日本の再審は職権主義なので、請求人が再審請求をし、そして、裁判所がそれを判断するという二者の構造であって、検察官は、実は、蚊帳の外なんです。ただ、現実には、検察官は再審請求手続においても当事者面して、有罪方向の立証をしようとしますけど、本当は当事者ではないんです。

彼らは公益の代表者ですから、無実の人を救済するために裁判所の審理に協力をする、そういう立ち位置でなければならないわけです。それなのに日本ではいまだに検察官が、再審開始決定が出ても、どんどん不服申立てを繰り返して、なかなか再審を認めさせないようにしているという現状があります。

ところで、日本の再審法のルーツはドイツです。ドイツの法律に習ったものでした、旧刑事訴訟法というのは。本家本元のドイツは、なんと一九六四年に再審開始決定に対する検察官抗告は立法で禁止しています。ルーツの国が、ご先祖様の国が、半世紀以上前に止めていることを日本はまだやっている。おかしくないですかということです。

現実問題の話をします。名張毒ぶどう酒事件、聞いたことがあると思います。死刑再審事件です。第七次再審で二〇〇五年に再審開始決定が出ましたが、その後、検察官の異議申し立てによって取り消されてしまいました。

そして、奥西勝さんという元被告人は第九次再審の途中で、八九歳で亡くなってしまいました。今、妹さんの岡美代子さんという方が再審を継いでいますが、岡美代子さんも、もう九二歳なんです。現在、第十次再審を闘っています。

袴田事件も、ご承知の通り、二〇一四年に静岡地裁で再審開始決定が出ましたけども、これが、東京高裁で四年ちょっと後に取り消されてしまいました。この取消決定を最高裁がさらに破棄、差し戻しと言って、今、やり直しの即時抗告を東京高裁でやっています。年度内にも決定が出るというふうに言われていますけども、またこれに検察官は特別抗告するかもしれないんです。という状況で、事件から五六年たっても、まだ袴田巖さんは死刑囚のままです。

そして、大崎事件は、先ほどから言っているように、三回も再審開始が出ながら、その度に抗告をされて、取り消され、今、第四次再審の途中です。請求人は、今、もう九五歳になりました。ここには九四歳と書いていますけども、誕生日が来ました。事件から四三年がたちました。こんなことでいいんですかという話です。

つまり、これらの再審事件では、冤罪被害者本人だけじゃなくて、その家族も、どんどん高齢化して深刻な状況になっているということです。再審開始決定に対する検察官の不服申立ても直ちに禁止すべきだということを、私たちは、今、主張しています。

日弁連は、もう間もなく、再審法改正意見書という新しい意見書を、一九九一（平成三）年以来三一年ぶりとなる再審法改正案を、今、詰めているところです。もう間もなく公表される見込みなんですけど、検討項目という形で少し紹介しておきます。

特に、菊池事件との関係で重要なものを赤字でご説明したいと思います。

一つは再審開始のハードルが高すぎるという、先ほど言った話ですけども、「無罪を言い渡すべき明らかな新証拠」というのは、やっぱりひじょうに日本語的にも厳しいと。これを「事実の誤認があると疑うに足りる証拠」という、「合理的な疑いを抱かせるような証拠」という書きぶりに変えるべきと提言しています。

そして、重大な憲法違反があれば、それだけで新証拠なんかなくても再審開始すべきなんですよ。だって、それで死刑になるというのはどういうことですか。憲法違反のような、著しく不適正な手続きの下で死刑にすることを黙認するということですよね。そんなことを憲法が許すはずがないじゃないですかと。だから、憲法違反だけで再審開始にしなければならないということも盛り込んでいます。

それから、再審請求権者の問題。これも菊池事件にはひじょうに大きな影響がありますけれども、現行法では有罪の言い渡しを受けた者とその親族ということになっています。この親族の範囲がひじょうに狭いので、これをもっと拡大すべきだということを言っています。

また、公益的再審請求人、具体的には、例えば、日弁連とか各地の弁護士会といったようなところが、再審請求を公益目的のために行えるようにするという、この公益的再審請求人の制度の法制度が必要だというふうに考えています。

それから、再審請求手続には、今、国選弁護制度がありません。ほとんどの事件が大崎事件を含めて、みんな手弁当で弁護活動を行っています。完全ボランティアでやっています。

やはり若い人たち、若くてやる気のある弁護士を、再審業界に引っ張り込むためには、費用という問題は重要ですので、こういうことも見直しされなければならないと思います。

そして、死刑訴件の場合には、本当は死刑制度自体を廃止しなきゃいけないんですけど、死刑が残っている以上は、量刑不当理由に、つまり死刑以外の刑を選択する方向での再審を認めることも提案しています。

また、これも、菊池事件に大きく関係しますけど、再審請求に伴って請求しただけで刑の執行が止まるようにすることが必要です。そうなれば再審請求している間は、そして、結論が確定するまでは、死刑を執行できなくなるわけですから、これもひじょうに重要な部分だと思っています。

それから、再審請求には本当に手続規定がないという話は先ほどしている通りで、審理手続は具体的な権利を明文化するということも当然必要です。一番大事なのは、やはり証拠開示手続の規定の整備。それから、進行協議期日もですね、再審事件によっては、一応、三者協議というような形で、法曹三者が協議をする場を設けてもらえるんですけど、全然やらずに、ある日、一枚紙をピラッと送ってきて、再審請求棄却と書いてあるという事件も山のようにあります。

ですから、ちゃんと期日を開催して、それを記録するということを明文化すべきです。記録がなければ、最近、記録廃棄問題とか、少年事件とかでもひじょうに深刻ですけど、記録がなくなるということは、歴史の検証ができないということですから、これはひじょうに重要だと思います。

それから、証人尋問。ハンセンの特別法廷も、公開の法廷で行わなかったということが誤判を招いたひじょうに大きな理由になっていますが、実は、再審請求も非公開なんです。だから、再審請求手続の中で、法廷を使って鑑定人の尋問をやる場合でも傍聴人は法廷に入れず、非公開なんです。

やはり、証拠調べは少なくとも、公開の法廷でやらなければならないでしょう。それから、請求人・弁護人の手続きへの関与と意見陳述権、こういったことをきちんと条文化すべきだということを訴えています。

次に、決定に対する不服申し立てに関しては、まず再審開始決定に対しては、検察官が絶対に抗告できないようにするべきです。

逆に我々のほうから抗告をする場合、現行法では不服申立て期間が短すぎる。即時抗告は三日、特別抗告は五日という、およそ考えられない短期間で、理由まで書かなければいけないというのが現状なんですけど、これを変えましょうということです。

最後に、再審公判で、検察官が新たな有罪の立証をすることは許されないことを明文化すべきとも提言しています。

こういった内容が改正条文案に盛り込まれようとしています。

実際、今、再審法改正に向けては、いろんな動きが活発化していて、ようやく、うねりができつつあることを感じます。例えば、「冤罪犠牲者の会」とか「再審法改正をめざす市民の会」といったような市民団体が設立されています。

地方議会では、今、地方議会から国会に対して、再審法改正を求める意見書を採択するという動きが拡大していて、本年一〇月現在、岩手県議会と一一の市町村議会が既に意見書を採択していて、この動きはまだ広がりを見せています。

そして、我らが日弁連なんですけど、日弁連はなかなか動きが遅かったんです。でも、二〇一四年にまず、「再審における証拠開示に関する特別部会」が設置され、証拠開示に向けた意見書を公表し、そして、二〇一九年の人権擁護大会という日弁連最大のイベントで、この再審法の改正を決議して、これを受けて、「再審法改正に向けた特別部会」というのが設置されました。しかし、これは四〇人くらいで予算も少なく、どうしても活動に限界がありました。

そこで、今年の六月一六日に再審法改正実現本部という、これは特別部会からすると二階級特進ぐらいの組織の改編なんですけども、日弁連会長が実現本部長となって日弁連を挙げて、法改正の実現に取り組むということを、内外に向けて、今、強く発信しています。

今、こういう時代になっているということを、ぜひみなさんに知っていただきたいということをお伝えして、私の報告は以上です。

徳田 はい。どうもありがとうございました。短い時間に再審法の問題点や現状をまとめていただきました。ありがとうございました。

内田先生、お聞きになられて、菊池事件の再審開始を目指す上で、この再審法の問題点というのはやっぱりひじょうに大きいという感じがするんですけど、刑事法を研究しているお立場でコメントがありましたらお願いいします。

内田 いまご紹介がありましたように、日本の再審法というのは不備だらけなんです。そういう意味で、今までわりと弁護士の方々の努力でこの不備をカバーしながら無罪判決を勝ち取るという努力をしてくださっていたんですが、やはり限界がある。ということで、改正をしていかなきゃいけないというのは、今、ご紹介いただいた通りなんですけれど、ヨーロッパとかアメリカの再審法と比較した時に最も大きい問題だと私が思うのは、誤った判決を是正する責任というのはどこにあるんだということではないかと思うんです。

日本の場合は、誤った判決を言い渡された事件本人とかご家族の方が自助努力で、その誤った判決を是正するというふうな制度になっているわけです。新証拠を見つけてきた際、努力して努力してやっと証拠を見つけてきて、サポートしてくださる弁護士、再審に詳しい弁護士の方をやっと見つけてきて、それで裁判所に再審請求をすると。こういう制度になっているわけですね。こんなふうに自助努力を押し付けている国というのは先進国では無いんです。

ヨーロッパもアメリカも、国の誤った判決であるとすれば、自助努力ということではなくて、国が率先して誤った判決を是正すると、こういう制度になっているわけです。我々もこういった制度にしていかなきゃいけないと思うんです。そのためにも、今、ご紹介いただいたようないろんな課題というのをクリアしながら、根本的な転換をしていくということになるのではないかなと思うんです。

そういう前提でこの菊池事件を考えました。とりわけ不備ということで大きいのは、今、ご紹介があった、一つは憲法違反というのが再審理由に明文にはなっていないということです。

普通の刑事裁判の場合は、一審判決に対して控訴するとか、あるいは最高裁に上訴する場合、憲法違反というのは認められているんですけど、どうしてか再審については認められていないんですね。

検察官の人たちは、条文で認められていないんだから、そういうことは認められませんというふうに言っているわけですけども、今、ご紹介があったように、憲法違反の手続きで言い渡された判決というのは、誤判の危険性というのがものすごく強いわけですし、そのこと自体で是正する必要があるわけです。にもかかわらず、検察官は明文規定がないんだから認められませんと言っている。こういう現状なわけです。

そういう意味では、解釈論でも認めさせていく必要があると共に、やはり再審法を改正して、きちんと、憲法違反は再審理由になるんですよというふうにしていくことが、大きいのではないかなと思います。

もう一つは、これも今、ご紹介があったように、再審請求人の問題なんです。先ほどもご紹介した事件本人と検察官、あとご家族しか認められていないわけです。ご本人がお亡くなりになっている、ご家族、ご遺族が何らかの事情で再審請求できないということになると検察官だけ。その検察官が再審請求しないというのは最後の手段としてせざるを得ない。国民的再審請求というのは最後の手段としてせざるを得ない。こういう状況なわけです。

これも諸外国の例に習って、例えば公益的な再審請求人とか、さまざまな制度というのが諸外国では工夫されていますので、日本でもこういう工夫をしていく必要があると思うんです。

菊池事件だけではなくて、事件がかなり長くたってしまった場合には、ご本人がお亡くなりになっている、ご遺族の方もいらっしゃらないという、こういう形で検察官以外に請求できる方はいないというケースがかなり増えているわけです。

そういう事件の関係者から言えば、この菊池事件の国民的再審請求というのはひじょうに注目されていて、これがもし認められるとしたら、我々にとってもひじょうに大きな力になるんだよとみなさん方、よくおっしゃるわけです。そういった意味でも、やはりこの点は改正していかなきゃいけないと思うんです。

最後に申し上げたいことは、ヨーロッパとかアメリカと違って日本の場合は、誤った判決を国が自ら是正するという制度になっていないわけです。ものすごい負担を、事件本人とかご遺族の方とか、あるいはそれをサポートされる弁護人の方に負担させているわけです。

こういうことはやはりおかしいので、そういう意味ではこのサポートということを国がしないのであれば、我々市民一人ひとりがこの事件のサポートというのを再審請求、あるいはサポートを、我々がある意味で国に代わってというのはちょっとおかしいんですけど、国がしないのであれば、我々、国民主権の下に主権者としてサポートしていくということが必要ではないのかなというふうに思っております。

徳田　ありがとうございました。鴨志田先生、内田先生のお話を聞いて、本当に再審法を改正していかなければいけないということと、それから菊池事件の再審開始を目指す闘いが、また、再審法改正を促すことにつながるんだということを改めて感じました。

私は今、お二人の話を聞きながら大逆事件を思い出していて、こういう公益的再審請求人だとか、国民的再審請求権というのが認められれば、当然、大逆事件等は新たな再審の光を浴びることが可能になるのかなと思ったりしています。

いろいろ進めてまいりましたが、残された時間がなくなってきましたので、ここからは、いよいよ年内に実質的な三者協議が始まる菊池事件の再審開始に向けて、国民的再審請求人として、この再審請求に関わっておられる伊藤さん、黄さん、そして生みの親である内田先生に思いを語っていただいて、このシンポジウムを閉めたいと思います。それでは伊藤京子さん、まずお願いしていいでしょうか。

伊藤　はい。私はハンセン病のこととか菊池事件のことを学んでいく中で、この特別法廷のことを知って、先ほど大槻先生の基調報告にあったように、とても普通では考えられないような裁判があったということにとても衝撃を受けました。

公開の法廷というのは名ばかりで、実際には閉ざされた法廷で裁かれて、無罪を訴え続けて、家族を思いながら死刑執行によって命を絶たれてしまった悲惨なこととか、大好きなお父さんの無罪を信じて帰りを待ち続けたであろうお子さんのことを思うと、本当に心が痛いです。

今回、国民的再審請求ということで、一二〇〇人を超える市民が菊池事件の再審請求をしているんですけども、過去にはない取り組みであると思います。私も、その一人に加えていただくことができました。私は、受刑当事者のFさんになることは、もちろん、できないんですけれども、今回、思いがけずに国民的再審請求人の一人として、裁判所に対して直接、こんな特別法廷での裁きをそのままにしておいていいのかと、直接訴えることができることになりましたので、とても感謝しています。

再審請求というのは、普通の裁判と違って傍聴できないので、ちょっと残念なんですけど、請求人が一人や二人ではなく、一二〇〇人を超える人たちがFさんの再審を求めて声を上げているということ、そして、その周りには署名を寄せてくださった四万人を超える人たちがいるということが裁判所を動かして、再審の扉を開くことにつながっていくと信じています。

署名はまだまだ継続中で、再審の判断が出るまで一〇万人を目指して取り組んでいるところです。次回は来年の一月一三日に五回目の署名提出行動を予定していますので、お手元に署名をお持ちの方は、よかったら引き続き集めて送っていただければと思います。そういったことが、また、力になっていくかなと思っています。

ハンセン病国賠訴訟西日本弁護団の事務局長であった板井優弁護士は、私が働く熊本中央法律事務所の所長でしたけれども、その板井優弁護士は常々、「単なる正義では勝利しない」「世論を変える力のある正義を実現する闘いこそが勝利するんだ」と訴えていました。それが、真実だ、正義だというだけで、自動的に勝てるわけではないということです。広く国民に知らせて、こんなことが許されていいのかという世論を作って闘うことが不可欠だということなんです。

菊池事件は、残念ながら、まだまだ市民に知られていません。小さくてもいいから学習会を重ね、署名をお願いする、SNSで呼びかける、そういった私たちの一つ一つの活動で、多くの人たちに真実を知らせ、大きな世論を作っていきたいと思っています。

私自身が再審請求人として、菊池事件の再審を請求しているんだよということ、そういうことを併せて語ることで、周りの人たちにも、より身近にこの問題を捉えてもらえるのではないかと思いましたので、そういうことでも裁判所を動かして再審を勝ち取り、さらに、その先にあるFさんの再審無罪を勝ち取るために頑張ってまいりたいと思います。ありがとうございました。

徳田　ありがとうございます。共に頑張りましょうね。それでは黄さん、お願いします。

黄　菊池事件の説明で、裁判所での服装が長靴を履いたり、完全防備したり、それから証拠品を手でつかまずに長い箸でつまんだりとか、そういう対応をしたという報告があったんですけど、なんでそんな対応をしたかといったら、ハンセン病に対する差別意識、この差別意識がそういうふうな対応をさせたと思うんです。

判決についても、弁護人が全然、弁護しない対応をしたとか、そういう対応はハンセン病に対する差別意識が、その一人ひとりの判断を誤らせているんです。

本来は、真っすぐ見たらすぐわかる話なのに、その前にハンセン病という差別意識があるから、本当に大事なところが見えなくなってしまったという、差別意識がかなり働いたんだろうなというふうに思うんです。

この菊池事件、これからみんなで頑張って再審を勝ち取るという話なんですけど、もし再審請求が実現してFさんの無罪が確定した時のことを思えば、特別法廷は九五件行われているわけでしょう。菊池事件が、もし一件解決したら、残りの九四件もこれも同じように、全部再審請求をやろうと思ったらできるというように、次のステップにつながると思うんです。

その九四件の中には、私が先ほど説明した父親の事件もありますから、これは菊池事件、Fさんの問題だけではなくて、全ての特別法廷を無理強いされた一人ひとりの人権を獲得していく道につながっていくんじゃないかなというふうに思います。

そして、最後に最高裁は本当にもう一回、この特別法廷のことについてきちんと調べ直して、なぜ誤ったのか、僕は多分、差別意識がだいぶ働いた、最高裁の一人ひとりの役人さんの頭の中に差別意識があったから、簡単に全部、認可、認可というふうにしたという、そこをきちんと謝らへんかったら、本当の謝罪にはなってないというふうに思うから、最高裁がもう一度この問題に目を向けるようにしてもらいたいなと思います。以上です。

徳田　ありがとうございます。それじゃあ、最後に内田先生、お願いします。

内田　私は、法というものを扱っているんですけども、法というのは二つの顔を持つんだと。一つは、国家を擁護する。場合によれば、国の誤った政策を根拠づける、時には悪法だというふうに揶揄される。こういうのが一つの顔だと思うんです。

これに対して、もう一つの顔は、国家から人々の命とか人権とか暮らしを守る、こういう顔だろうと。この二つの顔を持つというふうに思います。

「らい予防法」は、前者の顔の典型ではないかと。ナチスドイツの下で行われた数々の蛮行を根拠づけた法というのも、前者の顔ではなかったのかと思います。

これに対して戦後、基本的人権の保障といったことを中核とする憲法ができましたけれども、この憲法というのは後者の顔ではないかなと思うわけです。前者の顔をできるだけ抑制して、制限して、少なくして、後者の顔をできるだけ多くする、広げていく。こういうふうにしていくのが法学の役割だと思っております。問題は、法学がこの役割を十分に果たしてきているのかどうかというところで、なかなか果たしきれていない場合が少なくないのではないかというふうに思うわけです。

ハンセン病問題について、法学はどういう役割を果たしたのか。後者の役割を果たしきれたのか。そうではなくて前者の役割しか果たせなかったのではないかと。

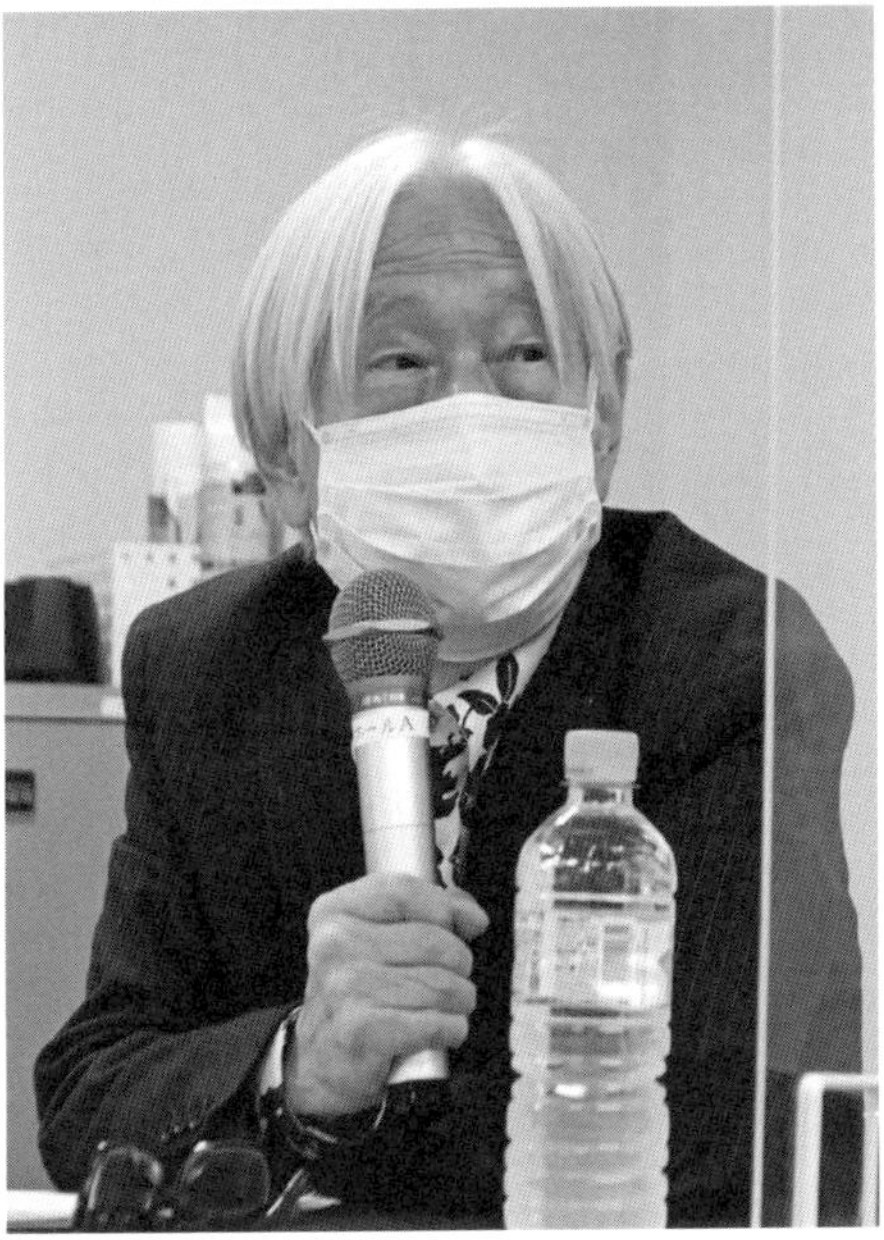

特別法廷についてどうか、菊池事件についてどうか、というと、やはり後者の役割というのを果たしてきたのではないかなと思います。そのことについてきちんと検証する。そして、それを生かして、本来の法学の役割を果たすように努めていく、これを広げていく、ということが課題ではないのかなというふうに思っております。

そういう意味で、法学が菊池事件の再審に関わらせていただくというのは、法学が本来の姿を取り戻す、そういう大きなチャンネル、契機になるのではないかなというふうに思っています。

私だけじゃなく、多くの法学研究者の一人ひとりが、この菊池事件の再審請求というのを自分の問題だ、自分たちが取り組んでいる法学の問題なんだ、それも、根幹に関わる問題だ、というふうに捉えていただいて、一人でも二人でも多くの方がこの菊池事件の再審請求人に、法学者として、あるいは法学研究者として関わっていただく、そんなことをしていただくようにしていければいいなというふうに思っています。以上です。

徳田　パネリストの方々、ありがとうございました。今日は一人ひとりの話をお聞きしながら、改めてこの菊池事件再審請求というものが持っている意味というのを、私自身も出発点に帰って考え直すことができました。

私はやはり何度も申し上げていることかもわかりませんけれども、国民的再審請求人として、菊池事件を闘うということは、私たち一人ひとりが市民として、ハンセン病問題について、抜本的に姿勢の転換を求められているという問題ではないかと思っているわけです。

再審請求というのは、一般的に言えば、支援という形を取ります。国賠訴訟も、多くの方々の最初の関わり方というのは、いかにして被害を受けた方たちの闘いを支援するかという、そういう受け止め方として開始されたように思います。

そうした中で、今日のシンポジウムでも触れられましたけれど、こうしたハンセン病の隔離政策を許してきた自分たち一人ひとりの責任という問題が浮かび上がってきたわけです。

そうした形で、隔離政策を許してきた私たちの責任という視点で考えた時に、国民的再審請求人として、自ら請求人として、裁判所に訴え出ているということは、支援者から当事者としての闘いに転換するということを意味しているのではないかなという感じがしているわけです。本当に新たな差別との闘いの地平を開いていこうという闘いになるのではないかなという感じがしています。

最後にちょっとだけ時間が余ったので、決意表明をさせてください。二〇〇〇年に、先ほどお名前が出た入江信さんから、私は初めて菊池事件のことを聞きました。「自分はもう老い先短い。五〇年の空白を超えて、菊池事件の再審の闘いをあなたに引き継ぎたい」というお話をされました。その直後に、冴雄二さんから「菊池事件の再審請求をしない限り、俺たち隔離政策の被害に遭った人間は浮かばれねえんだ」ということを言われました。

それから二二年の年月がたって、やっと託された使命を果たせる、そういうところに手がかかってきたという思いをしています。こうした形で、当事者として、この事件に関わってくださる一二〇〇人を超える方々、四万人を超える署名を通して、私たちの闘いに共鳴してくださっている方々の力を得て、命に変えても、Fさんの無実を晴らすために、再審請求を頑張り抜きたいと思います。

最後は決意表明になってしまいましたけど、以上で今日の第二部のシンポジウムを終わらせていただきます。どうも今日はありがとうございました。

訓覇　第二部の登壇者のみなさま、本当にありがとうございました。とってもわかりやすい、伝わってくるパネルディスカッションを提供していただいたと思います。感謝いたします。

それでは、進行にご協力いただいた結果、少し時間を持つことができました。誠に申し訳ないんですけれども、会場参加の方からのみ、ご質問やご意見をお伺いする時間にさせていただきたいと思います。どうぞ積極的にご意見やご質問をお願いします。

オンラインでしておりますす関係で、ご意見いただく方、前に出てこられる方はこちらへ出てきてご意見をいただきたいと思います。難しい方、また顔を出したくない方は音声だけということで、マイクを持ってまいります。挙手をお願いしたいと思います。

和泉眞藏　今日のディスカッションは本当に面白かったんですけど、一つだけちょっと視点が抜けているんじゃないかと思ったんです。それは何かというと、菊池事件が起きたのは一九五二（昭和二七）年、そのくらいですよね。この時にはもうハンセン病はうつる病気でないということが国際的に確定していた時です。だから、その時にきちんと、いま黄さんが差別の結果だというふうに言われましたけど、そうじゃなくて、非科学的なんですよ。うつらない病気をうつると思うからひじょうに怖がったり、火箸で持ったりとか、そういうことになった。

だから、そういうことがあそこで訂正されていたら、あれだけの決定的な間違いは、もし日本のハンセン病医学がやらなかったら、あるいはハンセン病医療がそこで変わっていたら、菊池事件というのは恐らく起きなかったというふうな、その辺のひじょうに大きな医学的な間違いをしたという視点がちょっと弱かったかなというのが私の意見です。ありがとうございます。

訓覇　今の和泉先生のご意見に対してはよろしいですか。じゃあ、ご意見を引き続いて。

島晃　はい、ありがとうございます。今日は、志村さんはビデオで参加されていますけど、実は志村さんのご自宅に行かせていただいたことがあります。そして、親しくお話しさせていただく中で、「〇〇さんの、この菊池事件が無罪にならん限り、俺は死なれへん」と。当時も八〇歳を超えられてご高齢でしたけど、もう本当にすさまじい志村さんのお顔がございました。

本当に今、志村さんの健康と、完全に無罪になるまでという思いを成就するまで、私もまた私なりにしっかりと努力をしていきたいと改めて決意をした今日のシンポジウムでした。どうもありがとうございました。

訓覇　ありがとうございました。はい、じゃあどうぞ、太田さん。

太田明夫　「ハンセン病問題を共に学び共に闘う全国

市民の会」の太田と申します。先ほど、鴨志田弁護士の、短時間でよくここまでわかりやすくテキパキとお話ししていただけるなあと思って、本当に改めて驚いていました。

それで、この市民学会のシンポジウムに注文をつけることではないとは思うんですけども、決して後ろ向きの発言をするつもりはないんですけど、ちょうど先月、ある請求人の方に会いました。それは私が仲介した請求ではなかったんですけども、たまたまその話をしたら「お前もやっているんか」と。「俺はついこの間、弁護団に、もうこれ以上資料を送ってくれなくていいと断ったんだ」と。「それはもう遠い話だ。自分は請求人にはなったけども、ようわからん」というふうな意見を聞きました。

で、「お前がやっとるってことがわかったから、もう少し真面目に考えてみるわ」と言ってくれたんですけども、この一二〇〇人の中にはそういう人が結構いると私は感じています。ですから、この一二〇〇人の実質の数字を落とさないような努力を私たちはしていかないと、本当に四万人に応える、四万人の署名、あるいは、これから増えていく署名に応える運動を盛り上げていかなければと思うので、もうちょっと気合いを入れていきましょうということを、すごく偉そうに言いますけども、そういうふうに感じています。よろしくお願いします。

徳田　はい、確かにもう資料を送ってこなくていいということを弁護団に寄せてくれた請求人の方がいるのは間違いありません。市民学会の共同代表としてではなく、弁護団の代表として、しかと受け止めました。

訓覇　はい、ありがとうございます。もう少し時間がございます。どうぞせっかくの機会ですので。市民学会の役員や事務局のほうでもご遠慮なくご発言いただきたいと思いますけれども、いかがでしょうか。

流れから、どうしても第二部のことにご意見が集まりやすいということもありますが、今日のシンポでは第一部のディスカッションも大変大事なことを提起してくださいました。そういうことも含めて、ちょっとここにパネリストはいらっしゃらないので、お答えということは難しいかもしれませんがご意見を。せっかくの機会です。北海道からわざわざ来てくださった井上さん、浅川さん、いかがですか。少し言葉を残しておいていただければと思いますが。

井上昌和　北海道から来ました井上といいます。私は薬害エイズの被害者なんですけども、今日の第一部の話を聞いて、私も障害者の施設に勤めていた時もありますので、そういう広がりというか、ハンセン病問題に私も携わっていろいろな話を聞いたりする中で、人権とかのキーワードを通して多くの人たちとつながって、包括的な差別禁止についても考えていく必要が今後、あるんじゃないかなということと、そういう人たちが意識を持って、それぞれの分野で頑張っておられるけれども、ハンセン病の中で、つながる中で、実りある中身を作っていくことが大事だなというふうに思いました。

今日、再審について、第二部で鴨志田先生がいろいろと説明してくださいましたが、先ほど太田さんが言われたように、本当にわかりやすかったです。私も勉強の中で聞いていて、北海道で布川事件の桜井昌司さんが来られて話を聞いた時に、獄中の話とか、自分の思いとか、生き方とか、自分のことを話しながら、そういうような支援活動を通した、弁護団を含めた人たちの応援を受けて、自分の生き方が変わったというような話をされていたんです。

それを聞いて、実際に再審を闘われていく中での強さというか、そういうのをぜひ多くの人たちに、このハンセン病問題を通して知ってほしいなというふうに思いました。質問ではないんですけども、私の意見として、そのように思っています。今後もみなさん、一緒に頑張っていきましょう。

浅川身奈栄　同じく札幌から来ました浅川です。ちょっと事務的なお願いなんですけど。私が今、働いている職場で、全労働北海道支部という組合に、去年から入りまして、非常勤職員なんですけど、組合員になったんです。

それで、今回の菊池事件の再審請求の署名を取り組んでもらえないかということを、職場の責任者に相談しました。すると、国家公務員系の一番上のところに頼んでくれたら取り組みやすいんだよねって言われたんです。そういうような動きは、今の時点ではされているんですか？。国立病院系のほうには情報が流れて、私は病院ではないんですけれども、組合の上のほうに情報は流れているけれど、何かもうちょっと具体的な依頼をしてもらえると、札幌の、私の職場だけではなくて、北海道全体にも回しやすいと言われたんです。

数は結構あるので、そういうところで、熊本の伊藤さんを中心に動いていただけると、すごくいいかなと思ったんです。すみません、ちょっと事務的なお願いですが、よろしくお願いします。

徳田　わかりました。これまでの署名はどうしても個人に対する働きかけが中心でしたので、これから先はそういういろんな関係団体、組織に積極的に依頼をしていくことを考えていきたいと思います。

訓覇　いかがですか。せっかくですので、言えばよかったなという後悔を持って帰っていただかないためにもどうぞご発言を。よろしいですか。

はい、それではちょうど時間ですので、全体のご意見を通してもしコメントしていただけるような方がいたら、よろしいですか。

はい、どうもありがとうございました。運営にもご協力いただきまして、おかげで予定時間のちょっと前に、閉会を迎えることができました。オンラインで参加された方、本当に一方通行になってしまって申し訳ないと思っております。

最初に申しましたように、市民学会宛のメールでご意見や感想などをぜひ届けていただいて、そして聞いていただいた方の思いを、また、私たちやパネリストの方にも届けさせていただき、共有しながら運動を前に進めていく。第一部のことと第二部のことを含めてですね。

さらに、旅館業法の改正問題という大きな問題も目の前に出てきております。そういうことに対して、ハンセン病問題、ひいては全ての差別から人間が解放されていく。そういう取り組みを進めていく、今日はその一歩にしていきたいと思います。

本当に長い時間になりましたけれども、一緒に学んでいただき感謝申し上げます。パネリストのみなさま、どうもありがとうございました。これで閉会にさせていただきます。

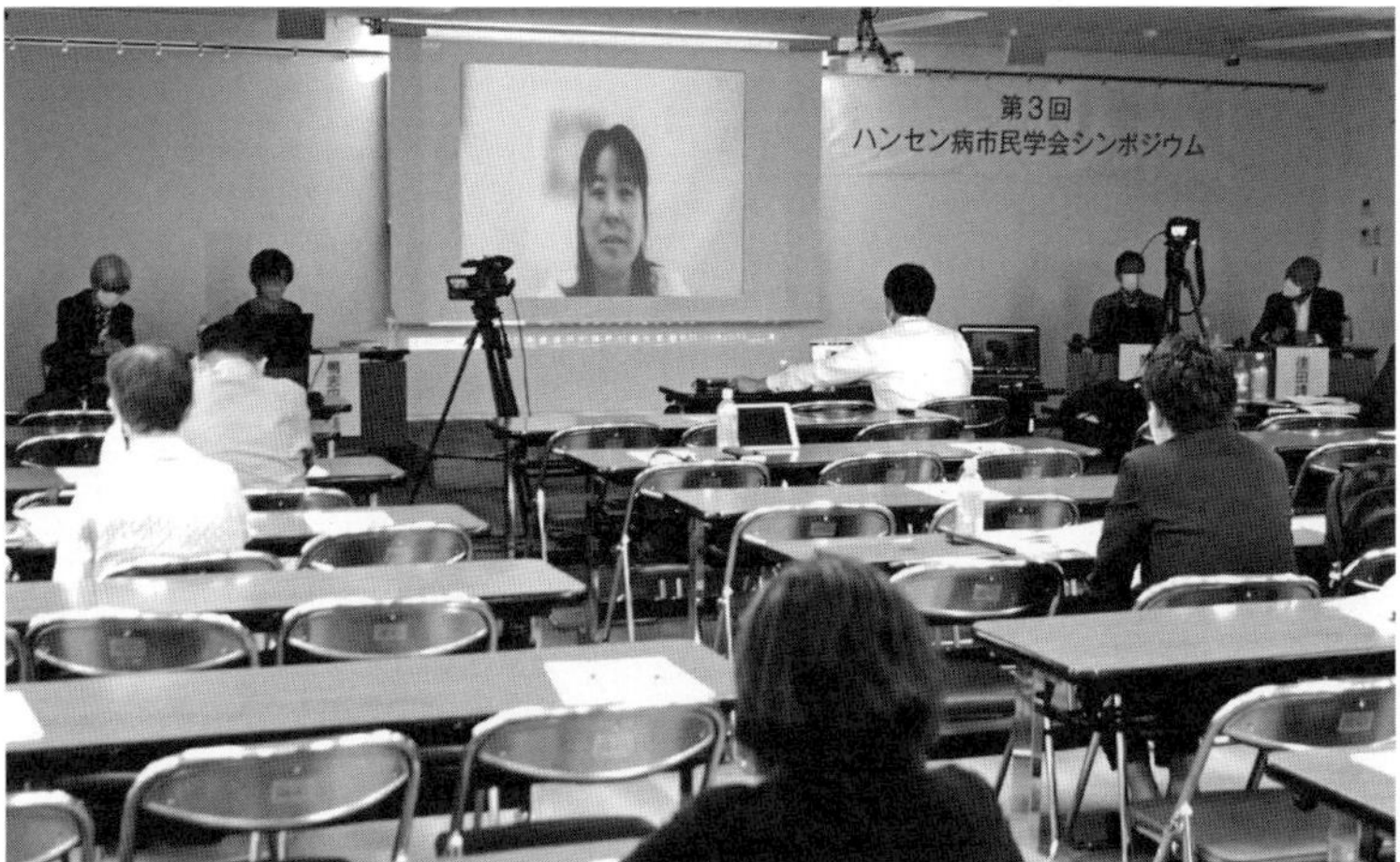

第四回ハンセン病市民学会シンポジウム

（二〇二三年一〇月一五日開催）

「差別されない権利」の意義とその活用の在り方について
～全国部落調査出版差止東京高裁判決を学ぶ～

第一部

基調講演

・「差別されない権利」の意義とその活用の在り方について
―全国部落調査出版差止東京高裁判決を学ぶ―

指宿昭一（第二東京弁護士会弁護士）

●全体進行

訓覇浩（ハンセン病市民学会事務局長）

●司会

大槻倫子（ハンセン病市民学会運営委員、弁護士）

シンポジウム

●シンポジスト

松村元樹（公益財団法人反差別・人権研究所みえ事務局長）

豊福誠二（京都弁護士会弁護士）

屋猛司（全国ハンセン病療養所入所者協議会会長）

●コーディネーター

徳田靖之（ハンセン病市民学会共同代表、弁護士）

訓覇浩　定刻になりましたので、ただいまからハンセン病市民学会第四回シンポジウムを開催させていただきます。このシンポジウムは、二〇一八年ハンセン病市民学会研究集会という形でスタートさせたものが、新型コロナウイルス感染拡大に伴いまして、こういう交流や学び合う場がひじょうに難しくなっているという状況から、二〇二〇年にハンセン病市民学会第一回シンポジウムとして開催し、今回、第四回を迎えることになりました。オンラインと会場のハイブリッド形式で開催させていただきます。私は全体の進行をさせていただきます市民学会事務局長の訓覇と申します。

それでは、早速ですけれども、シンポジウムに入らせていただきます。第一部は「差別されない権利の意義とその活用のあり方について～全国部落調査出版差止東京高裁判決を学ぶ～」です。司会の大槻先生よろしくお願い致します。

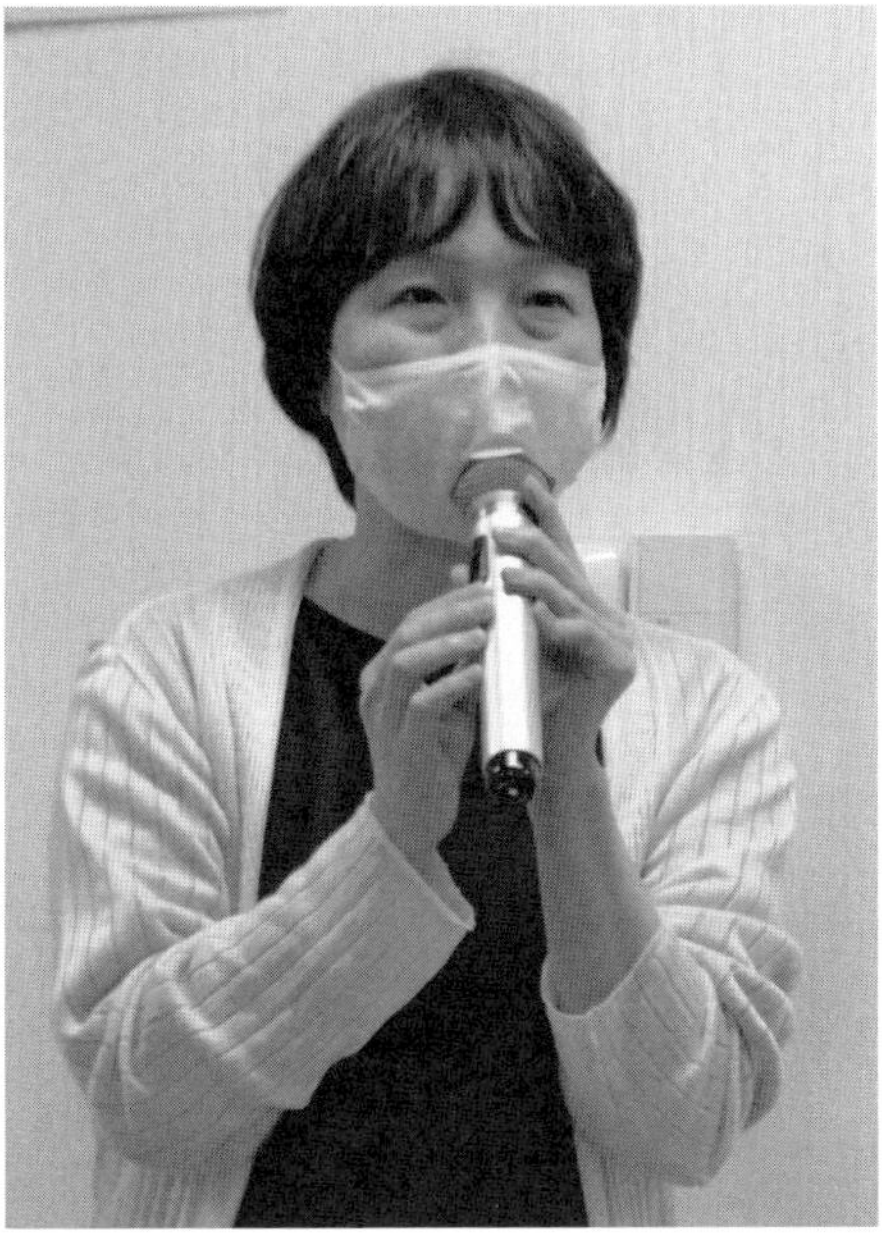

大槻倫子　みなさん、おはようございます、第一部の司会を担当させていただきますハンセン病市民学会運営委員の弁護士の大槻と申します。よろしくお願い致します。第一部は先ほど訓覇さんからもご紹介がありましたとおり、「差別されない権利の意義とその活用の在り方について」ということで、今年の六月二八日、奇しくもハンセン病家族訴訟の判決と同じ日になりますけれども、東京高裁で全国部落調査出版差止に関する画期的な勝訴判決が出されました。その勝訴判決を勝ち取られました指宿弁護士にまず基調講演をいただければと思っております。みなさん、拍手をお願い致します。

指宿弁護士をご紹介致します。指宿先生は、みなさん、このお顔を拝見したことあるという方も多いのではないかと思いますけれども、長年、労働問題、とりわけ外国人の権利や入管の問題等々に精力的に取り組んで来られた弁護士でいらっしゃいます。本日、大変ご多忙なところ、はるばる東京からお越しいただいておりますので、大変短い時間で恐縮なんですけれども、貴重なお話が聞けるかと思いますので、みなさん、ご清聴いただければと思います。それでは、指宿先生よろしくお願い致します。

指宿昭一　弁護士の指宿と申します。よろしくお願いします。今日は「差別されない権利の意義とその活用の在り方について」報告させていただきます。この訴訟は部落解放同盟と同盟員約二五〇人で起こした訴訟で、解放同盟関係の集会ではよく報告をしているんですが、今日みたいなもう少し広い場所で報告をさせていただくのは、私の記憶している範囲では初めてです。こういう機会を与えていただいたことに、とても感謝しています。それは、今日の報告の内容とも重なってくるんですけど、この高裁判決をさまざまな差別と闘う運動の中で、あるいは訴訟の中で活用していただきたいと考えているからです。今日がその一つのきっかけになればと思っています。

では、あまり時間がないので、内容に入っていきたいと思います。レジュメの一ページのあたりを見てください。あまり詳しく事件の詳細を報告する時間がないんですけど、概要だけ報告させていただきます。

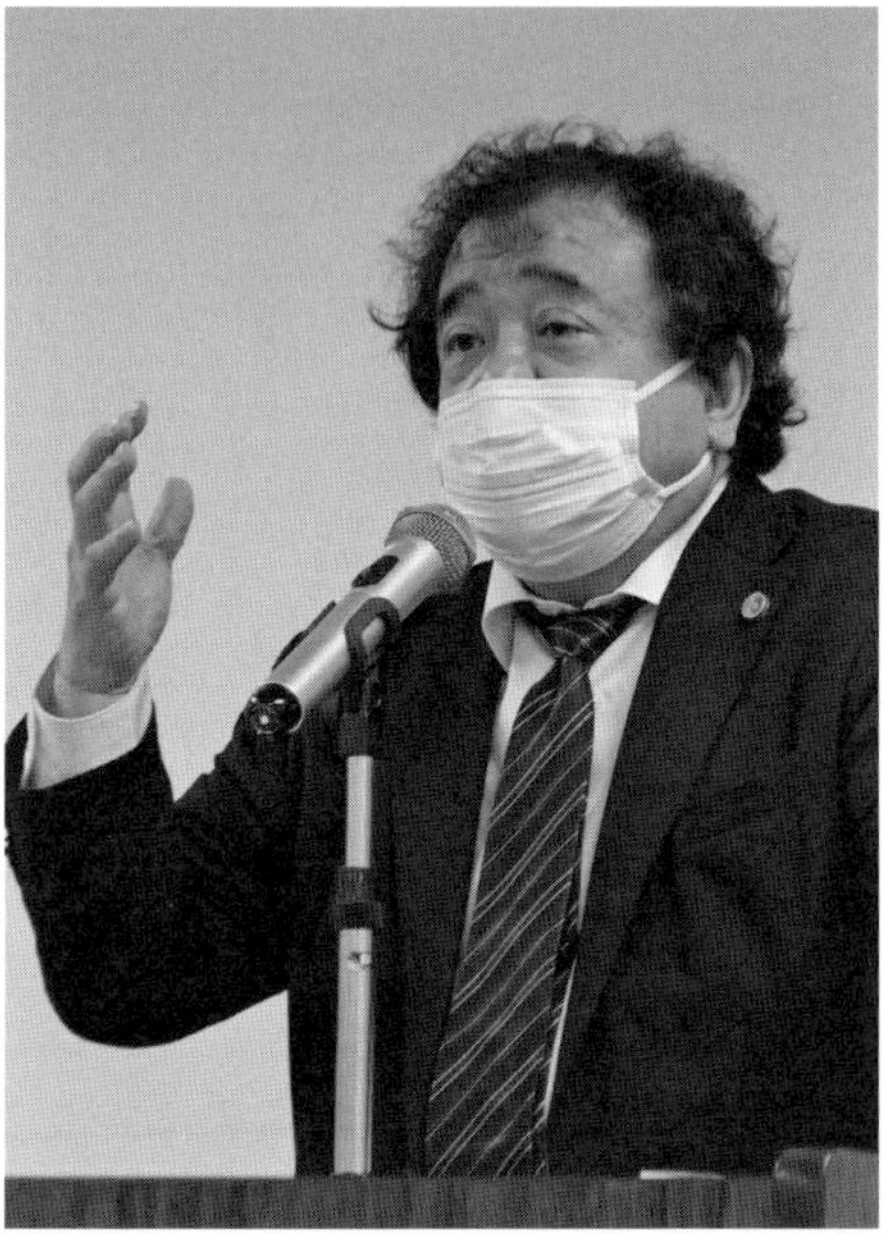

二〇一六年二月に、神奈川県川崎市の一応、出版社、示現舎というところが、この『全国部落調査復刻版』の出版を企画してるということをインターネット上で公表して、これに対してすぐに手を打たなければということになりました。出版社といっても、実態は「鳥取ループ」を名のる宮部という人物ともう一人、この二人の個人が、示現舎という出版社という形で、出版をもくろんだということですね。この『全国部落調査』という本は実はすごく古い本で、一九三五年に政府系の財団法人が作った報告書です。これはもちろん、差別をするために作ったわけではなくて、今で言えば同和対策事業、当時は融和事業という言い方をしていたんですけど、その行政政策を作るために調査したというものです。ただ、これは既に悪用されたことがあって、ご存知の方もいるかもしれませんが、一九七五年頃に『部落地名総鑑』という本が作られた。その時に元になった本なんですね。そういう全国各地の部落の部落名、戸数、人数、そして職業、生活程度などが書いてある本なんです。これを復刻で出そうということを考えたわけですね、彼らは。

この『部落地名総鑑』の出版、これはこっそり出版して、企業や興信所などにこっそり高い値段で売っていたものなんですけど、これは、部落解放同盟でその情報をつかんで、それは回収して全部焼却処分した。部落解放同盟がというよりは、法務省がそういう形で対策をして、流通しなくなったという経緯がある、いわばいわくつきの本です。

これはAmazonで販売を予定していたんですが、さすがに二月一〇日にAmazonは販売中止をしました。ただ、四月一日に出版するということで、どんどん準備が進んでいました。実は、私がこの話を初めて聞いたのが三月一日、部落解放同盟の役員からすぐに会いたいと、緊急の事案があるということで、三月一日に相談を受けて、すぐに仮処分を申し立てて、まず出版を三月中に差し止めて、それから、インターネット上の情報の削除を、これは少し遅れましたけど、四月になってから削除するという仮処分を得たというのをまず前哨戦としてやって、その後で提訴をしたわけです。この時は、原告が部落解放同盟を含めて、つまり部落解放同盟プラス個人の原告が二四八人でした。正確に言うと提訴の後、追加して原告が増えて、最終的に二四九人になったものです。

この裁判で求めていたのは、全国部落調査の復刻出版の禁止。それから、その本と同じ情報をインターネット上にもアップして、それを印刷すれば本になるというようなことをしようとしていたのと、あと、本の形ではなくてデータの形で、検索可能な形でインターネット上に出そうとしたんですね。それで、その記事の掲載の禁止と削除を求めました。さらに、「部落解放同盟関係人物一覧」っていうものを作って、これは部落解放同盟の役員と、それから関係者っていうふうに、彼らが決めた人、いろんな研究所だったり団体だったり、部落解放同盟ではない関連団体だったり、そういうものなんですけど、その代表者とか役員の名前、住所から電話番号、履歴、家族関係まで載ってるようなものを、これはもう既に載せていました。こうしたものの一切の方法での公開禁止、それから、原告一人当たり一一〇万円の損害賠償請求というようなことを求めたわけです。

それで、ちょっと説明が前後しますけど、なぜこういう情報を公開してはまずいのかというと、現在、部落差別というものが残っているわけです。残っているというか、強く存在しているわけです。だから、そういう情報が流布されると、まず就職差別に使われます。ある人が就職の面接に行った時に、その人の住所や本籍地が当然わかるわけですから、それをこの『全国部落調査』の本なりデータなりで検索をかければ、この人は被差別部落に本籍がある、住所があるということがわかってしまうわけですね。もちろん、そんなことで就職を判断するなんていうのはあってはならないし、する企業も悪いわけですけれど、ただ、そういうことに使える情報を、インターネット上と出版で広く流布するという、そういうことを彼らはやろうとしたわけです。さらに、部落解放同盟の関係者ということは、その多くが被差別部落の出身者ということになるわけです。これはもちろん、役員だから自ら名前や肩書きなどを公表している人もいますけれど、解放同盟といってもいろんなレベルがあって、県レベルの組織、支部レベルの組織があって、例えば、支部長の名前がそんなに広く公開されているとは限らないんです。そういうことも含めて、全部インターネット上で晒してしまう。さらに住所とか電話番号まで晒してしまうわけですよ。住所や電話番号までは公開してない人も多いのに、それから経歴とか家族関係とかそういうことまで公表してしまう。そうするとどうなるかというと、その名前で検索すれば、その人が部落解放運動にどういう形で関わってるのかということがわかってしまう。そして、被差別部落出身者ではないかということの推測がはたらいてしまう。そうすると、仮にご本人はいいとしても、その家族も含めて就職差別にあうわけですね。

いま、私、就職差別の話をしましたけど、もう一つ深刻なのが結婚差別です。いまだに、結婚を予定していた人たちが、そのどちらかが被差別部落の出身者だっていうことがわかった瞬間に、本人というよりは親とか親戚が止めに入ることが多いんですけど、本人も説得されてしまって、結婚がダメになる。そういう事件はいまだにたくさん起こっています。そういう結婚差別のための情報として、この出版やデータが使われるわけです。

そういう情報というのは興信所が入手して、つまり結婚する時に、その人が被差別部落出身者じゃないかどうかということを興信所に頼んで調べたりすることが、今でも行われているんです。それで、興信所にとって大きなビジネスになってしまっている。それがやりたいがために違法な手段で情報収集している興信所もあって、見つかって処罰されているようなケースもたくさんあるんですけど、そういうことが現実に起こっている中で、こういう情報を流してしまえば、これはもう結婚差別に使われることは明らかなんです。

それを止める、そして、損害賠償も請求するというのが、この訴訟の中身です。損害賠償を請求することについては、実は原告から反発がありました。お金の問題じゃないので、あるいはお金目的だと思われたくないので、損害賠償を請求しないでくれという原告の方がたくさんいました。ただこれは、損害賠償をつけておかないと抑止効果にならないんです。勝っても、結局、被告は一円もお金は払いませんでしたということだと、本人たちもまたやるかもしれないし、また、この「鳥取ループ」というグループ、あるいはこの示現舎は、インターネット上ではひじょうに英雄視されていて、今まで部落解放同盟や被差別部落の問題に対して、暴露したり情報拡散したりすることがやりにくかったのを勇気を持ってやった、そういう偉い人みたいな感じで、インターネット上ではちょっとした英雄視されてるところがあった。なので、やっぱり損害賠償を請求して、社会的な制裁を与えて、二度と同じことをしない。また、同じことをしようとする人物やグループが現れないようにするために損害賠償請求をつけました。

この訴訟を起こすにあたって、どういう権利を主張するのかということが、実はすごく難しくて、弁護団の中でも議論した上で提訴したんです。従来の民事訴訟の枠組みで考えると、こういう時に使うのはプライバシー権か名誉権なんです。特に、この関係人物一覧のほうは、名前や住所や電話番号を勝手に載せているので、プライバシー侵害というのは認められやすいです。判決でも実際に認められてます。ただそれだけでは収まらない問題がある。そして出版のほうはプライバシー権でもって、果たして差し止めができるんだろうか、損害賠償請求ができるんだろうかということはひじょうに難しいと、弁護団としては考えていました。なぜかというと、その本には原告個々人のプライバシー、個人情報は、直接は載っていないんです。原告Aさんがなんとかという被差別部落に住んでるという情報が載っていたら、これはプライバシー侵害なんだけど、全国部落調査というこのリスト自体は、一九三六年、戦前にできたものですし、現在の原告のAさんBさんCさんの名前はもちろん載っていない。ただ、そのAさんBさんCさんが住んでいる場所が被差別部落であるということがわかる、あるいはそのAさんBさんCさんの本籍地が被差別部落であるということがわかるだけなんです。だから、ひじょうに間接的なんです。本人にとって知られたくない情報として、Aさんは被差別部落に住んでいる、あるいはそこに本籍があるということは知られたくない情報であって、プライバシーであるとは言えるんですけど、それが明確に結びついてない状況の中で、果たしてプライバシー侵害ということが認められるのか、裁判所が認めるのかというのは、ひじょうに悩ましい問題でした。

それから、もう一つは名誉権ですね。この情報が流布されると、原告の名誉が傷つく。AさんBさんCさんが被差別部落に住んでいる、あるいはそこに本籍があるということがわかると、AさんBさんCさんの名誉が傷つく。そういうことを考えて、実際、主張もしています。だけど、これもよく考えるとおかしいんです。名誉というのは法律的に何かというと、その人の社会的評価だと考えられています。名誉権侵害というのは、その人の社会的評価を落とすということなんですね。例えばハーバード大学出身だと言っていた人が、実はその大学を卒業していないよと言われて、それでその人に対する評価が落ちる。例えばこういうことです。ところが、被差別部落出身者だと言われたからといって、その人の社会的評価は傷つかないはずなんですよ。だって、被差別部落出身者であろうがそうでなかろうが、人間としての価値に何ら変わりはないわけですから。だから、そういう絶対的な基準から考えて、公平な目から見ると、社会的評価は傷ついていないいんですよ。だから、名誉権の問題ではないんじゃないかというふうに、弁護団は悩みました。

ただ、現実に被差別部落出身であると社会的評価が低いと思っている人がたくさんいるわけです、この世の中に。だから、そこに着目して、これは広い意味での名誉権侵害なんだということを立てたんですね。ただ、いま、申したように、プライバシー権侵害も名誉権侵害も少しずれてるというか、外れているというか、本当はこの訴訟で何を問題にしたいのかというと、この情報が流布されることによって、原告のみなさんが差別されてしまう。そこが一番問題なんです。今まで自分の住んでいる土地、あるいは本籍地が被差別部落だということをわからずに、平穏に暮らしていたのに、この情報が流布することによって就職差別を受け、結婚差別を受け、あるいはそれ以外の形で差別を受ける。そこが一番の問題だ。だから、差別されない権利が侵害されているという、これを、この訴訟の主軸に据えようということを、弁護団では決めました。そのことが、この一ページの三のところに書いていることです。原告らが主張した侵害された権利というのが、まず差別されない権利というか、プライバシー権、名誉権、それと、差別されない権利のところにちょっと解説的なことが書いてありますけど、これは後で控訴審判決のところで説明します。

そして、これに対する被告の主張なんですけど、一番言ってきたのは、学問の自由、表現の自由から、自分たちは研究をし、そして、表現行為をしてるんだと。それを保障しないのはおかしいと。それに制限をするのはおかしいというのをメインの主張でしてきました。それから、差別というのはもうないんだと。この社会に差別なんか存在してないんだと。とりわけ部落差別は存在してないんだと。その差別があるとすれば、その原因は部落解放運動と同和行政にあるんだと。部落解放運動があるから、部落が嫌われるんだ。同和行政があるから、被被差別部落に対する偏見が起こるんだと。だから、部落名を公表することが、公開することが部落解放につながるんだと、こういう理屈ですね。理屈というか、屁理屈を言ってきました。

それから、原告の多くはカミングアウトして、つまり自分が被差別部落の出身者であるということを自ら宣言して、解放同盟の役員などをやって社会でも積極的に発言しているじゃないかと。それなのに今更、この書籍の出版などによって、自分たちが被差別部落出身であることが明らかになるって云々みたいなことを言うのはおかしい、ということを言ってきました。それから、いろいろ問題のすり替えもしてきた。これもかなりひどいんですけどね。原告の一人の本籍地にわざわざ戸籍を移して、自分もこれで部落出身者になったということを言って、なのになんで原告だけが保護されるのかみたいな。ちょっとよくわからない主張ではあるんですけど、そういうことなんかも言ってきました。

これに対する東京地裁判決なんですが、これが二〇二一年九月二七日に出されました。判決の内容としては、出版の差し止めを一部認めました。『全国部落調査』には全国四一の都府県についてのリストが載ってるんですけど、そのうち二五都府県分については出版、販売、配布してはならないという判決です。だから、一六県が落ちちゃったんですね、それから、インターネット上の掲載の差し止めも認められたんですが、これも二五都府県分だけでした。損害賠償請求については、一人当たり五五〇〇円から四万四千円で、合計で約四九〇万円の損害賠償が認められました。

ちょっと細かい話になるんですけど、なぜ二五都府県になったのかというと、まず原告のいない県が一〇県ありました。あと、原告がいても、その県の中で本籍地もしくは住所があるということが証明できなかった県もあって、これが六県。その一六県が除外されて二五都府県だけの差し止めが認められたということになります。これ、肝心のことが書いてないですけど、つまり、一審判決では差別されない権利というのは、内容が不明確で認められないという判決でした。あくまでもプライバシー権と名誉権に基づいて、差し止めと損害賠償請求が認められたということになります。

この判決に対する弁護団の評価は、被差別部落の一覧表の公表が身元調査を容易にし、部落差別を助長することを認めたこと、この意義は大きいと思います。それから、出版の差し止めとデータの配布禁止を、二次利用の禁止も含めて認めています。このことも重要だと思います。それで、二五都府県についてのみ差し止め等を認めたということなんですけど、これは他の一六県については問題がないという判断ではなくて、そこも違法ではあるんだけど、一六県については、一六県の情報を公表されたことによって権利を侵害された原告がいないから、その件については認めないというだけ。こういう理屈なんですね。だから、違法であること自体は認めている。それから原告らの大部分に対し、賠償を認めている。これが重要であると思います。

事件の概要を話したらだいぶ時間が経ってしまったので、ここから急いで話を進めたいと思いますが、第二、差別されない権利を認めた控訴審判決についてです。控訴審判決では差別されない権利が認められました。その部分を抜粋してきたので、そこだけ読み上げたいと思います。

憲法一三条は、「全て国民は個人として尊重され、生命、自由及び幸福追求に対する権利を有すること」を、憲法一四条第一項は、「全て国民は法の下に平等であること」をそれぞれ定めており、その趣旨等に鑑みると、「人は誰しも、不当な差別を受けることなく、人間としての尊厳を保ちつつ平穏な生活を送ることができる人格的な利益を有するのであって、これは法的に保護された利益であるというべきである」ということを言っているわけです。

だから、この言葉、この判決の言い回しをそのまま読むならば、差別されない権利とまでは言ってないんです。差別されない法的利益、あるいは差別されない人格的な利益という言い方になります。ただ、弁護団としては、これは差別されない権利を認めた判決だというふうに評価しています。なぜそういうふうに考えているかというと、一つは差し止めが認められているということです。これは法的な理屈の話なんですけど、権利と法的利益というのはどう違うのかというと、ほぼ同じだというふうに考えてもいいんですけど、あえて違いを考えると、法的利益だと差し止めを控える、端的に言うと認められない。実は認めている判決もなくはないんですけど、概ね大きな話で言うと、法的利益が侵害されたからといって差し止めまでは認められない。で、権利が侵害されたら差し止めは認められる。

これが民法上の通説であり、判決の普通の考え方です。ただ例外はあります。そういうふうに考えますと、差し止めを認めてるということは、権利として認めてるんじゃないかというふうに言っていいんじゃないかと思います。

それから差別されない権利、あるいは差別されない法的利益というふうにも明言してなくて、この長い文章の中で差別されない権利というのを読み込んでいるわけですけど、ただ、この言い回しの中で不当な差別を受けることなく、人間としての尊厳を保ちつつ、平穏な生活を送ることができるというような言い方をしているので、これを要点をまとめて言えば、差別されない権利、ないし差別されない人格的利益と言っていいのではないかと思います。実は差別されない権利という言葉が、今までの判決で全く使われていないかというとそうでもなくて、例えば労働法の判決なんですけど、「野村証券男女差別賃金事件」という事件があって、それの東京地裁判決で、差別されない権利という言い方はされています。ただこれは、慰謝料のみを認めて、差し止めまでは認めていません。なので、弁護団としては、この全国部落調査事件高裁判決において、裁判所が初めて差別しない権利を認めたと言っていいのではないかと考えています。

次に差別されない権利の中身についてお話ししたいと思います。これは今日の話の中で一番難しいというか、わかりにくいというところなんですが。法律家の間で差別という言葉は多分、みなさんが日常生活において使われている差別という意味とちょっと違う意味、あるいは違ったニュアンスで捉られているんじゃないかと思います。法律上の差別という言葉は、不合理な別意取り扱い。つまり、同じものを違ったように取り扱うことという意味で使われています。典型的なのは男女の賃金差別です。同じように働いているのに女性だけ賃金が違ってくる。そういうことですね。同じ条件、同じ労働をしているのに、賃金面で違う扱いがされている。そういうことは差別の一つ、典型だと思います。

それが間違ってるということではないんですけど、それだけでは捉えられない差別問題というのが世の中にはたくさんあると思います。憲法一四条第一項というのは、そういう不合理な別異取り扱いを禁止したもので、しかもこれは、差別されない権利を保障しているわけではなくて、そういう法律上の原則を決めたものだというふうに考られているんです。私は、あるいは私たちの弁護団はそこに物足りなさをすごく感じています。単に差別しないという原則というだけじゃなくて、やっぱり差別された人がいたら、それは差別されない権利が侵害されているわけだし、そのことを保障する、差別されない権利を保障して差別されない権利が侵害されたら差し止めや損害賠償を認めるというふうに、ストレートに考えればいいじゃないかということを、我々は主張したわけです。

部落差別における、これは部落差別だけじゃなくて、障害者差別やさまざまな差別に言えることだと思うんですけど、そこでいう差別という言葉は不合理な別異取り扱いということでは言い尽くせないものを含んでいると思います。もちろん男女の賃金が差別される、それで、男性労働者は二〇万賃金がもらえるのに、女性労働者は一八万しかもらえない。そうすると月二万円の差が生じる。ある意味、この二万円が差別なんですけど、ただそれだけじゃ済まないですよね。なぜ女性は自分たちだけ二万円低く見られるんだという攻撃的なものを感じると思うんです。あるいは女性であるからということで、同じ労働者なのに、同じ人間なのに、違う扱いをされている。そこで傷つくという面があると思うんです。むしろ差別の本質というのはそこにあるんじゃないかと私は思います。そして、ヘイトスピーチや本件の『全国部落調査』の書籍の出版というのは、人格的価値を傷つけるという側面にポイントがある。『全国部落調査』の本が出版されたからといって、その人の賃金が下がるわけじゃないんですよ。その人が直接経済的な意味で損するわけではないです。あるいは、ヘイトスピーチで、〇〇人は△△だというふうに言われたからといって、直接経済的に区別して扱われるわけではないです。ただ、それ以上の被害を受けるわけですよ。それは一言でいうと人格が傷つくということです。法政大学の金子匡良《まさよし》先生、この裁判にも、何度も研究会を一緒にやってもらったりして、協力してくれた憲法の先生なんですけど、金子先生はこういうことを言っています。差別というのは、嫌悪感や偏見に基づく排除や攻撃という意味もあるんだと。そういう意味での差別に着目したのが、この差別されない権利なんです。そういう攻撃的な差別によって人格権が侵害される。それを許さないのが、差別されない権利であると言えると思います。

いまの話の繰り返しがこのレジュメに書いてあるんですけど、AグループとBグループの人を別異の取り扱いをする。そのこと自体も平等原則に反するんですけど、ただそれだけで直ちに人格権が侵害されるとは言えない。それに対して、Aグループに対して嫌悪感や偏見に基づいてAグループとBグループを別異取り扱いをする。それは排除や攻撃の手段としてする。だから、Ａグループの人はもう人間としての価値が低いんだとか、Ａグループの人たちはどこかに帰れとか、そういうことを言うということです。そういう差別によって人格権が侵害される。ここに注目したのが、差別されない権利の意味だと思います。ちょっと大きな話をすると、法律学や憲法学において、従来の差別というのは、平等原則に反することというふうに考えられていて、この積極的な人格を攻撃する、人格を否定する、人格権を侵害するような意味での差別ということは、あまり考えられてこなかった。ここを変えていかなければいけないんじゃないかということを私は考えています。

では差別されない権利というのは何なのかということを少しまとめてお話しすると、これは単に不合理な別異取り扱いを受けない権利ではなくて、嫌悪感や偏見に基づく排除や攻撃及びこれを助長する行為を受けない権利だというふうに考えることができると思います。これは従来の憲法学の考え方から言うと、憲法一四条第一項の法の下の平等原則からだけでは、なかなか導けないのではないかと思います。その一つ前の条文、憲法一三条、これは幸福追求権、あるいは個人の尊厳を保障した条文なんですけど、これと一四条第一項をプラスして初めて、差別されない権利というのは認められるというふうに思います。弁護団ではそういうふうに考えてたんですけど、判決もさっき私が読み上げたところを見ていただくと、憲法一三条と一四条を引用して、二ページの下のほうです。その趣旨に鑑みると云々かんぬんというふうにしてるんです。これは、とってつけたように一三条も大事だから書いとけというようなことではなくて、やっぱり一三条と一四条を合わせないと差別されない権利というのを認められないんだという考えのもとで書かれたものではないかと思います。以前、この判決後に川崎で集会をやった時に、この話をしたんですけど、後で感想を聞いたらすごい評判が悪くて、何を言っているのかさっぱりわからなかったと言われてしまったんですが、今日もはたしてどこまでわかりやすかったかというのは自信がないんですけど、ただ、私が今日一番話がしたかったのは、実はここです。

さて、もうちょっと話したいと思います。あまり時間ないですけど、第四なぜ控訴審判決は差別されない権利を認めたのか。正直言って、控訴審での弁護団は、差別されない権利を裁判所が認めるということは、判決言い渡しの瞬間まで、全くと言うと言い過ぎですけど、ほぼ予想していませんでした。むしろ差別されない権利を認めずに、ただ差し止めの範囲は若干拡大する。差し止めの範囲は拡大されたんですが、全部には及ばなかったんですけど、そこまで裁判所が踏み切るというふうには思っていませんでした。ただ考えてみると、一審判決で四一都府県中の二五県、たったの六一パーセントしか差し止めを認めなかったということは、これは高裁の裁判官も頭を痛めていたようで、もっと範囲を拡大しなければまずいなということは感じていたように思います。それから、プライバシーと名誉権で、差し止めを認めるというのは、やっぱり論理的にかなり無理があるなということを、おそらく裁判官は考えていたんだと思います。論理的に無理をしてるから、差し止めの範囲もどうしても最小限になってしまう。そういう関係があったんだと思います。

そして、二のところで書いているのもほぼ同じことですね。一審判決の差し止めの根拠の論理的問題として、被差別部落名と所在地は明らかにすることは本当にプライバシー侵害と言えるのかと。プライバシーではなくて、差別されない権利の侵害というふうに言わないと理屈が通らないんじゃないかと。そういう問題意識が多分あったんじゃないかと。それから、同じようにに名誉権の侵害ということでいいんだろうかということを、裁判官は考えたんだと思います。結論的に言うと、差別されない権利を認めないと、本件の判決として妥当な結論が導けないというふうに考えたんじゃないかと思います。プライバシーと名誉権が、無理があるからといって、一審判決は間違っていたということで請求を棄却するということは、とても裁判官にはできなかったと思います。

部落差別の実態について、原告のほぼ全員の陳述書を出して、いまだにどれだけ酷い結婚差別や就職差別が続いているのか、そのことで原告本人や家族がどれだけ不安な思いを普段から持っている。そして、この出版によって、ものすごく強い不安を持っているということを本当に陳情と、それから、代表としての原告数名の尋問で明らかにしましたので高裁の裁判官も請求を棄却するわけにもいかない。でも、プライバシーと名誉権ではどうも理屈が。そこで、差別されない権利という形で結論を書くしかないというふうに考えたんだと思います。

さて、この影響ですね。五、差別されない権利を認めたことの影響ですけど、これは差別を助長するような書籍とか、インターネット記事の差し止めの根拠として、今後も使えると思います。実際、先日、フォトジャーナリストの安田菜津紀さんに対するヘイト的な表現についての判決が出ましたけど、これはいつだったかな、六月一九日、ここでも、差別されない権利を明確に認めたわけではないんですけど、差別されない権利は認める余地があると述べています、ということがありましたし、つい先日の横浜地裁、川崎支部での在日コリアンの崔江以子さんに対する判決の中でも差別されない権利というふうには明言しませんでしたけど、本件の判決と似たような形の判決が出ています。

それから、二番目にですね。アウティングの差し止めの根拠になる、被差別部落出身者が知られたくない情報を、いわばアウティングした、されたというのがこの事件なんですけど、これは他の差別にあっている人の情報を本人が開示したくないのに開示されたというようなアウティング事件について差し止めの根拠として使えるのではないかと思います。それから、ヘイトスピーチの事件の差し止めの根拠にも使えると思います。

ヘイトスピーチの事件が難しいのは、○○人は△△だというふうに言っても、原告になったAさんBさんCさんが直接名誉を毀損されたわけではないんですよね。○○人、あるいは○○グループいうことに対する誹謗中傷というのが、果たして個々人の名誉を侵害したと言えるかということがいつも問題になります。そこがとても高いハードルになるんですね。ところが、差別されない権利という枠組みで考えれば、それは、○○人とかAグループはなんとかだということを言われたら、そこに所属している人たちは全てそこに所属している人たちの差別されない権利が侵害されたということは言えるはずなんです。そういう形で今までの訴訟の枠組みを変えていく可能性があると思います。

四ページの四のところで書いたように、法律学における差別の意味の組み換えの契機になるんじゃないかと。もうちょっと率直に言うと、今までの法律や法律学は、あるいは憲法学は、差別という問題についてあまりにも無力であったし、また差別という問題に向き合ってこなかったんじゃないかという気がしてなりません。だから、裁判所で差別問題を取り扱うと本当に難しいんですよ。その状況を変えていく一つの契機になるんじゃないかと私は期待しています。で、最後に、差別されない権利に基づく反差別運動の前進をということで書いています。これは部落差別以外の差別にも適用可能な権利であって、今日はハンセン病市民学会で報告させていただいてますけど、ハンセン病回復者と家族に対する差別について、この差別されない権利というのは活用できるんではないかと私は思います。これは運動面でも使えるし、また法廷闘争において使える理屈であると考えています。

それで、あともう一つですね。日本は「差別禁止法」

がないということが大きな問題になります。いま、本当に必要なのは、例えば部落差別禁止とか、いろいろ、個々の分野ごとに必要だということもあるんですけど、全ての差別について禁止する、そういう法律、「包括的差別禁止立法」が必要だと思います。それを進めていく上でも、差別されない権利というものが、裁判所において確立しているということがあれば、それは大きな力になると思います。そういう意味で「包括的差別禁止法」の立法運動に大きな力になるものだと思っています。ただ、念のために言うと、この事件は双方が上告して、いま、最高裁にかかっています。

弁護団としては、差別されない権利が最高裁で否定されてひっくり返るということはほぼないというふうに考えています。我々は差し止めの県をもっと拡大するということで上告しました。「鳥取ループ」側は、示現舎側はこの判決自体をなくせ、請求を棄却しろということで上告しましたが、まさかそれが通ることはないだろうと考えています。そんなに遠くない時期に差別されない権利を認めた東京高裁判決は確定するのではないかと思います。確定すれば、今まで以上に、ぜひこの判決の意味を広め、またさまざまな差別と闘う運動に活用をしていただきたいと思います。

すいません、ちょっと風邪気味なのでお聞き苦しい点もあったかと思いますが、私の報告は以上とさせていただきます。ご静聴ありがとうございました。

大槻　指宿弁護士ありがとうございました。わかりやすく話せたかなとおっしゃっていましたけれども、本当にわかりやすく、憲法一三条プラス一四条第一項の差別されない権利、そして、本件控訴審判決の本当に画期的な意義と今後の活用についてお話いただきました。ありがとうございました。改めて拍手をお願い致します。

続きまして、第二部としまして、パネルディスカッションをさせていただきたいと思っております。指宿先生には引き続きお残りいただきまして、登壇いただけるみなさん、前のほうにお願いできますでしょうか。それでは早速ですけれども、第二部のパネルディスカッションに移りたいと思います。

先ほど指宿弁護士からご報告ありました、部落問題において、就職差別、結婚差別、いまも偏見差別が残っているという問題はハンセン病問題にも全く共通するところかと思っています。先ほどの基調報告を受けまして、今後のハンセン病問題をはじめとする偏見差別の解消に向けて、この東京高裁判決をどのように活用していけるのかといったことについて、パネルディスカッションを進めていただければと思っています。

では、コーディネーターの徳田弁護士にマイクを預けたいと思います。よろしくお願いいたします。

徳田靖之　みなさん、おはようございます。指宿弁護士の基調報告をいただいた後、これをいろんな分野でどう受け止めて、どう活用していくかということで、パネルディスカッションを始めたいと思うんですが、最初にお詫びをしなければいけないのは、この午前中は一二時半までということになっていて、いまから一時間の間にこの大事な問題を議論しなければいけないので、本来のパネルディスカッションのような形で、ここにおられる方々で意見を交換し合うということができません。それぞれの分野で差別と闘って、まさに確立するためにさまざまなご苦労されてる方々が、この東京高裁判決をどう受け止めておられて、今後、それぞれの分野でどのように活用していきたいと思っているのか、そういったことをお話ししていただくことに留まることをお許しいただきたいと思います。

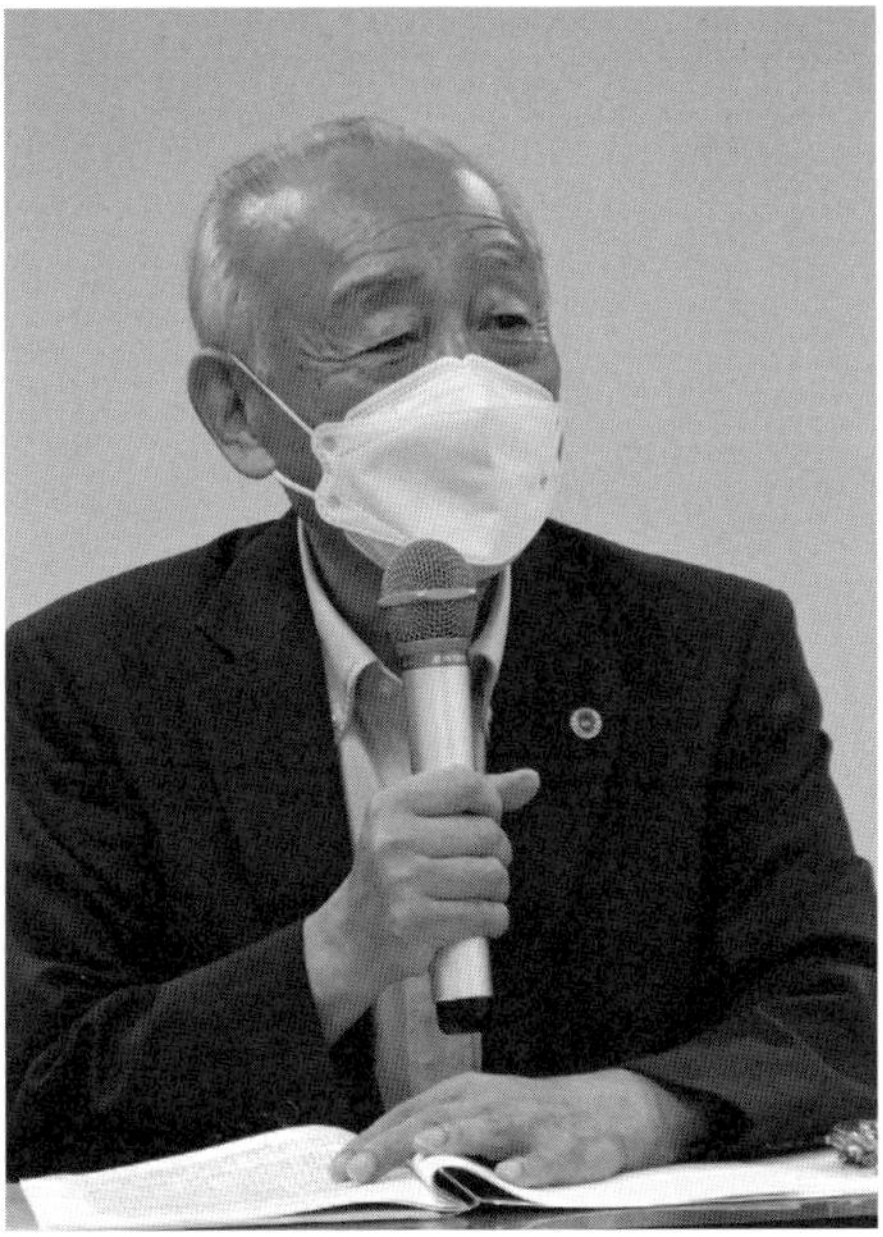

　それでは最初に、公益財団法人反差別・人権研究所みえで事務局長をしておられる松村さんから、地元において被差別部落と一緒に闘っている立場で、この差別されない権利をどう受け止めておられるかということをお話しいただきたいと思います。

松村元樹　おはようございます。ご紹介いただきました、松村元樹です、私からは、いま、徳田先生にご紹介いただきましたように、『全国部落調査復刻版』出版禁止訴訟の判決を受けて、所属している人権研究所の立場と、被差別当事者の一人との立場で、今回の判決をどう受け止めているのかについて、お話をさせていただきます。

　先ほどの指宿先生のお話にもありましたように、今回の判決は、この間、発生してきた差別被害を正確に捉えた意義はとても大きいと思っています。一審判決では、今回の事件を受けて、被害者の範囲は、被差別部落に居住している人、あるいは本籍地のある人というかたちで限定的でした。しかし、実際には、現住所や本籍地を置いている人だけが被害を受けてきたわけではなく、現住所は被差別部落でなくても、出生地が被差別部落にある人、過去に被差別部落に居住をしていた人、本人は被差別部落以外でも父母や祖父母が被差別部落に居住をしていた人などが、部落差別による権利侵害を受けてきたのであって、高裁判決では、その現実を踏まえたものとなりました。

七ページの大きな二番では、インターネット上に流布された情報が与える影響について、私自身がかれこれ二〇年近く、インターネット上の差別への対策に取り組んできた中で、インターネットの普及によって、誤った情報や断片的な情報などが膨大に発信されるようになりました。電子掲示板では、二〇年ほど前からすでに、被差別部落の地名のやりとりや一覧で投稿されるようになっており、サービスの進展とともに地図情報で被差別部落の所在地が流布される、画像や映像を扱うサービスが出てくると被差別部落の画像や映像が流布されるなどの問題が出てきはじめ、未だ「物件を購入するなどの際に『部落はどこか』を意識し避ける人たち」「結婚時などに『部落出身者とは誰か』を意識し反対する人たち」がいる社会で、差別を助長・誘発する、助長する恐れがあるというかたちで所在地情報は機能していくことは明らかであり、そうしたことも押さえられた判決となりました。私たち当事者側が、ネット上の被差別部落の所在地情報の公表によって、部落差別が発生している、被害が起きているということについて、本来起きている被害の一部分しか立証しきれなかったという課題がありますが、裁判で上がってこなかった被害もあるという前提の判決となりました。

そして、次の八ページにありますように、インターネット上での部落差別に関するこうした差別的な情報、差別を助長するような情報に接することで、インターネットユーザーらに差別意識や偏見を植えつける可能性があるということで、実社会への悪影響にも言及されています。今年の五月、三重県で有名な神社での祭りに対し、さまざまな批判が上がるということが起きた中で、インターネット上でもそのことが取り上げられていきました。すると、投稿の中からその祭りが全く無関係の部落問題や被差別部落と関連させられ、インターネットニュースのコメントやＳＮＳの投稿に被差別部落の地名が出てきはじめ、「三重の部落は焼き払ってもいいんじゃないか」「部落を処分して報奨金をもらおう」など、今もなお、被差別部落の所在地がこうした差別と直結している現実があることを判決でおさえられています。これに関しては、部落問題以外にも、ハンセン病問題や障害者問題、外国人問題、LGBTQA+の人たちなどに対する問題についても同じことが言えます。

次に、「差別されない人格的利益」というものが認定されたこともとても大きな意義があります。直接的な差別だけに限らず、「本件地域の出身等であること及びこれを推知させる情報が公表され、一般に広く流通することは、一定の者にとっては、実際に不当な扱いを受けるに至らなくても、これに対する不安感を抱き、時におそれに怯えるなどして日常生活を送ることを余儀なくされ、これにより平穏な生活を侵害されることになるのであって、これを受忍すべき理由はない」というように、差別当事者、マイノリティの多くが、心理的な差別被害への不安に直面させられているのだということに言及され、部落差別とは「こんな差別発言を受けた」「結婚差別を受けた」「就職差別を受けた」「インターネット上で差別を受けた」というものを始め、それら差別を受けることに不安を抱かされること自体も差別の被害の現れであるという指摘は画期的なことです。これも部落問題以外にも、今後運動などの中で活用していける判決だと思います。

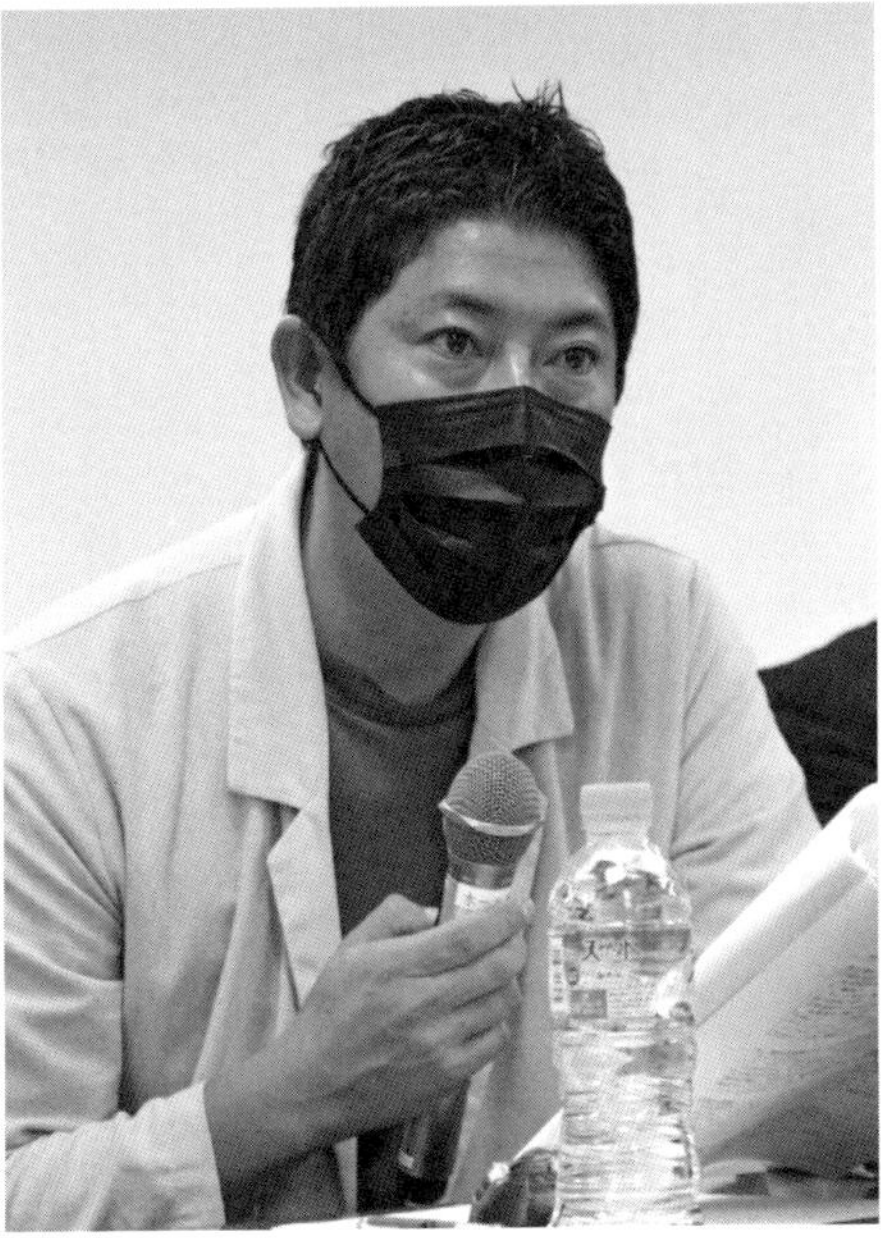

インターネット上の部落差別ではありませんが、日常で発生している部落差別の被害について紹介したいと思い、私の地元三重県伊賀市という自治体では、五年スパンで、同和地区の住民を対象とした生活実態調査が実施されている結果の一部を紹介します。最近の調査では市全体と同和地区との収入の格差や生活保護受給比率の格差などの生活面の実態ではなく、被差別当事者たちが、この間どういった部落差別を受けてきたのかについて重点を置き、数字ではなく活字で被害を明らかにしていこうと、初めて当事者へのヒアリングが実施されました。その結果、三重県や伊賀市に差別事象として報告が上がっていない、差別の現実が明

らかになってきました。

九ページでは、差別事象が今も実際に発生をしていること、先ほどの伊賀市調査で、地名の公表等がマイノリティに与える心理的な被害や影響として、「子どもが差別を受けないかと心配や不安を抱きながら子育てをしている、生活している人たちが実際にいる」ということもわかってきています。

地元三重県では、今日、全県的な人権教育の研究大会が開催されており、本日は分科会ということで、各保育園や学校の先生等の実践報告が行われていますが、昨日の全体会の地元報告で、被差別部落出身のお母さんたちが登壇し、ご自身の経験や思いを語られていました。その報告の中で、「私は子どもが差別によって下を向き、背中を丸め、その差別を受けることへの不安や怯えを抱かせるために、子どもを生んだわけじゃない。」と訴えられていました。今回の判決では、マジョリティには「見えてきにくい、聞こえてきにくい」構造が働いているがゆえに、差別の現実が届きにくくなってはいるものの、このように被差別部落にルーツのない人たちに、ルーツがないを理由に差別が発生することがない、自身や子どもが差別を受けることに不安や心配を抱かされることのない社会である一方で、被差別当事者は今なおこの社会に差別があることによって、ルーツがあることを理由に発生する差別の被害、受ける可能性への不安を抱かされており、それも差別の現実であり被害であると言及されたということです。

五番目は、こうした差別の現実というものは、個人的な実感や感覚だけで判断するものではないということも、この判決を受けて、改めて私自身が大切にしたいところであります。つまり「差別のことを自分は見たことがないし聞いたこともないから差別はない」という方程式は完全に誤りだということです。差別を受けることへの不安は、当事者であることを隠して生きることをマイノリティに強いており、被差別部落にルーツがあること、ハンセン病元患者が家族にいることを、わざわざ言う人はないとしても、言いたい時に言えない、隠しておかなければならないという状態に置かれていることが問題だと思っています。基本的に、マイノリティ、差別当事者の声は、差別が生み出す抑圧構造によって、声を捻じ伏せられやすくなります。ただでさえ、マイノリティは数として少ないという面があることも影響の一つです。今回、原告に立った約二三〇人の方々も、さまざまな葛藤や懸念を抱く中で原告に立たれました。自分が原告になれば、自身や家族に何らか影響を与えてしまうことになるのではないか、差別の被害を受けることになるのではないかと感じ、この間、運動の第一線で活動されてきた人たちも原告にならなかったこと、運動団体に所属していない被差別部落出身の方々は多くいて、そうした人たちの声は、さらに小さく、この社会に届いていない状況もあります。

被差別当事者たちの思いや声が今回の判決につながったことについて、改めて弁護団の方々と原告の方々の思いが大きく、心から敬意を表したいと思っています。指宿先生のお話にありましたように、決してこれは被差別部落出身者だけに関わるものではなく、さまざまなマイノリティがこれから差別と闘うにあたり、活用していける判決だと私自身も捉えております。

徳田　どうもありがとうございました。すいません、時間を気にされたんだと思います。申し訳ありません。八ページから九ページにかけて、これは三重県における、現在における部落差別の実態、具体的な事例があがっています。決して過去の問題ではなく、現在、こうしたことが深刻な問題としてあるということ。これは私たちハンセン病問題に関わっている者も、まさにひしひしと感じていることでありまして、結婚差別の問題というのは、ハンセン病の患者であった方たちの家族に、いまだに具体的に深刻な問題として起こっていることを、いまの話を聞きながら思い出しましたし、一〇ページにこうした闘いの中で、マジョリティの側がどういう反応するのかということを、松村さんが具体的に書いてくださっていますので、ご覧いただければと思います。どうもありがとうございました。

続きまして、京都弁護士会の会員であります豊福さんに在日コリアンに対する、本当に豊福さんは、さまざまな差別・人権侵害に果敢に闘ってこられた方で、今日お会いすることをとても楽しみにしてきたんですけれど、短い時間で申し訳ありません。豊福さん、よろしくお願いします。多少はみなさん許してくださると思うので、あまり時間を気にして言いたいことをはしょることなく、よろしくお願いします。

豊福誠二　はい、紹介いただきました、京都弁護士会所属の豊福と申します。私の発言要旨は一一ページ以下に収めてありますが、一番二番に関してはもう指宿先生がおっしゃったこと、そのまんまでございます。僕も差別されない権利という法的構成に関しましては、以前から存じ上げておりました。金子先生の論文も読んで感動してたんですけども、それがそっくりその東京高裁で出て、まさかこんな形で言ってくるとは僕も想像してませんでしたので、外野からは、ファンとして非常に感動しました。

不法行為や差止請求を認めさせる場合の被侵害利益としてこれまで裁判例で認められていたのはプライバシーか名誉権だったんだけども、『部落地名総鑑』が発刊されたから、じゃあ部落出身の方のプライバシーが侵害されたとも言えないし、逆に名誉権と言ったって、部落差別はあってはならないものなんだから、特定の部落出身者が悪いということは口が裂けても言えないわけです。そこにジレンマがあるわけですよ。私の部落が公開されたから名誉権侵害だとは言いたくないでしょう、逆さまなんで。部落がなぜ悪いんだと言いたいほうなんで、どうしたもんか、やっぱり差別される、されない権利で行かないとダメだなと思ったら、そのとおりの判決が出ました。同じことですが、補足させていただきますと、憲法第一四条の平等というのは、不合理な差別的取扱い禁止というドライな意味だったんですよ。差別がいけないんだ、差別が人の心を傷つけるんだとは教科書には一言も書いていない。差別を禁ずるのは憲法第一四条で、つまり比較の問題で、それだけの話で、何が悪いのという話、良い悪いの問題じゃなかったんです。それを今回初めて良い悪いの問題にしてくださったのが東京高裁でしたので、ひじょうに感動した次第です。

私は在日朝鮮人のヘイトスピーチとか権利獲得に向けて、活動をある程度してきた者なんですけども、ハンセン病と朝鮮人も実は関係がひじょうに深いものがありまして、ハンセン病療養所に入っておられた方々のうち六パーセントが朝鮮人、場所によって一割だったんです。なぜこんなに多かったのかということに関しては、研究者の方の言葉でそのまま申し上げますけど、ハンセン病の発症した時は、衛生状態が悪かった方に発症が多かったんだということらしくて。昔からの隔離政策は戦前から続けてられましたが、戦前は特に取扱いに差別はなく、気持ちの中で朝鮮人がどうのこうのという人はいたでしょうが、戦後どうなったかというと、まず在日は年金ないですよね。ないので、療養所の中にいて、障害年金、それから老齢年金をもらっている人と、朝鮮人のもらえない人の中で格差が生じてしまった、しかも、かなりの割合の人が。というなかなか難しい問題があったということをお聞きしています。ここを長くしゃべるとお時間がなくなりますので。次は、動画を見ていただきます。ヘイトスピーチの例で、みなさんこれ見たくなかったら、耳を塞いで下を向いていていただいたら結構なんですが。

ちょっと音声が共有できませんでした。さっきのは朝鮮学校に在特会という極右連中がやってきた時の動画です。学校の中に生徒がいっぱいいるのに、こんな所は学校やないとか、いろいろ言った事件です。ひどい事件だったので、当然、ひどい事件はひどいなりに裁かれると思いますよね。それが、なかなか、そうならなかったことについてお話しします。まず、裁判には民事と刑事があることはご存知だと思いますが、当然、あれは公益的なものだから、民事事件の提訴だけでなく刑事事件でも告訴したんです。それで、一二月に事件が起こって、逮捕されたのは翌年八月でした。動画があるし、こんな悪いことやったら威力業務妨害に決まってるし、名誉毀損に決まってるし、ということが八カ月かかったわけです。民事裁判は、我々が相手に対峙するわけですから、如何にこいつらが酷いことをやったか、朝鮮学校がどんなとこなのかということについて十分ものが言えるわけです。ところが、刑事裁判だと朝鮮学校の代弁者が検察官になるわけです。当初から嫌な予感はしてました。検察官が朝鮮学校に寄り添って、朝鮮学校はお前らの言っているようなところじゃないと言ってくれるわけないよなと思っていました。検察官というのは公益の代表者と言って、あるいは僕の司法研修所の先生も検察教官も「被害者と共に泣け、それが検察官なんだ」と言ってました。泣いてくれたかと言ったら全然泣いてくれなかった、ひどかったです。

だから、刑事裁判はどうなるのかなと思ったら、あ、その前に、申し上げますと、なぜそれが大問題だと私が申し上げるかというと、裁判所というのは何のためにあるかというと、世の中、民主主義でできてるわけです。良くも悪くも代表民主制ですから、多数者支配型民主主義、多数決で決まるわけです。だから、少数者の権利が問題になっているところで、多数原理はあんまりうまくはたらかない。だって、ハンセン病の人々の権利救済はどれだけかかりましたか。結局、最後に裁判所が言って初めて変わったでしょう。だから、マイノリティのことはどうしても代表民主制の多数決原理による国会だけではだめで裁判所が介入しないといけない。だからこそ、その時、裁判所の公平さに問題があったらいけないわけです。そういう時は絶対に裁判所というのは、理屈のところだから、問題があってはいけないんです。最後の砦なわけです。そこが歪んでいるとひじょうに問題だなということなんです。

実際、さっきの事件でも、刑事裁判で検察官が、人種差別なんだ、ひどいことなんだということを一言も言いませんでした。結局、あの事件が『騒いだから悪い』という判決になってしまったのはなぜかというと、検察官がそうとしか言わなかったからです。以下は、検察官の論告の一部ですね。「本件は、被告人四名が

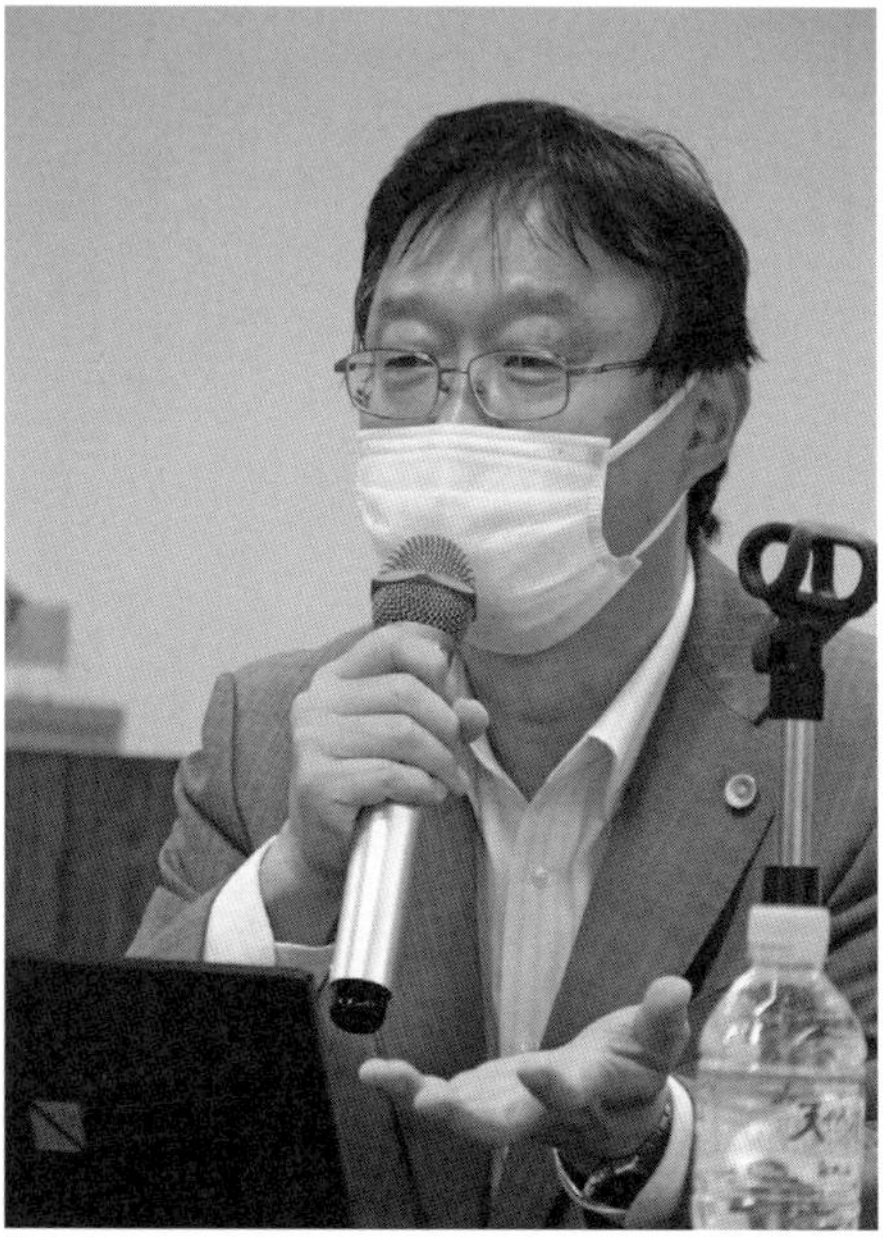

京都市の管理する勧進橋公園でサッカーゴールや朝礼台…を設置して」で、最後の「拡声器を使うなどして侮辱的発言を繰り返し怒号し、同校の業務を妨害するとともに、同校及びその運用運営法人を侮辱したという事案である」。そういう問題じゃないだろうと思います。けども、そうも言えますけど、騒いだ問題になっているわけです。判決も結局、騒いだからいけないということになっています。情状部分、ここに書いておきましたが、最後の方だけ「被害者らの所有物を移動させてその引き取りを執拗に要求するなどの実力行使に及んで喧噪を生じさせたものであり」、喧噪を生じさせた、だから、大騒ぎはしました。中にいた子どもたちがどんな気持ちだったかという話は全然。だって、検察官もそういう主張をしませんでした。ということは、裁判所は検察官の人に縛られますから、検察官以上のこと言っちゃダメなわけです。裁判ですから、その通りなんですけども、ああ、やっぱり、その通りになったなと思いました。ただ、当時は、そういうものだろうと我々も思っていました。ところが、これひどい例で、逆にね、民事だったらどうだったかと言ったら、我々が主張したことに関してはこうなるわけです、はい。結局、彼らが言っていること、彼らは正義のためにやってきたと言っているんです。あのね、朝鮮学校というのはすごく貧乏な学校だったので、自分の運動場がなかったので、道を挟んだ反対側の京都市の公園を運動場で使っていました。実はそういう学校は昔いっぱいあったんです、朝鮮学校以外にも。でも、彼らはそのことも知らずに、彼らが不法占拠してるんだと言って、やってきたわけですよ。「示威活動①において、本件公園の違法な占有状態を（行政を通じてではなく、いわば私人による自力救済として）解消する意図で活動したかのように装っている。しかし、それが表面的な装いにすぎないことは、」だから、民事裁判においては看破しているわけです。彼らは差別しに来

ているだけであって、正義面してるけども、そんなことはないと言っているだけです。これに耳を貸したらいけませんということを、民事裁判はちゃんと言ってくれました。

ところが、二〇〇九年にさっきの主犯がもう一回やってきて、「ここに何年前かまであった、朝鮮学校ってありますよね」と笑いながら言って、今度は「朝鮮学校が日本人を拉致してます」とかいうことを言うもんだから、これは問題やっていうことで、また僕らも告訴しました。これは名誉毀損事件で告訴したんです。それがもう地獄のようでした。立証態度に検察官と弁護人に大きな違いがありました。これは刑事裁判なので僕らは手出しできないわけです。わかりますか。被害者は当事者じゃないから黙っとれという話です。裁判所は検察官と弁護人の話だけは聞きます。

検察官は、当事者である朝鮮学校関係者に事情を全然聞きに来ませんでした。結局どんな証拠を出したかと言ったら、犯行場所の特定地図とか、犯行日時の特定、本件で使用した拡声器の形状と、そういうことばかり。他方、弁護側は何を出してきたかといえば、櫻井よしこのコラムとか、その他、箸にも棒にもかからないような資料、朝鮮総連がこんな悪いんだと、北朝鮮はどんな国なんだ、それと学校がどうつながってるんだとかいうような、真偽の定かでないような、とにかくひどい極右論文ばかり多数出して、検察官が不同意にするのを、裁判所が全部採用しちゃった。

その結果、法廷がどうなったかといえば、朝鮮学校というのはとんでもない悪い学校なんだ、そこに対してどうこう言うことは、かえって正義にかなうことなんだ、みたいな空気が流れちゃって、法廷で傍聴していた人々はずっと悲しかった。公判でもこんな感じです。検察官、一つもやる気ないわけ。「『朝鮮新報』これはどこの新聞ですか」「朝鮮総連です」、これ被告人に質問してるんですよ。「『統一日報』、これはどこの新聞ですか。」「統一教会です」、むちゃくちゃなんですよ。そのまま誰も修正しないまま。要するに歴史修正主義が法廷で覆っちゃったわけです。それで、判決はどうなったかというと、公益目的が認められた。

差別と公益目的は絶対に両立しません。それを、これは拉致問題解決のための公益目的なんだという認定がされました。もう椅子ごとひっくり返ったろうと思いましたよ。こんなことになっちゃった、そういうひどいものだったということですね。

これは、刑事裁判に当事者が外から関与できないがために、ああなるわけですけれども、せっかく人権の砦として、裁判所が補完的役割を期待されているのに、こんなことではいかんということで。民事裁判ではなんとかなるんですけども。ただし、民事裁判でも、裁判官というのは差別が何なのかということ、歴史がどうのこうのということ、全然知りませんから、知らずに裁判官になっていますから。原告側の立証が大変なんです。裁判所は証拠以外から事実認定したらダメです、新聞とかも読んだら本当はいけない。だけど、差別が何なのかぐらい素養として持ってほしいけれども持ってないわけです。だから一〇〇〇ページも二〇〇〇ページも我々は立証して、ああいう裁判を勝ち抜けたわけですが。

さて、話を元に戻すと、被害回復のための民事訴訟で差し止めとか求める時の法的構成とおっしゃいました。差し止めすごく難しかったんですが、差別をされない権利というのが新しく認められたことによって、やり方が変わってくるし、それは権利なんだということが多分教科書に書かれますから。裁判官が理解してくれるんじゃないかという期待があります。

刑事裁判についても、検察官の意識改革をもうちょっとしてよということについて、影響を及ぼすのではと思います。今の日本には内容を伴う差別禁止立法が全くないわけですけれども。なので、いま、ロビー活動とか、師岡弁護士などとしておりますが、そういうところにも良い影響を与えるのではないかということでございます。今回の高裁判決については本当におつかれさまでした、ありがとうございましたと、歴史を一歩進めたところを、我々は目撃したんだということで、このようなところからでございますが、お礼を申し上げたいと思います。ありがとうございました。

徳田　裁判所がどれほど機能してないのかという実態と、今回の差別されない権利というものが認められたことの意義というのを端的に明らかにしていただいたと思います。

続いて、私の隣に座っておられます。全療協の会長、屋猛司さんにお話をうかがいたいと思います。屋会長はいま、大変な思いをしながら全国をかけ回って、ハンセン病問題の差別偏見の解消に取り組んでおられます。まず屋会長にお聞きしたいんですけど、ハンセン病問題における偏見差別の現状、これについてどういうふうにお考えなのかを話していただいていいですか。

屋猛司　どうもみなさん、こんにちは。八月一日から全国ハンセン病療養所入所者協議会の会長をすることになりました。屋猛司と申します。

よろしくお願いします。指宿先生とかみなさんがいま、発言されておりますけれど、何も知らない方は潜在的差別、と言うんですかね。父親、母親、おじいさ

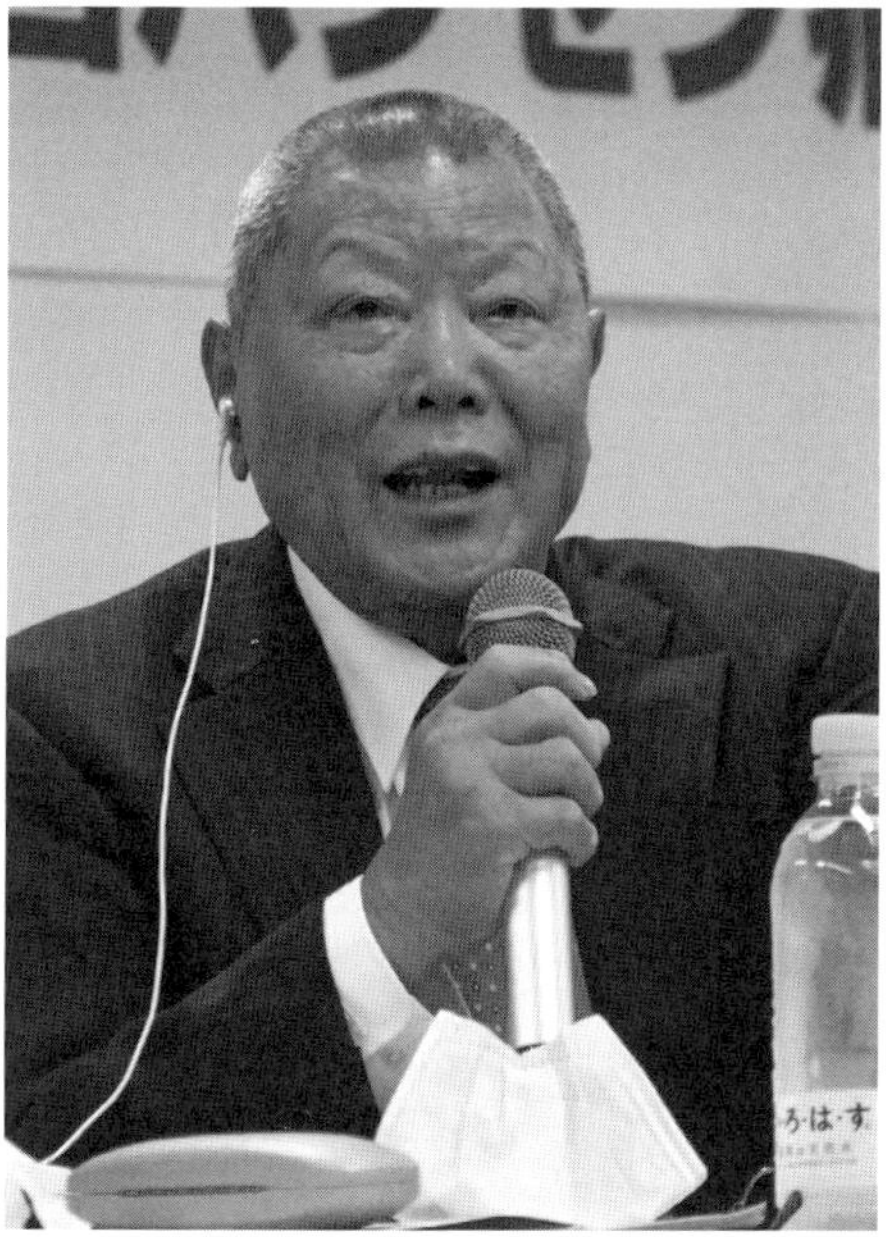

ん、おばあさんから、そういう昔からの差別を頭に入れて、という形で、いまの検察官の話でも、潜在的な差別というのが頭の中に入っていると思うんですよ。ハンセン病に罹って、部落の方々とのお付き合いも、私どもはしてるんですが、どういうことないんだけど、ハンセン病の一三の隔離施設いうのは、近くの方はご存知ですが、同じ岡山県でも県北に行けば、わからないところがあります。私どもは、今年は一一の小学校・中学校・高校のほうに啓発に行っております。啓発に行って、子どもたちのほうがやっぱり頭が一番真っ白でよく聞いてくれます。質問もぎょうさんしてくれます。自由に質問時間を設けたら、三〇分質問をこの前もしてくれました。どういう質問するか言うたらね、ほんまに他愛のない質問なんですが、それから丁寧に答えていくことによって、小学校六年生でしたけど、私立なんですが小学校五、六年生から、中学校、高校、大学と、教えている先生方も教育しなければ、人権ということは、ハンセン病問題を基本として、学んでほしいというふうに思っているんですけど、先生方自体がちょっと頼りない。だから、いまの子どもたちが大きくなって、そういう勉強していただいたら、三〇年ぐらいしたら、みなさん、人権について詳しくなるんじゃないかと。もういまの我々世代、僕は現在八一歳ですが、六〇歳以上の方々はね、これは頭なかなか直らないと思うから、子どもから人権の問題を勉強していただいたら、もう三〇年、五〇年したら、日本の中でこういう偏見差別はないだろうと。

　いま、先生方が話されたヘイトスピーチにしてもね。僕らが小学校、中学校の頃から、右翼の団体が学校のほうに行ってヘイトスピーチやっているのは知っておりましたんでね。だから、ひどいもんだと。最初は、ヤクザがやることないのになと、右翼の団体だったと、大きな拡声器でヘイトスピーチ。その頃のヘイトスピーチいうのは、そういう名前がなかったと思うんですけど。そういうことがあったと思います。これ、右翼団体いうことも、これもやっぱり差別なんですかね。

そういうことで、このハンセン病については九月末現在で、七七七人の入所者がおります。平均年齢が八八歳。邑久光明園では五九人だったんですが、今朝ほど一人亡くなったという情報が入りまして、五八人になっております。平均年齢は八八・五歳ということで、超高齢化の中でみなさんが地元、自分の育った所に帰れないというのはなぜかいうたら、やっぱり潜在的差別ですね。これがあるから帰れない。帰ったら、きょうだい、めい。孫は、子どもができてから中に入っている方もおられるんで、一〇パーセント弱。中ではもう子どもは作れませんでしたから。だから、外で結婚していて、ハンセン病になって入所したいう方もおられますから、子どもは一〇パーセント弱おります。そういう子ども、子どもの孫いう方々は結婚という時に、お父さん、お母さん、おじいさん、おばあさん、そういう人がおった言うたらね。やっぱり離婚もやむなし、いうことがあるんです。文句言えないというような形になりますんでね。また、お付き合いしていて、結婚はできなかったいうのも、やっぱり、指宿先生が言われたようなことはハンセン病でも起こっております。

だからこれができたら、「差別禁止法」とかいうのがあれば、それは、いけるんじゃないかと思うんだけど、「差別禁止法」が、また人によっては、これはまた問題だという方もおられますけど、やっぱりある程度、罰則規定みたいなのがなかったら、これはなかなか難しいかなというふうに思いますけど、これは、いまから弁護士の先生方に頑張ってもらわないかんかなというふうに思っています。以上でよろしいですか。

徳田　ありがとうございます。みなさん、お手元の資料の一三ページを見ていただきたいんですけれど。二年前の二月に、一八九九（明治三二）年、長野県の大町警察署という所が全国的に内務省の指示に基づいて、ハンセン病の患者さん及びその血統家系調べという、全国的な調査をした台帳、これがネットオークションに出たんですね。これはいろんな形で出品者を説得するなりして、一応、落札者がないままに、出品の取り消しにはなったんですけれども、こういった全国調査というのは、実は何回も行われていまして、各警察署がこういう台帳を作っているので、台帳の数がどれくらいあるか想像つかないわけです。おそらく総数は数百以上の台帳があるだろうと思われていて、この台帳がネットオークションに出ている、これを止めるという法的な根拠といったものが極めて問題になっていたわけで、全療協、統一交渉団やハンセン病市民学会で

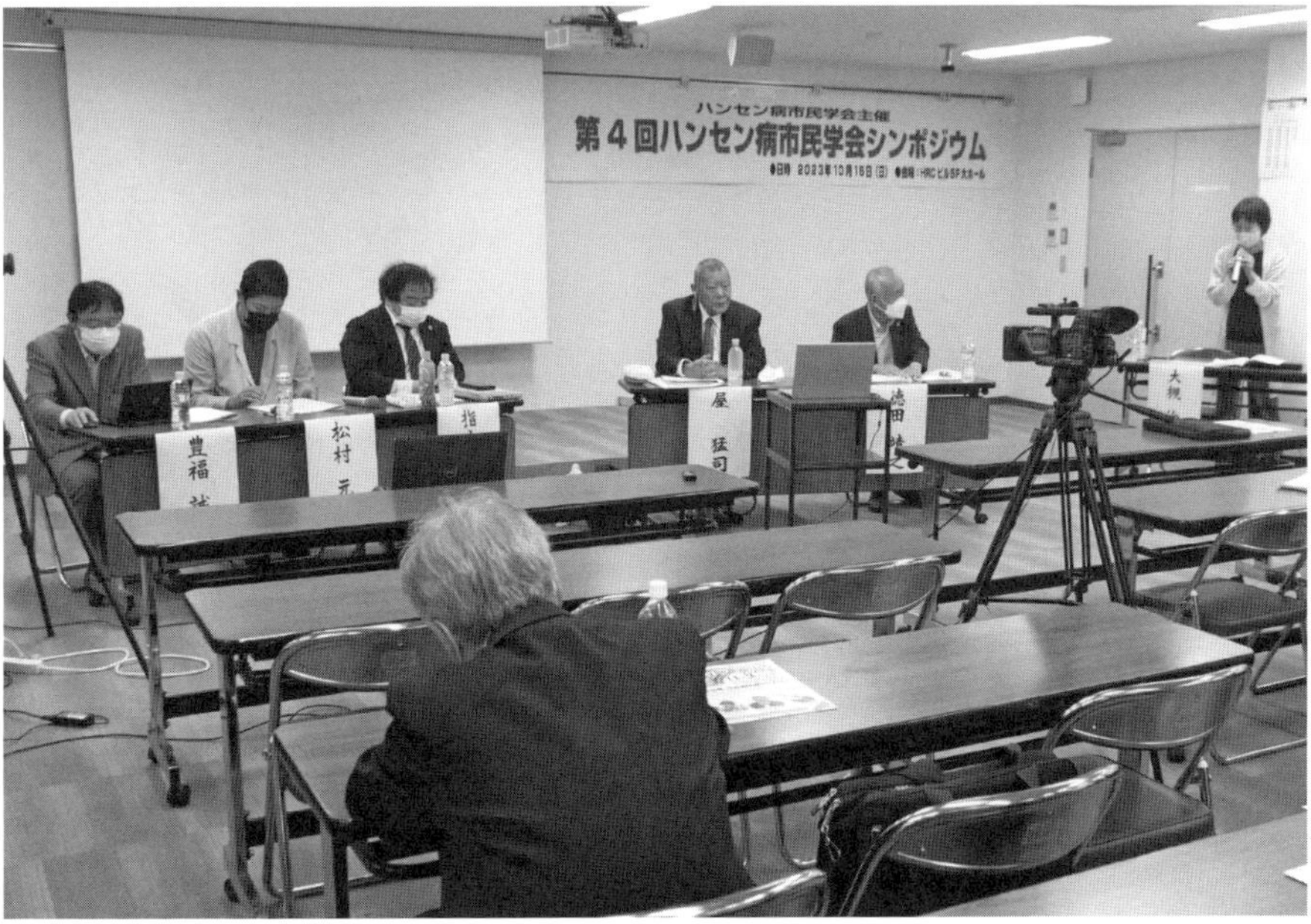

も厚労大臣に対して、こういうことが二度と行われないようにという要請書を出したりしています。台帳等が出品されたり、あるいは出版されようという時に、この差別されない権利というものが、裁判という場で認められるということは、ひじょうに大きな意味があるのではないか。

ここについても少し屋会長とやり取りしようと思ったんですが、時間の関係で私のほうから紹介をさせていただきました。いま、御三方から、いろんな立場からのお話があったんですけど、これをお聞きになって、指宿さんのほうでコメントがあればお願いします。

指宿　みなさん、ありがとうございます。さっきの検察官の意識の話があったと思うんですけど、同じように裁判官の意識も問題で、もっと言うと、弁護士の意識も問題なんです。なぜかというと、我々、憲法の教科書で差別という言葉は出てきますけど、いまここで議論されているような意味の差別、本当に深刻な人権侵害、その人の個人の尊厳や人格を否定してしまうような意味での差別の問題が、憲法の教科書に書かれてない。だから、差別っていうのは、同じ人は同じに扱わなきゃいけないのに、そうしないことという程度のひじょうに軽い浅い認識で終わっちゃっているんです。これがやっぱり変えなきゃいけないところだなと、聞いていて、思いました。

だから、法律家たち法曹三者が差別の問題を本当に真剣に考えて、取り組まない、また、そういう知識や感性を持っていない。これは実際、本件も地裁の時に裁判官が話していて、本当にそれは思って、こちらがものすごく陳述書を出し、また、部落差別の歴史や現状についてのたくさんの意見書や資料を出しても、全然ピンと来てないなというのがすごく感じられたんです。だから、そこから変わっていかなければいけない。そのためにこの判決をテコにして、いろんな形で法曹界、それから、もっと言うと日本の社会全体を変えていくような、当たり前なんだけど、差別は許されない、絶対にやっちゃいけない。そんなことがあったら、裁判所としても国としても止めなきゃいけない。この当たり前のことが確認されてない現状というのを、この差別されない権利を用いて、前進させていかなければいけないと思います。

徳田　ありがとうございました。それでは、続いて、この差別されない権利という裁判所が認めたこうした考え方を、これからそれぞれの分野でどのように活用していくのか、あるいは、今後の課題として何があるのか、本当に短い時間で申し訳ないんですけど、できれば、五分程度でお話ししていただければと思います。じゃあ、最初に豊福さんのほうからお願いします。

豊福　はい。指宿先生の言葉をお受けして、あ、そうだなと思ったことを申し上げます。憲法のいまのホープです。先日、京都大学の曽我部教授という、憲法のいまのホープです。昔は、いろいろ憲法学者がいらっしゃいましたけども、いまの憲法学のホープの曽我部先生という方がおられて、新しいことはどんどん言っていかないとだめだよと言うんです。というのは、憲法の教科書には、一九六五年頃までに意識されたことは書いてあるんだけれども、例えば、同性婚の問題とか、トランスジェンダーの問題とかは、憲法教科書に書いてないから、憲法学者も考えたことなかったんですって。それで、これらの権利が裁判で訴えられて、いま、いろいろ、合憲だ、違憲だと出てきて、それを後追いで憲法学者はやってるわけです。なので、この差別されない権利も、憲法一四条の理解が今まで硬直していましたから、この裁判で、高裁で新しく認められた以上は、これから議論になるはずなんです。なので、我々はどんどん新しいことを言って、憲法学会を揺すっていかないといけないんだなという認識を確認いたしました。以上です。

徳田　ありがとうございます。じゃあ、松村さんお願いします。

松村　判例を勝ち取るために準備が進められています

が、今回、「差別されない権利」を具体化するために、法律で部落差別を定義し、禁止する必要があることを判決に盛り込んでほしいと思っています。あらゆる差別を包括的に禁止する法律については、国連の人権高等弁務官事務所がガイドを出したように、諸川先生が中心的にやっておられる取り組みや、このHRCビルの八階にある「部落解放・人権研究所」が三月に、「包括的差別禁止法案」を打ち出しており、こういったものを具体化するのに、あらゆるマイノリティが集い、法律の制定運動を展開する必要があると思っています。同時に、差別を禁止すると言っても、何を禁止するのかという議論は、研究を重ねていくことが必要だと思っていて、今回の裁判の中では、地名をどう取り扱うかについて、地名公表そのものを禁止していいのかということも考えていかなければならないと思っています。それは当事者側が地名を出していくということも当然ながらあるなかで、それも規制の対象にするのかどうかということです。私は、差別行為を禁止すべきだと考えていて、被差別部落の地名を基にして婚姻の自由を侵害する結婚差別行為を規制する、子どもや親戚の結婚予定者が被差別部落出身であるかどうかの差別身元調査というプライバシーの侵害行為を規制する、住民票の写しや戸籍謄本を不正に取得するという個人情報保護の侵害を禁止する、就職時における差別という働く権利の侵害を規制するなど、繰り返しになりますが、何を法律で禁止するべきかを練り上げていく必要があると思っています。

教育や啓発に関しては、日本でも何十年か前に「人権教育の国連一〇年行動計画」がありましたが、その中では警察や司法も対象になっていたわけですが、基本的には何もしてきませんでした。その結果、外国人というだけで職務質問をかける、入管がとんでもない行為に及ぶ、司法もマジョリティ側に立った判決を出し続けてしまうなどを生み出し、本来、司法が救済すべきマイノリティへの被害を救済してこれなかったと思っていて、今後は、差別の解消に有効な教育啓発とは何かを整理し、社会のあらゆる組織や個人に浸透させていくことが必要だと思います。

相談体制の充実や効果的な救済制度の確立は本当に必要です。例えば、去年、三重県民の人権意識を図る意識調査が実施されましたが、広く県民を対象とした調査で、過去五年で一割を少し超える人たちが権利侵害を受けたと回答し、受けた権利侵害に対し、どう対処したのかと問うと、三五パーセントが我慢したと答えていました。県では、県営の人権センターがあり人権相談をやっていますが、わずか一・五パーセントしか、相談をしていなかったという結果でした。「部落差別解消推進法」や他の法律でも「相談体制の充実」などが位置付けられていますが、それはどうすれば具体的に機能していくのか、どうすれば被害者が泣き寝入りにならなくて済むのか、小手先の取り組みではなく、相談のあり方や体制などを抜本的に変革しなければならないと思っています。積極的に国や自治体が差別や人権侵害の被害を把握するために、マイノリティを対象とした調査も実施させせないといけないと考えています。現実を正確に捉え、なぜ、こうした差別や人権侵害が起きるのか、原因や背景を突き止め、課題を整理し、政策につなげるといった「人権デュー・ディリジェンス」を企業に限らず、国や自治体も取り組むべきだと思います。以上です。

徳田　ありがとうございました。ごめんなさい。本当時間を気にしての発言だったと思いますけど、ありがとうございます。じゃあ、最後になりますけども、全療協の屋会長に、いま、全療協が置かれている状況というのは、ひじょうに厳しい状況であろうと、みなさん、よくご存知だと思いますけれど、入所しておられる方々の高齢化、もう平均年齢が八七、八八歳という状況で、なおかつ人数も少なくなっておられます。自治会活動が非常に難しくなっているところで、大変な重大な局面で会長に就任されておられます。全療協の会長として、偏見差別解消の問題と含めて、いまの思いを語っていただきたいと思います。

屋　私も、私の年齢が八一歳と九カ月ということで、全療協活動を七年間ちょっと頑張らなあかんかなというふうに、まっとうできるかわからんけどね。まず現在、事務局長がこの前一四日に亡くなりましたんでね。事務局長を作らなければ、私一人ではどうにもならんということもあります。

それといま現在、国家公務員の定員削減、これが二〇二五（令和七）年から始まります。いまの状況を、療養所は国家公務員削減を受けて、少し苦しくなってきてる。看護師の編成替えが起こるたびに入所者が移動しなければならない。これはね、移動するたびに認知症が増えてくるというような状況があります。だが、これだけは、なんとか、私の最初の仕事として、これはなんとかゼロに近い削減でなければ、最後の我々が、先輩が苦労していままで生きてきて、最後ぐらい、生きてきて良かったと言っていただきたいというふうな思いがありますんで、どうしてもこれは、止めなければいけないというふうに思っています。

これは、この一六日、東京で臨時支部長会議もやりますけど、この中で、支部長会議で意見をまとめて、統一交渉団で話をして、これを前に進めていきたいというふうに思っております。ここで岡山からも近藤先生も来られてるとは思いますので、できるだけ早い時期にこれをやらなければ。事務局長も作っていかなければというふうに考えております。これだけではハンセン病療養所のいまの状況、これからね、将来構想というてもね、もう自分たち、将来構想ができない。いま大島青松園がやっと香川県と話し合いについたと、緒についたという形で、これがまとまるまでちょっと時間がかかると。もう将来構想に手をつけられないという療養所もあります。療養所自治会と言いましても、いまは一三の療養所が全国、青森から沖縄にございますけど、二つの療養所でいまはもう自治会活動できないと、休会という形があります。もう少しすると、また増えてくるかなというふうに思いますんで、この減らない間になんとかまとめていかないかんというふうに思っています。

それと、我々がおらなくなった後、永続化問題というのも起こってきます。これは、我々の時代に、ハンセン病の偏見差別がなくなるのはね、おそらく無理だろうと。岡山県の長島の中に二つの長島愛生園と邑久光明園があります。これを人権教育の島として残していって、子どもたちにこういうことでハンセン病の大昔の方々は人権侵害を受けながら、その中で生きてきたということを勉強していただきたいと思います。瀬戸内三園は全部島なんです。大島青松園も、高松の先にある島にあります。この瀬戸内三園だけが島で隔離されていたということがあります。他の療養所も山の上やったり、僻地に全部作られております。いまは便利になってるところもありますけど。だけど、みなさん、超高齢化の中でこれからどうなるか、先のことを心配されています。そういう心配をさせない形で、我々は動いていかなあかんというふうに思っていますんで。厚生労働省はね、現場サイドはよくわかってくれております。だけど上のほうになるほどわからない。だから、いま言っている国家公務員定員削減についても、国会議員の先生方、二つの議懇がございます。ハンセン病問題対策議員懇談会とハンセン病問題の最終解決を進める国会議員懇談会という二つの議懇がございますんで、この議員の先生方にお手伝いいただきながら、これを早期に解決したいと。

その後は有識者委員会から提言を受けておりますので、この提言を進めていかなければ、これは厚生労働省にものを言うとります。厚生労働省に、会うたびに、一六日も一七日も話し合いをするんですが、厚生労働省でも課長あたりまでは話が通っているんですけど、審議官とか局長とかいうのが、一年を待たずに交代していくんです。これはいまの課長ぐらいまでは、二年ぐらいで変わるんだけど、審議官や局長がコロコロ変わっていくから話にならないんで。だから、課長あたりに頑張っていただかなければいけないというふうに思っています。

ところが、五〇〇人くらいまでからと。五〇〇人までいうたら、五年したら五〇〇人は切るだろうというふうに思っていますので、これはのんびりしてるわけにいかないんで、隣の徳田先生にも頑張ってもらわなければ、まだ引退してもらうのは早いかもわからん気がするので、みなさんに頑張ってもらって、歯止めをしなければいけないというふうに思っています。

徳田　どうもありがとうございます。屋会長の決意表明として受け止めました。それでは、残り時間が本当になくなったんですが、最後に今日、本当にお忙しい中、基調講演とパネルディスカッションにも参加していただいた指宿さんから、お話をいただきたいと思います。

指宿　はい、私は、今日は歴史的な日だと思っています。差別されない権利、東京高裁判決について、学会において初めてこれが取り上げられた、その日です。本来は憲法学会でこの問題を取り上げて議論すべきなんです。ただ、正直、期待できないです。憲法学者のほとんどはこの判決に注目してないと思います。木村草太先生、それから金子匡良先生、このお二人だけですね。というとちょっと語弊があるけど、プラス何人か若手の研究者は注目してるんですけど、憲法学会の中で差別の問題について本当に関心が低いんですよ。その状況がすごく問題だと思っています。

もっと言うと、差別の問題について、社会が本気で目を向けてるのかということも、考えなければいけない。それは確かに何か判決が出れば、そこそこ報道はされますよ。でも、本当にちゃんと勉強して内容を深く捉えて記事を書く記者は少ないんです。その数少ない例外の記事が、この六ページの、今日もそこにいらっしゃる朝日新聞の北野隆一さんの記事ですよ。こういう記事が本当はもっと出なきゃいけない。テレビやラジオでも、もっと深掘りした番組やってくれてもいいと思うんです。だから、正直言って、私は自分たちが取った判決だから言いにくいんだけど、もっとこの判決は注目されて議論されて当然だ。だから、憲法学会に限らず、さまざまな学会で、法律関係の学会で議論されておかしくないし、法律雑誌でも、もっとこれについて判例の評釈というんですけど、判例を評価した学者の文章が載っていいはずなんですけど、ないんです。一審判決について、金子先生が『法学セミナー』という学生向けの雑誌に、すごくいい文章を書いてくれましたけど。これ、我々が広めないと多分、広がらないです。これは法律の分野だけじゃなくて、社会でも一時的に若干報道されたけど、それで忘れられていきます、そのままだと。これを使ってさまざまな闘いがあり、さまざまな裁判がありというふうにならないと、一過性のものに終わってしまうと思います。

さっきちょっと紹介した横浜地裁川崎支部の在日コリアンの女性の件の判決も、判決はいい判決なんですよ。差別されない権利という明言はしなかったけど、今回の判決を引き継いだような、すごく裁判官も頑張って書いた判決なんだけど、申し訳ないけど、これ、インターネットで記者の方も聞いてるから申し訳ないんだけど、報道がいまいちです。ちゃんと判決を読んでその大事なところをきちんと報道してくれていない。一社だけ、これはちゃんとポイントを押さえているかなという判決の記事がありましたけど、記者の方にはもっと勉強してほしいと正直、思っています。

そういうことも含めて、今日、このハンセン病市民学会でこの判決について議論したってことは出発点になるんじゃないかと思って、期待しています。ちょっと生意気なことを言ってしまいましたが、みなさんとともにこの判決を、あらゆる分野で、差別と闘うさまざまな分野で活用していこうという決意表明及び呼びかけとして、私の最後の発言としたいと思います。ありがとうございました。

徳田　どうもありがとうございました。最後に少し私のほうからコメントだけさせてください。憲法学会の話を指宿さんがされましたけど、憲法学会の重鎮である内田博文先生がいち早くこの問題に注目されて、この差別されない権利というのをどう受け止めてどう活用するかという問題提起をされておられます。ご承知の方も多いと思うんですけれども、ハンセン病に関する偏見差別というのは、被差別部落の問題とひじょうに共通の構造をしています。二〇一五年でしたが、大阪市の社会福祉協議会が大阪の市民の意識調査というのをやった時に、一緒にお風呂に入ることに抵抗を感じるという人が大体三七パーセント以上、あなたの家族がハンセン病の患者さんであった人の家族と結婚することに抵抗を感じますかという問いに対しては実に四二・二パーセントの人が抵抗を感じるという回答をしてるんです。だから、そのハンセン病に関する偏見差別というのは本当に根深いものがあります。

その問題を解決していく上で、今回の、この差別されない権利というものを裁判所が認めていくということ

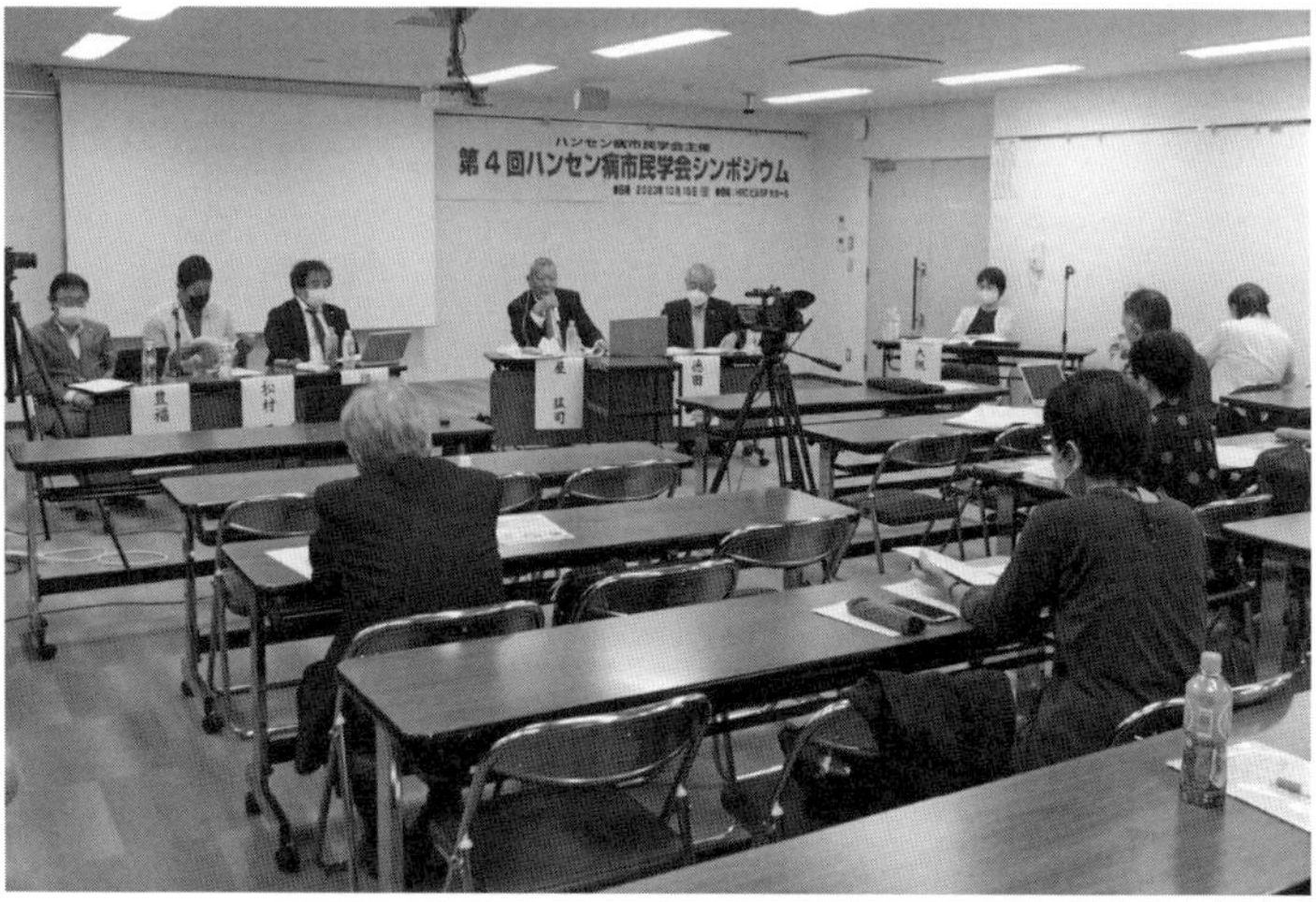

とは、とても大きな意義があるのではないかと。そういうことを考えると、このハンセン病問題を私たち一人ひとりの課題として取り組んできた私たちが、これまで他の被差別部落の問題や在日コリアンの人たちの問題等のいろんな人権課題と、どこまで行動をともにできてきていたのかというところをあらためて振り返る必要があるのかなと。まさしく包括的な「差別禁止法」を制定していく運動というのが色んな形で進められてきている。その運動の中に、このハンセン病問題に関わる私たちも主体的に参加をし、こうした包括的な「差別禁止法」の制定に向けて、私たちも努力していくということは、検討しなければいけないんだということ。それが実現する上での大きな理論的な武器として、この差別されない権利というものが、今回提起していただいたのではないかなと。だから、指宿さんは今日のこの分科会、歴史的な一歩だと評価してくださいましたけれど、私たちもこれからのハンセン病問題に関わる運動に新たな一歩を刻む、そういう出発点にできたらいいなと思っています。

　ちょうど時間になりましたので、大変不十分な内容で、あらためて今日ご参加いただいたみなさまに感謝しつつ、お詫びをしたいと思います。どうもありがとうございました。

大槻　第一部はこれで終了とさせていただきます。あらためまして、指宿弁護士はじめ、本日登壇いただいたみなさんに大きな拍手をお願い致します。ありがとうございました。

第二部

秋桜忌　内田博文氏講演「憲法に基づく再審請求」を改めて考える

●パネリスト

太田明夫（国民的再審請求人団）

北野隆一（朝日新聞記者）

鎌田慧（ハンセン病市民学会共同代表／ジャーナリスト）

金丸哲大（菊池事件再審請求弁護団）

内田博文（ハンセン病市民学会共同代表）

●コーディネーター

遠藤隆久（ハンセン病市民学会共同代表）

訓覇浩（進行・ハンセン病市民学会事務局長）　第二部の開会に先立ちまして、ご留意していただきたいことを繰り返させていただきます。会場内、スタッフ並びに申し出ていただいている報道関係者以外の方は全て撮影禁止とさせていただきます。

それから、オンライン参加のみなさまも、スクリーンショット等全て禁止、ただし、オンラインで取材をされている方、お申し出ていただいている方もおります。その方は登壇者のみ可能とさせていただきます。前から見て後方席を撮影禁止席にさせてもらっておりますのでくれぐれもご注意をよろしくお願いいたします。

それでは、ただいまから、第二部を開始させていただきます。第二部のコーディネーターの遠藤共同代表でございます。ここからの進行をよろしくお願いいたします。

遠藤隆久　第二部のコーディネーターをさせていただいております遠藤でございます。それから、みなさまには事前にQ&Aによるパネルディスカッションとお伝えしてありましたが、いろんなご意見を出していただきながら、要所要所を内田先生にまとめていただくという流れでやっていきたいと思います。

ただし、九月一七日に熊本で開いた秋桜忌で内田先生が講演された憲法に基づく国民的再審請求を改めて考えるという趣旨は変わりませんが、内田先生ご自身は緻密な法律論を立てていらっしゃって、なかなか一般の方には難しかったかもしれませんけれども、内田先生ご自身の立論の裏側にあるパッション、熱意というものも今日の議論の中でみなさまと共有させていただきたいと思います。まずパネリストのご紹介をさせていただきます。国民的再審請求人団のメンバーでもいらっしゃる太田明夫さんです。よろしくお願いします。菊池事件再審請求人団弁護団のメンバーでいらっ

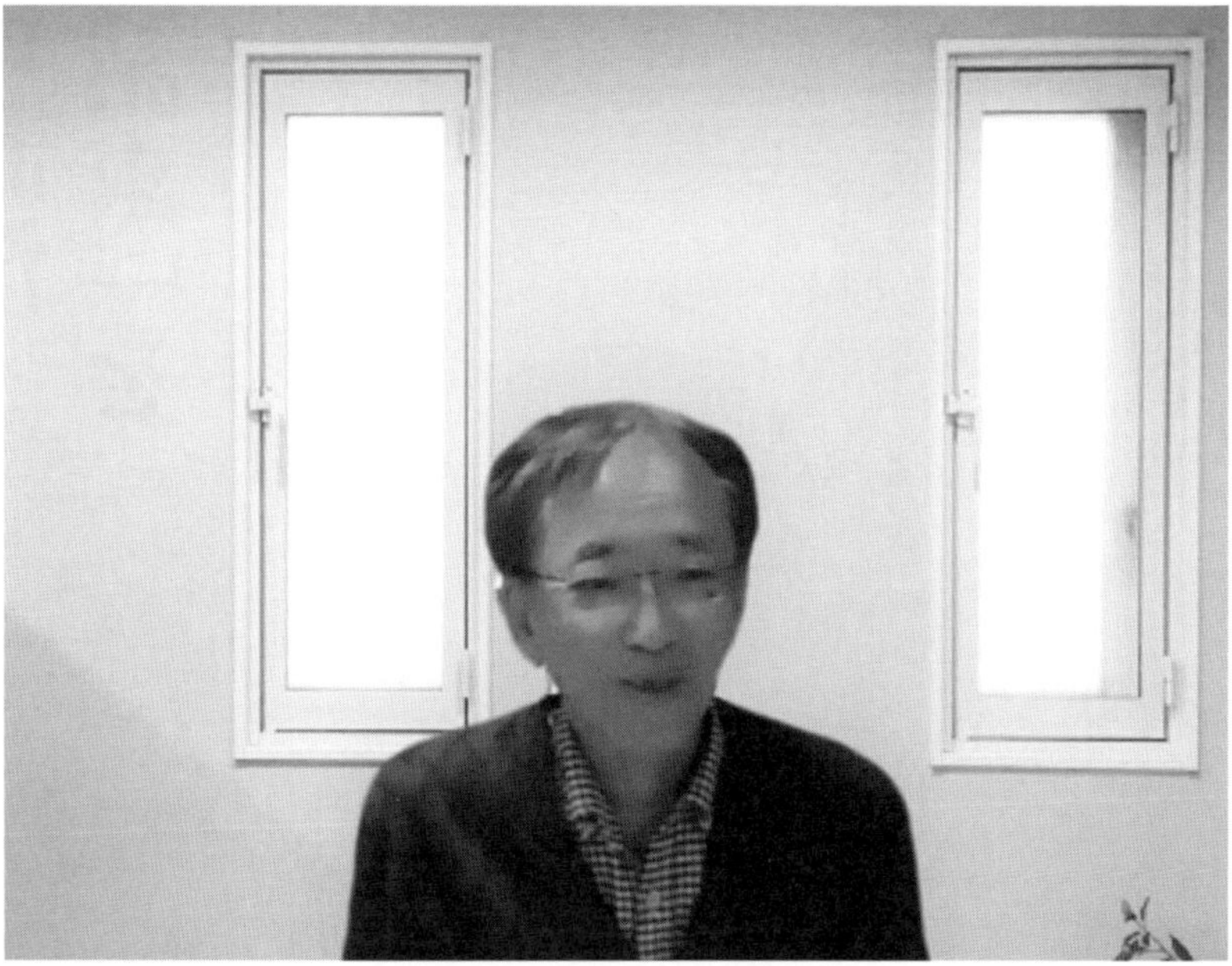

しゃいます金丸哲大先生です。金丸さんは家族問題からハンセン病弁護団に入られて、菊池事件にもかかわっていらっしゃる気鋭の弁護士でいらっしゃいます。それから、北野隆一さんは、朝日新聞の記者で、午前中のシンポジウムのなかでも指宿弁護士から北野さんの書かれた記事がとても素晴らしいとご紹介がありました。市民学会の共同代表で、さまざまな冤罪事件に関わってこられた経験のあるルポライターの鎌田慧さんです。

そして今回のテーマのベースになっておりますご講演をいただいた内田先生、このメンバーで進行させていただきたいと思います。

まず最初に本日のシンポジウムの流れをお伝えしておきます。第一番目に菊池事件はなぜわかりにくいのかということをテーマにしたいと思います。

それから、二番目のテーマはFさんが裁判所の法廷ではなく、特別法廷で裁かれたということが再審請求にとってどういう意味を持っているのかという点について、議論させていただきます。

それから、三番目に特別法廷の問題は裁判官によって十分検証されたのかということをテーマにしたいと思います。

そして四番目になぜ日本社会は変わることができないのかという問題を取り上げてみたいと思います。

最後の五番目に、運動の課題は何かという大きく五つに分けてみて、もう一度、整理したら、みなさんにお伝えすることができるんじゃないかと思います。

それでは、まず、菊池事件がなぜわかりにくく、伝わりにくいのかというテーマについて太田さんから率直な印象をお願いいたします。

太田明夫　はい、太田です。「菊池事件国民的再審請求人団」という長い名前の団体の構成員になっています。某公共放送の番組の中で五歳の女の子が出てくる番組の中で、度々気になってしょうがない言葉が「全国民に問う」という言葉、やめてほしいなと思うんです。この「国民的再審請求人団」というのも、当初国民ということにとても抵抗を感じました。というのは国民ではダメなのかと。というのは国民以外を排除する形になるのではないかということでまず抵抗を感じたんですが、ちゃんと聞いてみると、これは憲法を基に我々が行動するので、憲法に則って国民的という言葉を使うことに意義があるんだ、ということを聞いた上で、私の中では、国民的という言葉を、国民市民的と読み替えながら活動に参加しているものです。

それともう一つ、最初にお断りしておきます。ずいぶん生意気なやつと思われるかもしれませんが、私、

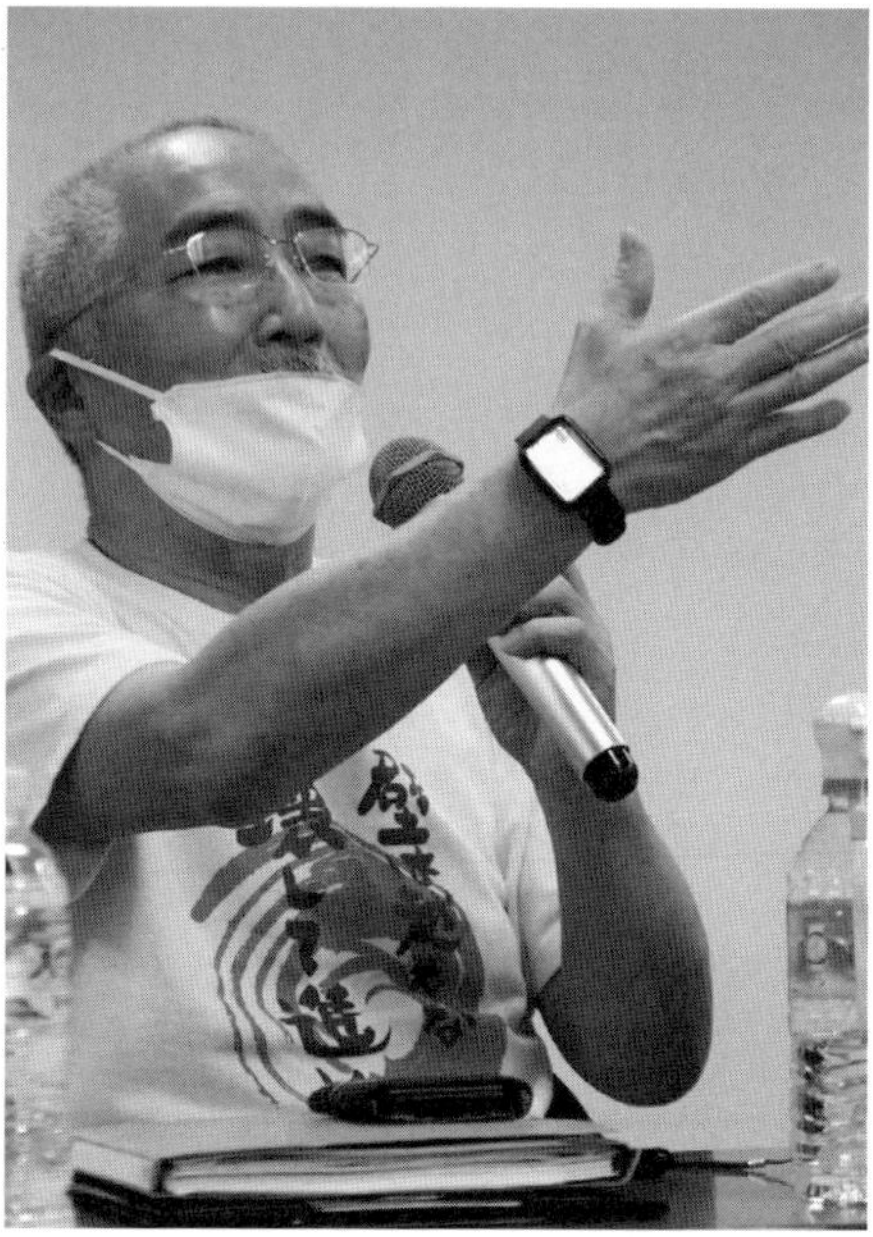

どなたに対しても、さん付けで呼ばせていただいています。大学の教員の方であろうが、弁護士の方であろうが、さん付けで呼ばせてもらっています。これはやっぱり市民学会なんだから水平のほうがいいと思って、さん付けで呼ばせていただきます。

内田さんの講演を秋桜忌で聞いた翌日、別の学習会で、ある弁護士の方から、「昨日の話、太田さんもわかっていないよね」と言われてそれぐらいわからない者の代表として今日はここへ来ました。

長くなって恐縮なんですが、菊池事件のことをいろんな所で話をしても、残念ながら、ハンセン病問題にかなり長く取り組んでいる方の中でも、菊池事件って聞いた時に名前だけは知っているけれども中身がよくわからないという方がおられます。

まして一般市民の方に、全国に運動を広げようといっても、一般の方に菊池事件といってもなかなかわかっていただけない。しかも、午前中からいろいろ話が出ていましたけれども、事件という言葉は刑事事件の何か運動をしようとすると、何かこうやばいことをやるんじゃないかみたいな抵抗感が市民のみなさんの中にあるらしく、署名ですかというような抵抗もあったりするんですよ。

そんな中で再審請求人となることに、一二〇〇人超の方がなっていただいているわけですけれども、残念ながら、軽い気持ちで署名に協力するようなつもりでなった人もいます。中身は、実はわかっていない、そういう人もいるのです。

それから、弁護団としては当然のことなんですけれども、事務局にいても、一二〇〇人の再審請求人が、全国のどこに誰と誰がいるということを私たち自身が知ることができないんです。ですから、私は島根県ですけれども、島根県の中で、例えば、菊池事件についてみんなで学びましょうといって学習会を持つとします。そしたら、島根の中で、誰と誰とどこに連絡を取ったらいいのかということができないんです。それが一つのシステムとして、再審請求人団というのが広がりにくいというのがとてもしんどいところです。

一応、そういうことで、どうしたら広げられるのか。これは最後に話をしたいところなんですけど、再審請求人というのを増やすことはできるのか、できないならば、どういう形で市民の新たな組織を作っていくのかというのが悩みの種といいますか、そういう気持ちでおります。まずは、以上です。

遠藤　ありがとうございました。法廷闘争とそうした市民の間の運動はどういうふうに繋がっていたらいいのかという話も、今日のテーマにしておりますので、太田さんの触れられた議論はそこでまたふれることに致します。

いま、太田さんが言われたことを踏襲して、この場は先生と呼ぶのをやめるということを共有したいと思います。

指宿さんの最後の話で、新聞記者の方があまりこの問題を深堀できないので理解した記事がないというお話をされていたかと思います。北野さん、一般の人だけでなく、残念ながらハンセン病に感心を持つ方でさえいま争われている菊池事件再審請求問題に深い理解がないのが現状ですが、新聞記者の方も関心を持っていないということについて、なぜ新聞記者の方にこの問題に関心を持っていただけないのかというあたりのところをお話いただけますか。

北野隆一　朝日新聞の編集委員の北野隆一と申します。ハンセン病の取材は、「らい予防法」が廃止する前、一九九四年か一九九五年ぐらいから始まっているので、やたら年数だけは経っているんですが、じゃあ、菊池事件をどれぐらい取材したかというと甚だ心もとない。今回、あわてて過去の事件のデータベースを読み直してこういう事件だったなと認識したというレベルです。

私がどういうきっかけでハンセン病を取材していたかを個人的に振り返ると、最初は北九州にいた時に、九州の問題として「らい予防法」が廃止された際に、これは法曹界の責任があるんじゃないかということを作家の島比呂志さんが、鹿児島の星塚敬愛園におられた方が、問題提起をされて、それに九弁連、九州の弁護士の先生方、徳田靖之先生をはじめ、八尋光秀先生や、そういった方々が真摯にお応えになったことが最初の国賠訴訟に結びついたんだなと認識しておりました。

その時に取材をする記者が、あるいは報道するメディアが次第に増えていったのを裁判の時に、「らい予

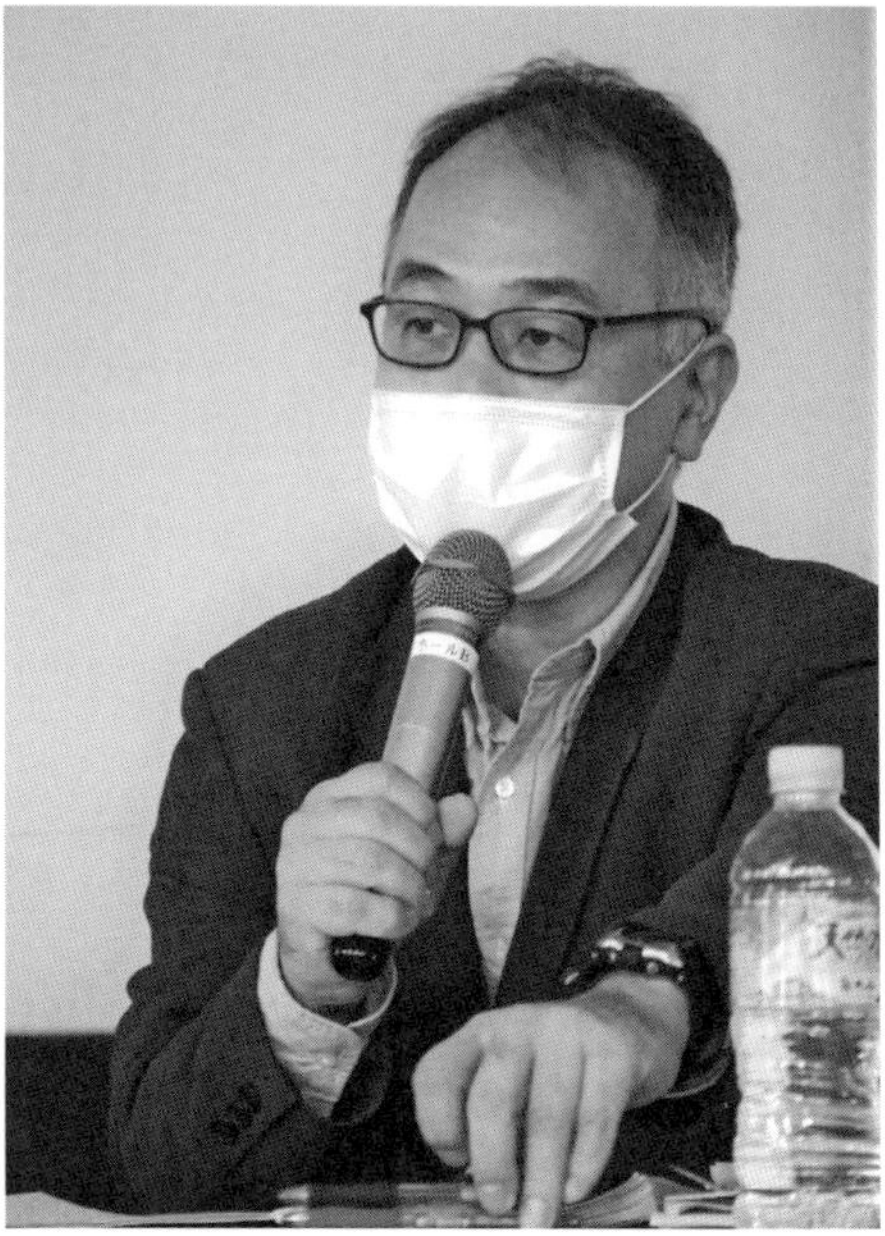

防法」廃止の時はそれほどでもなく、なかなか入所者、元患者の方々の取材には、いろんな意味での記者の側の心のハードルみたいなものもあったと思います。ほとんど匿名でいらっしゃる中でアプローチがなかなか難しいということも、療養所に行けばできるんだけれども、そこに行くまでのハードルがあったかと思うんです。

国賠訴訟の時は、最初は匿名で訴訟に参加されていた原告の方々の中で、カミングアウトして名前を出して顔を出して、自分はこうなんだということをカメラの前でお話しになる原告の方が次々出てきたということがありました。

最後は、二〇〇一年の五月に、熊本地裁の訴訟の判決が出た後に東京の総理官邸前で座り込んで、そこで、小泉総理が控訴を断念したというような展開があって、急激に報道が増え、そこで、ハンセン病問題を認識した記者というのがたくさんいたと思います。

家族訴訟の場合は、私は恥ずかしながら、熊本地裁で審理が行われている時はほとんどノーマークというか、取材していなかったんです。結審した後だと思うんですけれども、判決の直前の三月に上智大学にあるイグナチオ教会で、集会が開かれた際に、そこで原告のみなさんが名前も顔も出せないんだけれども、切々とご自身の体験を訴えたところに、たまたま集会に出ていい合わせて自分はなんて何も知らなかったんだろうとショックを受けて、それから取材を始めたという経緯がありました。

菊池事件に関しては、中山節夫さんの映画の「新・あつい壁」というのは知っていたんですけれども、それぐらいの認識でした。他の冤罪事件なんかも考えてみると、狭山事件の石川さんとか、袴田事件の袴田さんとか、布川事件の桜井さんや杉山さんとか、そういった生身の人間の何十年も冤罪で苦しんでいる被告の方とそれを支える人たちというようなところを見て、記者もやはり心を動かされて、これはやっぱり何か間違っているんじゃないかというようなところから取材に入っていくということがあると思うんです。

でも、菊池事件は残念ながら、被告の方が、Ｆさんは死刑が執行されて久しいと、ご家族の方々もなかなか表に出られないという中で、じゃあ、そういう生身の事件の冤罪に苦しんでいるという状況を、人間ドラマ、生身の人間のそういう苦しみとして、直接見たり聞いたりというのはなかなか難しい中で、そういうところに入り込まれ心をつかまれて、これは取材しなければと思うチャンスがなかなか恵まれないというようなところがあるのかなと感じているところです。

遠藤　ありがとうございました。今、北野さんの話にもありました布川事件も、狭山事件も含めて、長く冤罪事件に関わっていらっしゃった鎌田さんは、単なる法律議論で明白な証拠を求めるというだけではなく、運動は運動として運動の理念を掲げるべきだということを、いつもおっしゃっているんですけれども、鎌田さんのご意見はいかがですか。

鎌田慧　鎌田です。菊池事件は冤罪なんですけど、冤罪事件というのは、大概被害者が、刑務所に入っていて、刑務所の中からの通信とかで、外部にいる支援者とコミュニケーションがあって、集会にも書簡のメッセージが来るとか、明らかに顔は見えないけど、とにかくそういう存在があって、その人から声が届く場合もあるし、手紙が来る場合もあるし、それから昔の写真もあるとか。とにかく、コミュニケーションがその人の表に出ていないけど、コミュニケーションはあるという形で存在してきたんです。

例えば、昨日も狭山事件の裁判に、市民団体の人たちを二五人ぐらいお連れして、石川一雄さんと妻の早智子さんと一緒に話したんですけど。石川さんと早智子さんが話していると、女性たちがほとんど涙ぐんでいました。ボロボロ泣いてますね。ぼくは狭山事件の集会はもちろんずっといつも行っているんですけど、狭山事件の集会で石川さんが演説して妻の早智子さんが演説して感動している人はいるけど、涙を流している人たちというのはあんまり見ない。なぜかというと、それはずっと支援しているから、ほとんどの状況を知っているから、頑張るぞ頑張るぞーという形でやっているから、涙にならないんです。初めて冤罪者、冤罪者夫婦に会った人はやっぱり涙を流すんですね。

それは本当に、ぼくらはずっと運動やって来たけど、冤罪者と市民が出会うと涙を流すんだという、すごい新鮮な感じがあるんです。残念ながら、菊池事件のＦさんは亡くなってしまっているので、つまりハンセン

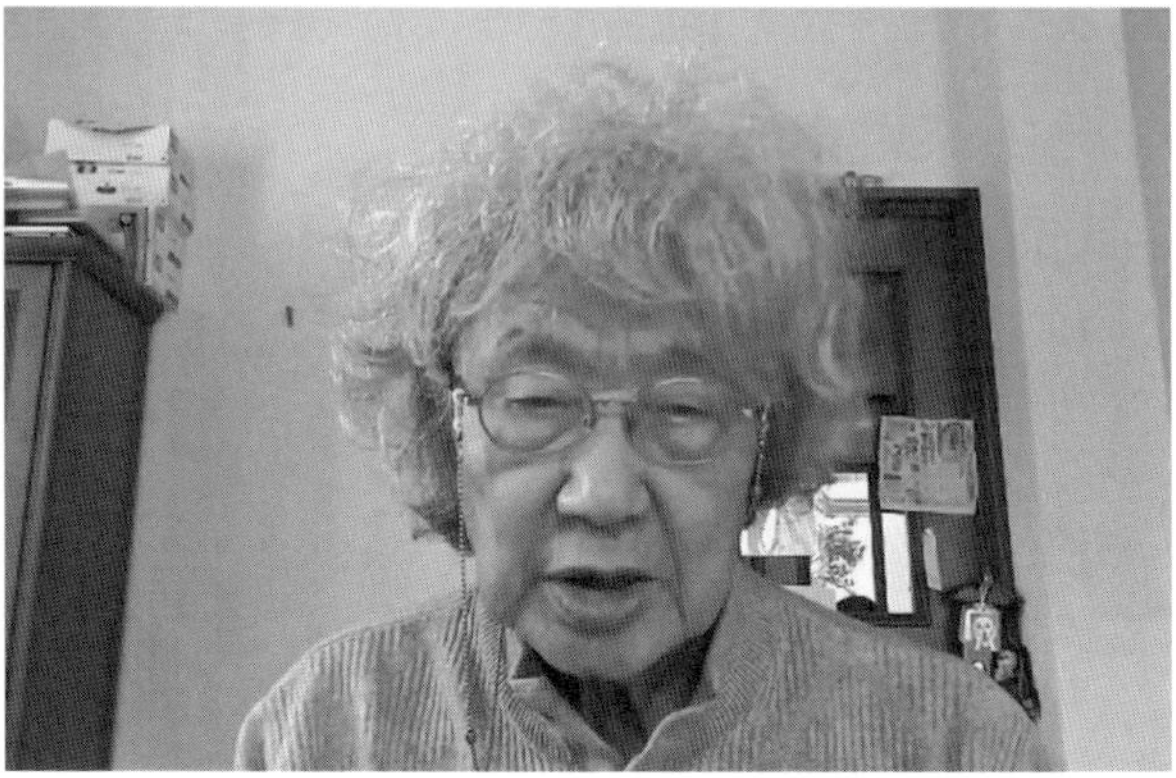

病の施設にいたという、抽象的な存在でしかない。そこを、どう運動としてやっていくのか、証拠もなく、裁判もいい加減で、いかにひどかったかということを強調するのが大事です。憲法に保障されている裁判を受ける権利も奪われ、ハンセン病者だとして抹殺されました。今の社会の中でいかにひどいことをやったのか。それをそのまま不問にしていて許していいのかという正義感というか、そういう形の運動を提起していく。もちろん、法的な問題としても再審請求をやっていく。三鷹事件の竹内さんも亡くなっていますけど、やっていきます。

　それから、再審請求運動がありますけど、やっぱりハンセン病者として処刑されたこの裁判はひどい。いかに地域で押し込められて、弾圧されてきたのか、非人道的にやられてきたのか。そして、さらに、もう一つは、逮捕するときにピストルで射撃し、射ち倒して、取っ組み合いしないで逮捕したことです。感染に対して恐ろしいという感覚で逮捕している。ハンセン病施設に入れて、全く自由から抑圧していて、人間の生き様を否定する。それから逮捕の時も射撃する。そして、死刑にしている。普通だったら、そういうことが本当にあったのかと、信じられないですけど、そこのところは一つの問題だとぼくは思っています。いかにハンセン病の患者を殺すことに抵抗がなかったかという。

　もう一つの狭山事件。石川さんの事件は言うまでもなく、被差別部落に対する権力の差別です。被差別部落の近くに遺体を隠した人がいたわけです。だから、被差別部落の青年たちを全部しょっ引いて来て、一人ずつ自白を強要していて、石川さんだけはアリバイがなかった。家で両親とご飯を食べていた。アリバイがなかったというので一カ月かけて虚偽の自白をさせて、死刑囚にしたわけです。彼は死刑の宣告を受けても何とも思わなかった。法廷で死刑宣告を受けたけど、控え室に行って、最初に何を聞いたかというと、今日の巨人・阪神戦で巨人が勝ったか、と聞いているんです。

もう圧倒的に抑圧されていた人に死刑判決を出しても、なんとも思ってなかった。ほとんどの証拠はでっちあげです。Fさんの証拠もでっちあげです。ハンセン病、被差別部落という極端な差別の中で起こった事件です。ハンセン病の人たちが差別されていた象徴的な事件だった。それをどういうふうに伝えていくのか。

実は、この事件については、取材をしてませんし、資料で読んでいるだけでしかないわけですけど、でも、他の冤罪事件との関係で話せることがあるんじゃないかと思って、今日は参加しました。

遠藤　はい、ありがとうございました。今、鎌田さんがいろいろお話されたのは、運動の論理をどう考えていくかという議論だったと思います。

それに対して、弁護団は国民的再審請求人から委任状を受け取って、裁判所の中で現在、裁判所と検察との間で三者協議をして、議論を詰めていっているわけです。そういうなかで、弁護団の代表としてではなく、金丸さん、弁護団のなかの一個人として、この菊池事件について、どういうところが一番重要な論点になり得るだろうと考えていらっしゃるかお話いただけますか。

金丸哲大　はい。菊池事件再審請求弁護団の金丸と申します。あらかじめお断りしておきますが、今日お話しすることは弁護団としての意見ではなく、あくまでも私個人の意見ですのでそこだけご了承ください。

今、お話のあった点なんですけれども、菊池事件に関しては、私自身あまり昔から関わっているわけではなくて、家族訴訟の後、菊池国賠から関わっただけですので、正直不勉強なところが多々あるとは思っています。ただ、この事件に関わっていて感じていることは、他の再審請求事件とはかなり様相が異なるということです。先ほど鎌田さんからお話があったように事件のご本人がもう既に、死刑が執行されて亡くなっていて、いらっしゃらない。あるいは、ご親族の方が名のり出られなくて、名前、顔を出して、あの人は無罪ですと言ってくれる人がなかなかいないというところに大きな問題、難しさがあると思います。

もう一つは、多くの方に知っていただくためには、憲法違反の手続きがあった、憲法違反で人の命が奪われているんだというところを訴えていかないと、なかなかご理解いただけないという側面もあります。弁護団からは、おそらく今までも憲法違反というところを非常に重視して説明をしてきたんじゃないのかなというふうな印象を受けています。

それはなぜかというと、私は今、東京の弁護士会に

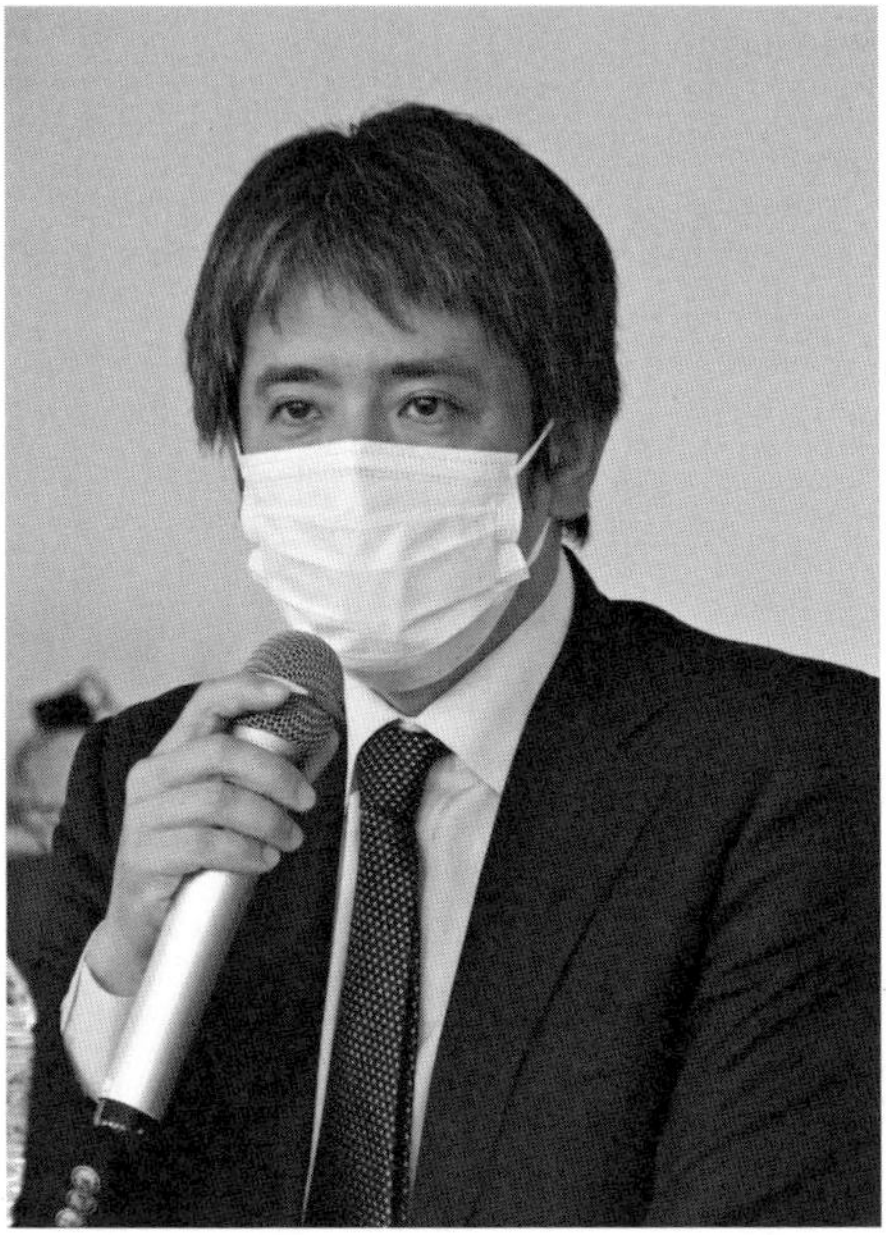

いるんですけれども、東京の弁護士会の弁護士に話を聞いてみても、菊池事件の詳細について知っている方がなかなかいなくて、菊池事件といえば、「憲法違反の事件ね」とか、あるいは「特別法廷の事件ね」という程度の認識しかないという現状があります。

ただ、再審請求をする上で弁護団として活動していると、当たり前のことなんですけれども、再審事件というのは結局、事件本人が無罪だったかどうか、犯人じゃなかったかどうかというところが一番の争点になってくるというところです。

そこに、すごくギャップを感じていて、憲法違反があったからといって、ご本人が仮に犯人だったとすると、じゃあ、それ自体処罰していいかどうかという問題も、もちろんあります。本当にご本人が犯人だった場合と犯人じゃなかった場合とでは、全然結論おそらく国民の方の受け止めというのは変わってくるんだろうなと思います。

この事件は、やっぱり今まで、事件本人の方が、Fさんが犯人ではなかったというところについての話というのは、十分深められていないというか、理解を得られていなくて、憲法違反というところがどうしても先に行ってしまっているというところに大きな特徴があります。それが、弁護団の活動と、例えば、再審請求人団に関わってくださっている市民の方々とのちょっとした認識のズレにつながっているんじゃないのかなという印象を受けています。

遠藤　ありがとうございます。そこの運動の面と法廷闘争の面というのが、うまく整理できずに、逆に菊池再審請求事件の理解を複雑にしているというところがあるんじゃないかと思うんですけど、そこは、太田さんのご意見をお伺いしてよろしいですか。

太田　法廷闘争という言葉が出ましたけれども、実際、この再審請求というのは、私たちは再審請求人でありながら、例えば裁判所へ行って傍聴して、やり取りを見たり聞いたりできるわけじゃないんですよ。私たちはただ、せいぜい裁判所の門の所まで行って、集会するぐらいな程度で実際には裁判ではないわけなので、そのやり取りはまだ見ることができない。

そんな中で、例えば、弁護団としては当然新しい証拠はこうです、親族供述がこういうふうに出てきたのでこの鑑定結果でというふうに話が進められても、そもそも事件そのものを知らない市民の方に声をかけていくためには、ハンセン病差別に基づく、憲法違反による裁判、特別法廷というものの問題について、そこを説いて広げていかないことには、とてもじゃないけど、広がりは持たないだろうなと感じるところです。法廷ではない、私たちが外でやることというのは憲法違反ということが中心になると思います。

遠藤　はい。ここまでの議論は、なぜ菊池事件が伝わりにくいのかというテーマで、みなさんの話をお聞きしたところなんですけれども、この問題をもう一度、内田さんから整理していただきたいと思います。内田さんには、再審請求の問題点と、国民的再審請求がなぜ必要なのかという二点についてお話をいただけないでしょうか。

内田　菊池事件については、当事者の方から再審請求して、再審開始決定を取って、再審公判で無罪を勝ち取るという強いご希望があるわけですが、長い間、それが実現できなかった。できなかった理由の一つは、家族の方が、社会の差別偏見が厳しいため、再審請求するということが難しいという状況があったわけです。

現在の日本の刑事訴訟法では、再審請求できる人というのは、諸外国に比べて極めて限定されているわけです。まず、筆頭が検察官です。その次がご本人、そして、ご遺族というようになっているわけです。

しかしながら、日本の検察官は無罪方向で再審請求するということはほとんどしていないわけです。菊池事件の場合、ご本人は死刑執行で亡くなっていらっしゃるので、再審請求できない。ご遺族も、先ほどお話ししたように差別偏見という厚い壁があって、手を挙げることができない。そうすると、再審請求する人は誰もいないということで、なかなかできないという状況が続いてきたわけです。

なんとかこの壁を突破できないかということで、まず、取り組んだのは、検察官に対して再審請求してくださいということです。これは憲法違反の事件じゃないですかと。検察官にも差別偏見を助長したという加害責任があるじゃないですかと。検察官は公益の代表者ということで、公益の代表者として再審請求する必要があるじゃないですか、義務があるじゃないですか。

こういう形で検察官に要請したんですけれども検察官はしませんという結論だったんです。

そこで、どうしようかということになって、次に考えたのは、最高裁判所への要請です。最高裁判所に対して検証してもらいましょうということを考え、当事者の方たちが中心になって最高裁に対して検証の要請をした。異例ですけれども、当事者の方々の努力が実って最高裁は検証して報告書を出した。

この中で、明確には憲法違反ということは認めませんでしたけれども、差別偏見に基づく不当な特別法廷を開設しましたということは認めたわけです。そして、最高裁長官が謝罪する、最高裁の裁判官会議で談話を発表するということで、ある意味で事実上、憲法違反というのを認めたという理解をしてもおかしくないようなことが起こったわけです。

そこで改めて、当事者の方々は検察官に対して、再び、再審請求をされた。こういう調査結果が出ているので再審請求してくださいという形で要請される。しかしまた、検察官は再審請求をしませんというようになった。そこで、次の方策として、検察官が再審請求しないということは国家賠償法上の違法ですよという形で国賠訴訟を起こされた。

それで、努力の甲斐があって、結果自体は認めませんでした、却下ということになったのですけれども、特別法廷での開廷、それから、そこでの審理というのは憲法違反です。一三条、一四条、それから、公開裁判の権利違反ですよとか、裁判所で裁判を受ける権利の違反ですよという判決を言い渡した。こういう経緯をたどってきたわけです。

それで、改めて検察官に再審請求したが、今回もまた、検察官は再審請求しないということになって、また再び、元に戻ったわけです。ご遺族が請求しない場合にはどうしようかという話に戻ったわけです。そこで考え出したのが国民的再審請求ということです。

こういう事態を放置するということは、憲法違反状態を放置するということになる。国民は主権者であって、国民の憲法擁護義務というのは条文ではうたわれていないけれども、最終的には、違憲状態を是正するという義務というか、権限が国民にはあるんだという形で、国民がご遺族とは別に再審請求をするという道を考え出してはどうか。そういう形で国民的再審請求ということが考え出されました。

国民的再審請求をするためには憲法違反という形、憲法擁護義務に基づく国民的再審請求ということになりますので、当然、再審請求理由は憲法違反だということになります。この憲法違反については、さっきご

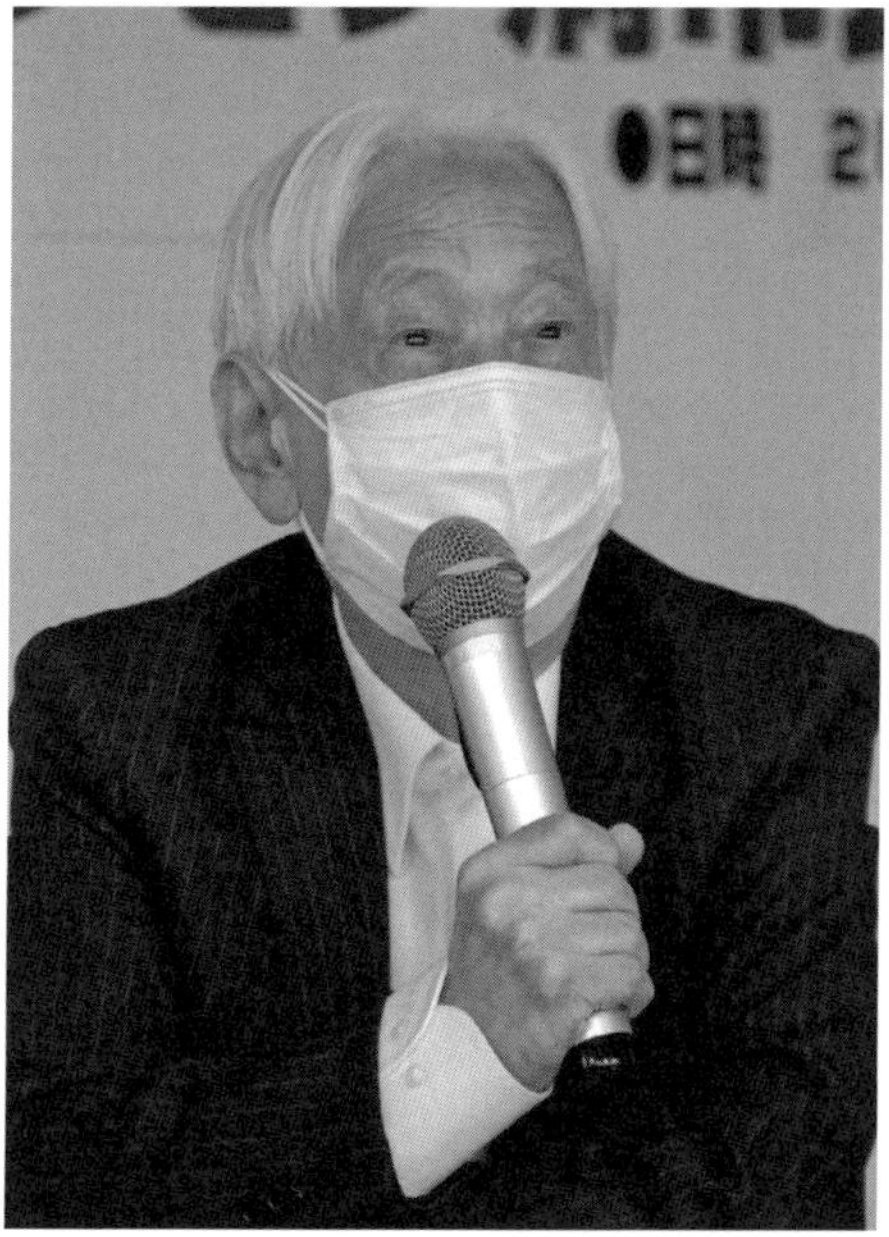

紹介した熊本地裁判決で一三条、一四条違反とか、公開裁判を受ける権利違反とか、裁判所で裁判を受ける権利違反だというふうに言っているので、これを理由にしましょうということになった。

加えて、これまでのさまざまな検証の中で、特別法廷における審理で、この事件で本人は、被告人はボロ雑巾のように扱われた、その背景に差別偏見があった。こういう分析も既になされている。こういうことも加えて、国民的再審請求にしましょうという形で国民的再審請求がされました。

そういう動きがあったということもあって、ご遺族の方が、私も再審請求しますということになったんです。問題は、それじゃあ、ご遺族の方が再審請求すれば、国民的再審請求はもういらなくなったのかというと、決してそうではないんだろうと思うんです。国民はやっぱり国民の立場で自分たちの誤った裁判というのを是正する、憲法違反状態を解消するということは主権者たる国民の責任であるし、権限である。かつ、国民は「無らい県運動」に加担して、こういう差別を作るというようなことをやった。そういう加害責任に基づいて請求するという義務があるだろうということです。

そういう意味で、ご遺族による再審請求と国民的再審請求というのは車の両輪じゃないかということです。一般的な再審事由とともに、憲法違反ということも、極めて重要な意味を持つんじゃないかという形で、現在整理されているというところです。

遠藤　ありがとうございます。もう一つ、内田さんに重ねてお話を伺いたいのは、今ご紹介されたような国民的再審請求に至るまでのさまざまな裁判所とのやり取りというのは、ハンセン病に関して興味のある方でもそこまで詳しく知っている方はほとんどいないと思うんです。

同時に、金丸さんがおっしゃった、国民は、憲法違反だと言うだけではなく、ご本人が真犯人ではないという疑いを晴らすことまでしっかり取り組まないと、この事件は本当の意味での解決にならないんだという点も、まさに、その通りだと思うんです。

この問題をちょうどよく見せているのは、内田さんが事前の話で言われた日本の冤罪事件が厚い壁によってなかなか突破できないということ、つまり、海外の考えに沿った再審請求の考え方と日本の再審請求の考え方に決定的な違いがあるというお話です。それを、内田さんは自助努力論が日本を覆ってしまっていると言われたのですが、この自助努力論は日本の冤罪事件の特徴を市民の方にも説得できる良い切り口になるんじゃないかと思うんですけれども、日本ではなぜこの自助努力論があり、海外ではそういうものがないということをご紹介いただけますか。

内田　この自助努力というのは、刑事裁判、冤罪の問題だけではなくて、あらゆるところで日本は見られるわけです。医療についても、自分たちの自助努力で何とかしなさいよ、福祉についても自助努力で何とかしなさいよという形で、あらゆる所で自助努力というのは見られるわけです。国家がやるべきことを放棄しているという形が見られるわけです。再審についても、この自助努力というのが強いわけです。

諸外国では、国家が犯した過ちなんだから、国家の責任で是正する。そのことを通して、司法とか、裁判に対する国民市民の信頼を確保する。過ちを是正する中で、司法に対する国民、市民の信頼を確保するんだという考え方を取っているわけです。しかし、日本はそういう考え方を取っていない。

あなた方が誤判だと言うんだったら証拠を集めてきなさい。そして誤判だということを立証してください。立証できたら、誤判だという形で無罪を言い渡します。だけど、立証できなかったらそうはなりませんよ。こういう形で、誤判だということの証拠というのは、ご本人自身が努力して集めなきゃいけないという形になっている。それで、なかなか壁も高いという形になっている。再審はあくまでも例外だという考えが強い。

それで、サポート体制というのも極めて脆弱だということです。これも自助努力でないとサポートを受けられない。加えて、再審の開始決定のところでも、そういう自助努力と関連するんですけれども、脆弱な有罪判決ほどひっくり返りにくいという現実があるわけです。つまり、強い証拠に基づいて有罪が言い渡されている場合は、その強い証拠を潰せばひっくり返ってしまう。ところが、極めて弱い証拠、こんな弱い証拠でどうしたら有罪にできるんだろうと思えるような弱い証拠で有罪を言い渡されて、確定してしまうと、新しい証拠を見つけてきてぶつけても、糠に釘みたいな形で、全然、誤判が証明されない、確定有罪判決の誤りが顕在化していかない。そうすると、なかなか再審開始決定が出ない。こういう事例というのは、結構、散見される。加えて、時間が経つほど、新しい証拠というのは、見つけてくることが困難だという時間の壁も立ちはだかりだしているわけです。

菊地事件についても、こういう問題というのが起こり得るということで、この壁をどういうふうに突破していくのかということも合わせて考えていかないとだめだということです。

外国の再審事件の扱い方と日本の再審事件の扱い方が根本的に違うというところから来るという問題が現実にあります。

それで、意識改革とか法改革をしなきゃいけないんですけど、それじゃあ、それまで菊池事件の再審を待てるかというと待てない。そういうことになりますので、現在の法制度の下、そして、国民、市民、そして、裁判官の意識の下でどう突破していくかということが課題になっているというところです。

遠藤　ありがとうございました。そういう意味では、私が言うことが正しいかどうかわかりませんけれども、菊池事件の場合、新しい証拠を集めることに、弁護団も苦労されているわけです。ですけれど、逆に言うと、再審請求が認められたかどうかという場でなくて、この事件が、仮にいま、法廷で争われていたとすれば、検察側が出していた証拠というのは、覆るような証拠なんじゃないかと思うんです。

要するに、証拠調べをしっかりと被告側の弁護士がしていれば覆るような証拠。そういう意味では、内田さんが言われたような本当に曖昧な証拠なんですよ。裁判にすれば勝てるような事件が再審請求になると逆に勝てなくなるという。そういう矛盾を、いま、再審請求が抱えてるということですし、再審請求するために、本人にそれだけの負荷を与えないという海外の考え方というのは、どういう考え方で、国が国の責任で事件が誤判かどうかを調べるという考え方というのはどういう考え方に基づいてるんですか。

内田　海外でもやっぱり誤判事件というのは発生しているわけですが、海外の場合は誤判事件が発生した時、無罪判決を言い渡して、それで一件落着ということではなくて、どうして、こういう誤判が発生したのかという原因を徹底的に追求する。その原因が、法制上の問題があるとすれば、法改革をする。法運用上の問題があるとすれば、その運用を見直す。そういう形で、さまざまな検証の結果を生かして、法改正をするとか法運用の改正をするという形で、絶えず、再審法の改善を図ってきたわけです。

ところが、日本の場合は、再審無罪判決が出た時、メディアなども含めて無罪が出たということで高評価するんですが、じゃあ、その後、引き続いて検証するかというと、裁判所が検証するか、検察官が検証するか、弁護士会が検証するかというと、ほとんど検証らしいものが行われていないわけです。せいぜい検察官とか警察官が、無罪になったらまずいよね、もう少しうまくしておけば有罪になったのにねという形の逆方向の検証をするということが行われているわけです。

そういう意味で、再審無罪判決を教訓にして、再審法を生かしていくとか、外国のように、国の責任で誤判を是正しなきゃいけないという発想を変えるというところには、なかなかまだ至っていない。変えるには国民の意識も変えていく、市民の意識も変えていかなきゃいけない。そういう意味では、やはりこの菊池事件という問題を国民の方々、市民の方々に、自分の問題として受け止めていただく、その中で、誤判を是正するのは誰の責任なんだ、誰が作った誤判なんだ、その原因はどこにあるんだ、是正するのは誰の責任なんだと、こういう問いかけというのを絶えずやっていかなくてはいけないのではないかと思っています。

遠藤　ありがとうございます。そういう意味で、菊池事件がなぜうまく伝わらないのかという問題について、少し問題が見えてきたと思いますし、何をしなくてはいけないのかということのとっかかりも見えてきたような気が致します。

次に、Fさんが裁判所の法廷ではなく、特別法廷で裁かれたということが再審請求にとって、どういう意味を持っているんだろうかということについて、これも単なる法律論ではなくて、みなさんにもわかっていただけるような形で説明していきたいと思います。

ここで議論したいのは、先ほど金丸さんもたくさん触れられたんですけど、菊池事件はその他の再審請求事件との共通性もある一方で、菊池事件がなぜ憲法違反だということを常に言い続ける必要があるかというと特別法廷という存在を無視できないからです。

この特別法廷というものをどう考えるかということが、憲法違反かどうかという議論と重なり合っているわけです。内田さんも紹介されましたように、最高裁報告書も憲法違反には踏み込まなかったんですけれども、ハンセン病に罹患していることが確認できれば、裁判所外における開廷の必要性を定型的に決めてしまっていたというところに大きな問題があったことを、最高裁は裁判所法第六九条第二項の問題なんだというだけで片付けてしまったわけです。

そこで、みなさんに、この問題を理解していただくために、お手許に特別法廷が開かれた数を一覧表資料としてお渡ししておりますが、、改めてスクリーンに投影致しましたのでご確認ください。黄色い部分が、ハンセン病であるということを理由に、裁判所が最高裁に上申した結果、最高裁が認めたというもので、それ以外は他の病気を理由にしたものです。黄色い部分の左から二番目にハンセン番号という縦の番号があるんですけれども、これは、全体の一五七件うち九六件にも上っていたのです。九六件の特別法廷を開きたいという上申に対して、最高裁は先ほど言いましたように、定型的に九六件中九五件を認めているんです。

ハンセン病以外の病気についてはどうだったかといいますと、六一件、肺結核とか高血圧症とかありますね、この一二六という番号を合わせると、六一件なんですけれども、このうち、特別法廷を開くことを認めた件数は一五パーセントに過ぎないんです。

ここでおわかりになると思いますけれども、結局、この特別法廷というものは、もともとはハンセン病を理由にして作ったものではありませんが、結果としてみると、ハンセン病の患者であったということを理由として、特別法廷を開いているんです。だから、ある意味で、裁判所はハンセン病患者であるならば、特別法廷を開くという形で、この特別法廷が事実上ハンセン病に対する偏見差別を持って法廷が開かれている。

そういう法廷でしたから、その後審理で公平に行われることが期待できなかった。その審理も被告人以外は白い防御服を着て消毒をして、証拠物も箸で持つ。その果てに殺人罪という判決が下されていくわけです。そういう意味で、この特別法廷というものの存在が、裁判所のハンセン病に対する偏見差別を象徴するものとして実際に使われてきたということは明らかなんじゃないかと思うんです。

ですから、この特別法廷の存在というのをどう考えるかということが大事だと思うんですけれども。そこで、ここから、じゃあ、なぜ、当時の裁判官は、この特別法廷というのを使って審理をしようとしたんだろうかということについて、今から、ただ批判するだけじゃなくてそこの論理を深めてみたいと思います。

鎌田さん、いま、我々が一時期抱いた恐怖と新型コロナ感染症の対策、それに対してハンセン病問題の特別法廷が、何度も開かれたということとのつながりについてどうお考えになりますか。

鎌田　差別されていた人たちの人権というのに、ほとんど、ぼくらは無知だった。というか、差別されていた事実に対して、心の痛みというのはあんまり感じなかったということだと思うんです。例えば、ハンセン病療養所内に刑務所の施設があって、そこに留置する。それは、極めてひどい状態で留置していた。それで、寒さで死んだ人もいるでしょうけど、裁判もなくて。つまり、最初に一般社会から排除されて、収容所に強制収容されて、その中でまた、さらに、気に食わない人を収容するということがまかり通っていた。そんなことはまったく知らなかった。

それで、新型コロナは、ペストほどはひどくなかったんですけど、もしペストという病気だったらどうだったかっていうと、やっぱり危ないのは、どんどん収容所に入れて、その中で問題があっても、そのままにしてしまうということを平気でやる。それを一般市民がなんとなく理解してしまっているという構造が基本的にあったと思うんです。つまり、社会の中で危ないとか迷惑だとか困るとか、とにかく排除してほしいというふうな恐怖感です。そこに権力が入ると、例えば、ついこの間まで、ずっと問題になっていた関東大震災という非常事態の中での朝鮮人、中国人、そして、社会主義者、そして、アナキストに対して、殺しても平気だし、まして、民衆自身が手をかけて殺すということがありました。

そして、うまく論理が展開しなかったんですけど、特別法廷と全く逆の軍事法廷というのがあって、軍事法廷は大杉栄と伊藤野枝と橘宗一という人を殺したことについて、全く軽い罪だった。つまり、大杉を殺した甘粕正彦は懲役一〇年で、野枝を殺した森慶次郎曹長という人は三年で、橘を殺したのは無罪でした。そして、結局三年経ったら、甘粕を釈放して、森は一年半ぐらいで釈放してしまうという。そういう法の下の平等さとかが何も無いようなことをやってしまう。そもそも甘粕が殺したのかどうかということ自体、ぼくは疑っているわけで。憲兵隊が集団で殺人したのが、甘粕に全部集中されて、甘粕イコール大杉殺しというような形になってしまっているわけです。

それは、全く違う問題になっているけど、軍事法廷と特別法廷というのは、特別法廷は何の証拠も検討しないうちに死刑にしてしまって、それに対して控訴もできない、すぐ死刑にしてしまったわけですから。そういう、一旦、社会に恐怖心が出てくると、非常事態宣言とか緊急事態とかになると、あらゆる法がストップしてしまう。今、自民党の狙っている憲法改悪の一つの中心になっていますけど。そういう恐怖が、菊池事件の中に含まれていました。

恐怖を利用して一人の市民を殺してしまった。そして、家族も何も言えないうちに、何十年も経って、ようやく、なんとかその人権と名誉を回復しようというのは、ハンセン病に対する運動がずっとあった延長線上で、ようやくできたわけです。ハンセン病に対する差別意識もだんだん薄らいできている。弁護団の親族に対する説得と協力ができているという形で、ようやく憲法に近づくような状況になってきたと思います。

遠藤　はい。ありがとうございました。今、おっしゃられたのは、そういう恐怖に対して、それを支持する市民、国民がいたということと結びついているんですよね。

それで、北野さん、裁判官が特別法廷を開くことに対して、偏見差別をハンセン病に対して持っていたということがそこにあるとしても、そういうものを支持する雰囲気が、国民の側にあったか、なかったか。つまり、それがどういうふうに機能したかというのは、入管法の取材でも考えられたことがあったという話をお伺いしたんですが。

北野　北野です。今日の午前中の第一部に出られた指宿昭一さんの影響もあり、私も名古屋入管で死亡したウィシュマさんをはじめとする入管法の問題についての取材をする機会が増えました。一昨年、一旦、提案された入管法案が、廃案になったものが再び再提案されて、通常国会で改定案が通ったわけです。その国会審議を聞いていると、外国人の人権ということよりも、特に与党多数派の人たちは、治安問題、外国からよく分からない人たちが、しかも不法滞在で来ている人たちを犯罪を侵すんじゃないかというような、そういう視点が先に立ったような質問を国会議員もする。ということは、そういう考え方を支持するような人々が、日本社会にたくさんいて、その考え方を踏まえて、国会議員はああいう質問をしているということに気がついたのです。

日本で日本国籍を持つ多数派マジョリティーと同様に、外国から来た人たちにも人権があるとか、そういうことではなくて、やはり、日本社会から、そういうよそ者からいかに日本社会を守るかみたいな、社会防衛論というものが先に立つんだなと。これはおそらく、ハンセン病の菊池事件をはじめとする特別法廷でもまだ、これは全くの想像ですけれども、裁判官や警察、検察官、そういった法曹関係者は、こういう形でも、隔離した特別法廷でも、きちんと刑事訴訟の手続きを持って裁判を受けられているだけ、まだありがたいと思えくらいの気持ちで。だから、人権は他の国民とは違うけれども、一応、最低限ではあるけれども、ちゃんと、この状況で保障したんだくらいの認識で当時裁判をやっていたのかなというふうに想像もいたしました。

だから、そういう社会防衛というものが人権よりも先に立ってしまうとそれは、当時がそうだったというよりも、今でもそういう認識があるということを考えると、当時ハンセン病に対しては恐ろしい伝染病という偏見がかなり、一般的にほとんどの人がそう思っていたということを考えると、ますますそういう雰囲気だったのかなというふうに想像しています。

遠藤　そういう意味で、金丸さんにお伺いしたいんですけれども、内田さんからも今の再審請求が開かずの扉であるというこの現実に対して、法改正を待てないというお話があったんですけれども。じゃあ、法改正があったら世の中は変わるか、あるいは国が変わるかという点については、金丸さんはどうお考えですか。

金丸　はい。これは非常に個人的な意見ですけれども、私はそう簡単に変わらないんだろうなというふうに感じています。その理由ですが、先ほど内田先生の話で自助努力論というのがありましたが、自助努力論の根底にある考え方というのは、結局、国は間違わない、お上が間違えるわけはないという、我々国民の意識でもあり、国側の意識でもあるというふうな潜在的な意識というのが非常に大きいんじゃないのかなと感じているからです。

要するに、国が間違えない、人が裁判をやる以上、絶対にヒューマンエラーというのは起きる話で、それを検証するために全ての用意をしていかなければいけないはずなのに、そのような制度が、今のところ再審法上は認められていないことであったりだとか。国は、とにかく、絶対に間違えないし、万が一間違えることがあったとしても、それはごくごく例外的な場合に限るという発想があるんじゃないかというふうに感じています。

例えば、家族訴訟の判決もそうですし、二〇〇一年のハンセン病の違憲国賠の判決もそうですけれども、裁判所が、これはダメだったと、国は間違いだったということを認めた限度であれば、国は謝罪をしますけれども、それ以上のことについて、国はおそらく謝罪する気はないんだろうなということをすごく感じます。

あと、最高裁の報告書の中の、一九六〇（昭和三五）年以降という話に関しても、遅くとも一九六〇（昭和三五）年以降という話をするのであれば、一般の人の感覚からしたら、それ以前だって十分間違いはあったんだろうなと、国はそういうふうに考えているんだろうなというふうに見てしまうと思います。国というのは、おそらくそうは考えていなくて、一九六〇（昭和三五）年以前については、間違いはないという前提で今もやっているんじゃないのかなというふうにすごく感じます。

このような感覚そのものを変えていかないことには、いくら法改正をしたところで、やっぱり国は間違えるわけはないという前提でしか法律はできないだろうし、社会がそれを許してしまうのであれば、そこを変えることはできない。結局、法改正をしても、根本的に国が間違っているかもしれないから、そこを是正するための手段を作ろうという方向にはいかないのでないのかという不安を感じています。

遠藤　ありがとうございます。そういう意味では、再審請求の問題というのは、単なる再審請求の問題ではなくて、大きな日本社会、あるいは国のあり方の問題とつながっている問題ですね。そういう意味では、内田さんが、いまちょうど国立ハンセン病資料館では「らい予防法」闘争七〇年の企画が行われていますけれど、内田さんが、ここで一番目玉にしようと考えられたことについてご紹介いただけるでしょうか。

内田　その前に少し触れさせていただきたいのは、裁判官の意識の問題なんです。戦前の日本の裁判官というのは、菊の御紋をバックにして裁判をする。つまり、天皇の代わりに裁判をするというのが戦前の日本の裁判所の裁判だったわけです。誤判を認めるということは、天皇の権威に傷をつけるということになるということで絶対に認めない。しかし、数々の過ちを犯したわけです。

戦前の日本の裁判所が犯した数々の過ちに対して、戦後その裁判所の誤った裁判を十分検証して再発防止策を立てたかというと全く立てていないわけです。裁判官が戦犯で問われるということは全くなかった。検察官も、一部の検察官を除いて、戦犯で問われることはなかった。そういう誤った裁判に協力した弁護士が戦犯に問われるということもなかったし、弁護士自身が自分たちの過ちを検証したかというと全く検証しなかった。ここはドイツと決定的に違うところです。ドイツは戦前を徹底的に、法曹三者が検証する。日本は全くしなかったということで、戦前の過ちを戦後も引き継いでいるというところです。

もう一点、少し触れさせていただきたいのは、そういう社会防衛の中での裁判というのはどんなものかということを如実に示した一つの典型例が「治安維持法」の下での裁判だという点です。「治安維持法」の下での裁判の特徴は何かというと、できるだけ早く有罪判決を言い渡し、余計なことはしない。被告人の言うことなんかに耳を貸さない。弁護士も有罪判決を迅速に出すのに協力させ、国民の目をそらす。この四つが特徴です。これは菊池事件なんかにも、極めてよく似た特徴なわけです。

そういう意味で、菊池事件は特異では決してない。社会防衛というものをものすごく強調した下で行われる刑事裁判というのは、こういうことになるんだということが、また出てきた。こういうように理解しなきゃいけないいんだろうと思うんです。

話を戻させていただいて、現在、国立ハンセン病資料館では特別企画展という形で、「らい予防法」闘争というのをやっているわけです。その中で一番力を入れているのは、当事者の人たちは予防法闘争をする時にメディアの方を通じて国民市民の理解を、我々がどうして予防法闘争しているのか、予防法に反対するのはどうしてかということをできるだけ多くの人たちに理解してもらいたいということで訴えた。その訴えたことが、どうなったかということを、今回の一番目玉として展示をやらせていただいたんです。

そのために、特に新聞社の記事、「らい予防法」闘争をどういうふうに新聞記事で書かれたかということをできるだけ集めてきて、それを展示させていただいているわけです。それで、ほとんどの記事は異口同音に最初の段階では、予防法闘争とはこういう趣旨でやっていますというふうに書いていただいているんですけれども、入所者の方がアピールのために街頭にも出ますとか、国会議事堂の前に出ると途端に論調が変わるわけです。こういう恐ろしい人たちを外に出しているのはどうしてなんだ、座り込みさせているのはどうしてなんだ。国が取り締まれ、感染防止とか犯罪防止という観点から徹底的に取り締まれというふうに論調が変わるんです。それで、闘争を潰していくというところです。そういったことが、現在ないのかどうか。メディアはそういうことを検証していただいて、そのようなことを二度としないというような形にしていただければと思います。

それからもう一つ、お話をさせていただきたいんですが、予防法闘争というのは敗北に終わるんです。問題は、その後、全療協の方々が、それをどのように総括されたかです。それで、総括の柱が二つなんです。国民、市民に対して、十分に説明してご理解をいただいて連帯できなかったということが敗北の一つの要因なんだ。そういう意味では、これから全療協運動というのをもっともっと、国民、市民に対して、自分たちの考えをよく理解していただいて支持していただくように、もっともっと力を入れなきゃいけないと総括していらっしゃるんです。
　もう一つの総括は、我々自身の内部的な団結というところに弱さがあったんじゃないかという点です。もっともっと団結していれば、もっともっと強い力で運動できたんじゃないか。団結が弱かったのではないか。例えば、非常に弱い立場の入所者の方の声を十分に吸い上げることができなかったとか、さまざまな立場の人たちの声を結集できなかったというところに弱さがあったんじゃないか。そういう意味では、もっともっといろんな立場の入所者の声を集めて、そして、その声が反映したような全療協運動にしていかなきゃいけない。こういうふうに総括していらっしゃるんです。
　この全療協の総括を我々は十分に受け止めて学んで、そして、それを多くの方に共有できているかというとできていないんだろうと思うんです。そういうことから、この特別企画展をさせていただいたというところです。

遠藤　ありがとうございます。すごく今日的な課題だと思います。北野さん、先ほど、入管問題でお話しになられたことでいうと、要するに、日本人と外国人という対立軸で、日本人を守るためには、不当に入ってくる外国人は危ない人間だという論理というのは、例えば、日本人と外国人は同じ人権、平等な人権の持ち主なんだという人権観はここにないですよね。
　そういう意味で、ハンセン病の問題も、ハンセン病に罹った人たちの人権というのは考えてなくて、むしろ、そこからうつってしまうかもしれないという、未感染者をどうやって守るかという社会防衛の発想というのが、そこにあって、今の入管法問題で出てくる議論とほとんど変わりがないですよね。外国人と日本人は同じ人権の持ち主なんだという発想を今の日本ではなかなか伝わりにくいものなんでしょうか。

北野　入管法問題の集会デモの取材をして気づくのは、非常に参加者が若いです。二〇一五年当時の安保法、安倍政権下で集団的自衛権の行使容認をして、その安保法制を事実上の解釈改憲によって推進した時には、かなり国会前にデモが集まった時には、シールズに代表される若者がクローズアップされましたが、現実はデモをしている人の平均年齢がかなり高かったんですけれども。今は年齢の高い人がいなくなって、今まさに高校生、大学生という人たち等が多く、入管法で外人のためのデモをやっていて、これは何だろうと思うんです。
　多分、若い人は、例えば、外国経験がある。あるいは、感覚として、非常にフラットに、日本人が外国人が、ということでなくて、同じ人間がという感覚でものを見ることができている人がそれなりにいて、デモといっても全体から見れば極少数ではあるんですけれども。

でも、それなりに広がりを持っているのは、そういう人が増えているのかなというようなところがあって、そこは、圧倒的多数は社会防衛的な日本社会を外国人から守れみたいな、非常に、そういう発想になってしまっているのが現実なのかもしれないいんです。そういう感覚の人が入管法問題では感じるところでありますす。そういうフラットな感覚で、同じ人間だというようなところをいかに広げていけるかというようなことがハンセン病の問題でも同じように問われてくるかなと感じているところです。

あ、それから、ごめんなさい。先ほど、内田先生がハンセン病資料館で、新聞の報道についてということをおっしゃいました。おっしゃる通り、新聞は非常に、偏見を、むしろ強化拡大するような方向の報道をしてしまっていた時代があり、それを反省するかというとそこは残念ながら不十分で来てしまっていたと思います。

ハンセン病国賠訴訟の後にできたハンセン病問題検証会議の中には、新聞記者出身の委員が何人か入って、報道の検証も行いました。それ以前から、今の国立ハンセン病資料館の前身の高松宮記念ハンセン病資料館の頃から入所者の方々は、きちんと昔の記事からずっとスクラップをしてきていて、記者がそういう所に訪ねていくと、いや、お宅の報道も昔はひどかったんだよと言っていろいろ記事を見せてくれるみたいなのがあって、そこで記者は初めて、あ、自分たちの先輩がとんでもない報道してきたんだなということを反省するということがあります。

中には、朝日新聞の三宅一志さんという人が、『差別者のボクに捧げる!』という本を書きましたけど、そういうような自分たちの報道の責任ということに真正面から取り組んだ記者もごく少数いました。あるいは国賠訴訟の後に、そういう動きも少数ありましたけれども、そこから二〇年経って、その辺は反省が忘れられているようなところがあるかもしれないので、そこはもう一度見直さなければいけないと思っています。

遠藤　はい。そういうような考え方がメディアで出てくることを本当に期待します。この問題が、なぜ現在進行形かについては、私のほうで紹介させていただきます。岸田内閣は、新型コロナウイルス感染症対策の司令機能を強化するために、今年九月一日に内閣官房に内閣感染症危機管理統括庁というのを設けました。ご存知ない方もいらっしゃるかと思うんですけれども。一番決定的なのは、このトップに栗生俊一さんという官房副長官を置いたんです。この栗生俊一さんという官房副長官はずっと警察畑のエリートなんです。この官房副長官になる前には、警察庁長官も経験している、そういう意味での警察官僚出身者なんです。要するに、安倍内閣の時にこの新型コロナウイルスが日本でも広がって、社会が混乱し、政府も司令塔を持たなかった。その時に、公衆衛生の側でやる、厚労省がやるんではなくて、ここに警察官僚が入ってくるという意味では、社会防衛の議論が我々の目の前で起きているということなんですよね。

これについて、内田さん、新型コロナウイルスの非常事態宣言が出されたことを、要するに平時の差別と非常時の差別というのは違うんだということについて、お考えをお聞かせ願えますか。

内田　今日午前中、差別の問題について、「差別されない権利」という議論がなされた。そして、その差別というものを規制するための法整備の必要性というようなことも語られたのですが、法整備をしていくに当たっては、差別の質量ということを検討して、詳しく分析していくということが欠かせないのだろうと思うのです。

排除とか、制限とか、優先とかと言っても、極端になると、殺人にまで至る場合がある。そういう質量を考える場合には、平時における排除、制限、優先というものと、有事における排除、制限、優先というものの違いを丹念に分析していかなければいけない。差別というものを、どのように規制するのかということを考える上では、平時と有事というのは、区別して考えなければいけない。特に日本の場合は、有事における差別というのは、ものすごい。とんでもない結果を引き起こす。ハンセン病もその一例ですが、そういう観点から、やはり有事と平時の差別ということをもう少し検討していかなければならない。

ハンセン病については、特に感染症ということで、先ほど遠藤さんがおっしゃったように、感染症の蔓延というのは有事、非常時だという形で法的な規制をしていく、システムを作っていくというのは、政府の考え方なんです。そういう意味では、ハンセン病についても有事の差別だったということで、どうことが行われたのかということを分析する必要があるかなと思います。

私はやはり特別法廷というのは、あるいは、日本国憲法の埒《らち》外というのは、平時の差別というよりは有事の差別という形で、国がやったし、国民、市民もそのように受け入れ、受け止めたということが言えるのではないかなという気がしております。そこは、これまであまり詳しく分析されてこなかったことなので、もう少し分析していく必要があると思います。

特に特別法廷ということの意味を明らかにする上でも、それが必要ではないか。特別法廷の審理で、さっき言ったように、被告人をボロ雑巾のように扱った、このボロ雑巾のように扱ったということの心理というのを分析する上でも重要ではないかなと思っているところです。

遠藤　ありがとうございます。次に、特別法廷の問題は、裁判官は検証し得ているのか、最高裁の調査もありましたし、熊本地裁判決で特別法廷は憲法違反だという判決が出たんですけれども、実際にこの二つの流れの中で、裁判所は本当に特別法廷の問題をしっかりと検証し得てないんじゃないかという問題意識を私は持っています。これに留まらず、他の問題でも同じことがおきているんじゃないかと思うんです。

その問題、次に北野さんに、関東大震災の時の朝鮮人虐殺のことについても、決着がついているのかどうかということを含めて、お話ししていただきたいと思いますが、その前に一〇分ほど休憩させていただきます。

訓覇　では、三時一五分から再開ということでよろしいでしょうか。では、オンラインの方ももう一度入室してください。

（休憩）

遠藤　では、休憩前に北野さんに問題提起したんですけれども、北野さんは、ハンセン病問題というのは国賠訴訟の一年前ぐらいから取材をされて、その当時の実感はやっぱりこれは二〇世紀の問題であるのではないかと思われたという話もされていたんですけど、この問題がなぜこう長引いていくのか、また関東大震災の議論が、にわかに活発になってきているのはなぜなのか、この辺について北野さんの忌憚のないご意見をいただければと思います。

北野　はい、北野です。ハンセン病については、先ほど申し上げたんですけど、「らい予防法」廃止のちょっと前ぐらいから取材をしていたんですが、当時、北九州にいて、部落問題を取材していても同様に思っていたんです。こういう差別の問題というのは、二〇世紀の遺物として、二一世紀にはほぼ時代遅れの問題になって、新聞記者というのは新しい問題を追いかけるものなので、こういう古い問題を追いかけていたら、さにあらずらなくなるんだろうなと思っていたら、さにあらず。国賠訴訟もそうですけれども、家族訴訟があった時に

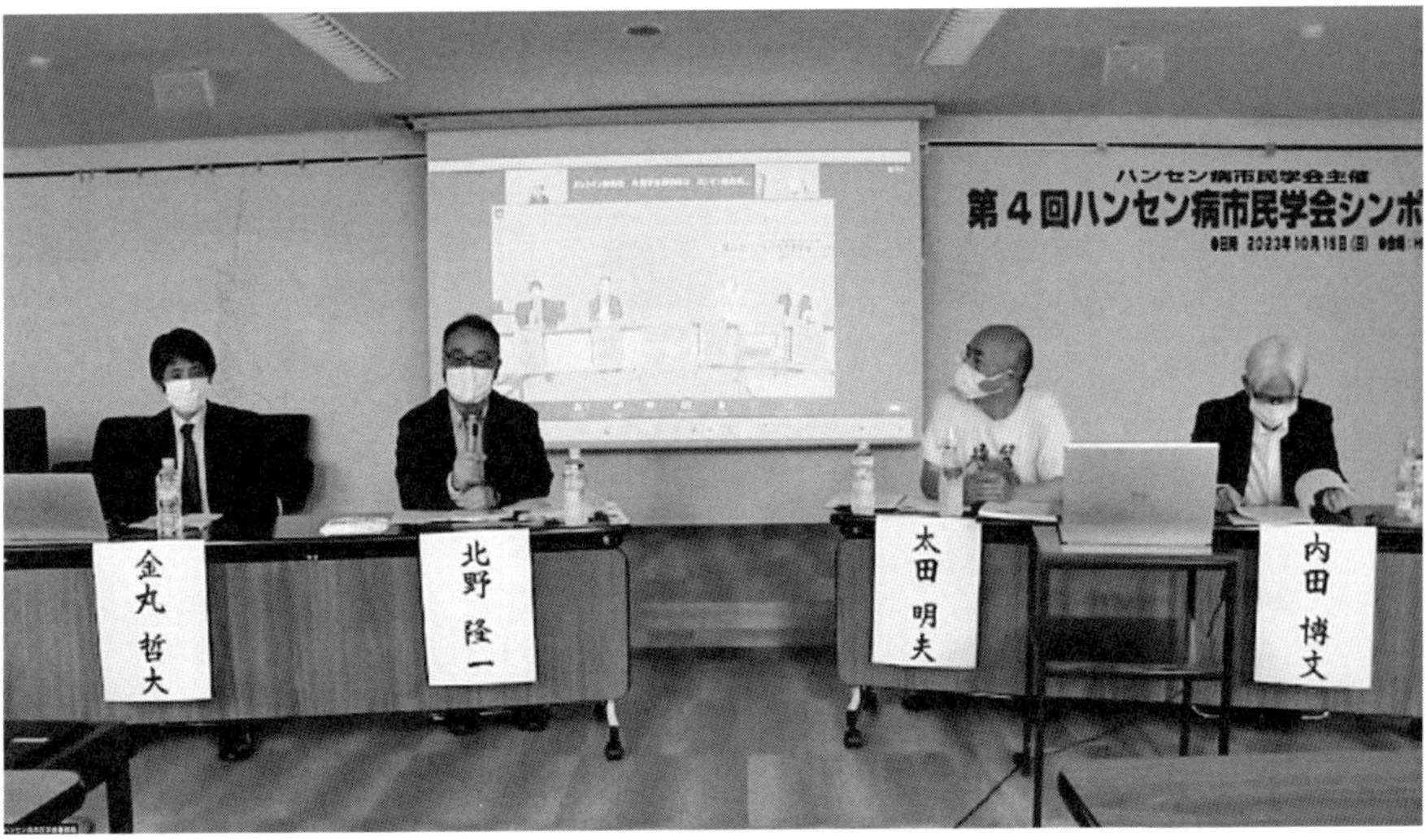

は、自分の不明を恥じたというか、どうしても、国賠訴訟の時までの元患者、入所者の方々にとって、社会復帰を阻む壁の一つが、家族の方々に阻まれるというか、なかなか故郷に帰れないみたいなことを言われていたわけです。しかし、家族訴訟が起きてみて、家族の方々の話を聞くと、いや、やはり社会で凄まじい差別の中に身を置かれていて、それを、ご自分たち、あるいは、時には、入所者、元患者の人たちを守るために、そういう仕打ちを取らざるを得なかったみたいな話を聞くと自分の不明を恥じたということがありました。

結局、どういうことかなと思うと、やはりきちんとその時に問題が起きた時に決着をさせない、これぐらいでいいじゃないかみたいな感じで妥協してしまう。そういう中途半端な解決と称するものは、本当は解決ではなくて、水俣病もそうなんですけれども、きちんと徹底的に調べて責任を追及してということではなくて、その時、その時にこれが限界だからこのくらいでみたいなところで、政治決着で手を打つと、それでは、本当の解決になっていないものだから、何年か経つとまた再燃する。再び問題が噴き出してくるというようなことの繰り返しになってしまう。つまり、徹底的な解決ができていないということが、いつまでも問題を長引かせてしまっている原因なのではないかなというふうに思っております。

関東大震災のことを遠藤先生から振られたので申し上げますと、結局これは、関東大震災の、特に朝鮮人をはじめとする虐殺の問題に、まず、なかなか触れたがらないという風潮がある。それで、触れていても、流言飛語が飛び交ってしまったことに留まって虐殺にまでいかない。虐殺までいっても、これは国会質問をされても大臣や官僚が答弁するのは、「そのような確認できる記録が見当たらないところである」というような通りいっぺんの逃げの答弁で終わらせてしまう。そういうようなことが今でも起きているわけです。

虐殺については、官憲、つまり、警察や軍が加担したというようなところがさまざまな資料から裏付けられているにもかかわらず、そういうものが確認できないことにしてやり過ごそうとしている。それで、やり過ごしてしまうと、これは、問題は解決されていないわけなので、また必ず再燃するということになってしまうということなんだと思います。

菊池事件をはじめとするハンセン病の問題も、やはり根本的なところを解決せずにやり過ごすとまた再燃してしまうというセオリー通りのことが起きているのではないかと思っています。

遠藤　ありがとうございます。菊池事件について、熊本地裁判決は、特別法廷を憲法違反だと判断したという点で、高く評価する声もあるんですけれども、この熊本地裁の判決は、功罪が半ばというか、個人的にはひどい判決だと思っているんです。

スクリーンに映した判決文は、きれいに整理してなくて申しわけありません。みなさんもこの判決文は取り寄せれば読めますので、ぜひ一応、目を通していただけたらと思いますが、私が一番腹が立った箇所をご紹介致します。

この熊本地裁の判決は、小括というところで「菊池事件の審理は、本件被告人がハンセン病患者であることを理由に合理性を欠く差別をしたものとして憲法一四条一項に違反し（法則の下の平等にも反し）、また、菊池事件における開廷場所指定及審理を総体として見ると、ハンセン病に対する偏見・差別に基づき本件被告人の人格権を侵害したものとして、憲法一三条（人格権）にも違反する」と判旨していますし、「公開の原則を定めた憲法三七条一項及び八二条一項にも違反する」とも判示して、憲法上の人権侵害をみんな認めているんですよね。

こんなに憲法違反のあることを認めている判決がなぜ結論として原告敗訴に終わるのかと言うと、次のような理屈がそれにくっついてくるんです。

「菊池事件の審理が憲法一四条一項に違反し、同法第八二条二項に違反する疑いがあるとしても、これらの憲法違反は直ちに刑事裁判における事実認定に影響を及ぼす手続違反ということはできないから、これらの憲法違反があることのみから直ちに再審事由があるとは認められない。」

つまり、憲法違反があっても、手続きに明確な違法がないから菊池事件判決は違法ではなかったと言うんです。この熊本地裁の裁判官は一般論になると、手続き違反がなかったという議論を言っているんです。

その理由として挙げているところで内田さんが紹介された海外の再審請求の事件の考え方と日本の考えに違いがあるということがひじょうによくわかるんです。（スクリーンを指して）ここを読むと「本件においては本件被告人自身が三度にわたって再審請求をし、いずれも棄却されていること」、まだ死刑執行されていない被告人ですね。それから、「本件被告人には再審請求権を有する親族で存命なものがおり、このうち長女は母とともに第三次再審請求の棄却決定に対して即時抗告を」していたのに、その後はしていない。つまり、ご本人が亡くなった後には、再審請求していないじゃないかと批判しています。つまり、先には一生懸命再審請求をしたのに、本人たちがその権利を行使しなかったじゃないかと書くわけです。そうした事情を指摘したそのあとに、「これらの事情を総合考慮すると、検察官が再審請求権限を行使しなかったことが、本件被告人との関係において許容される限度を逸脱して著しく合理性を欠くと認めることができない」という結論が導き出されるんですよ。なんで検察官が、第一順位の再審請求権者になっているかということさえ、無視していますよね。つまり、この判決を書いた熊本地裁の裁判官は、なぜ遺族が再審請求できないかという、ハンセン病問題の厳しさをまったく考慮していないということになります。なぜ再審請求できないかということに、なんら配慮せずに、遺族は再審請求できる権利があったはずなのに権利を行使しなかったのだから、その代わりに検察官が再審請求する必要があるかという論理だてがここにはあります。

もう一点。手続きについて、一審の弁護士は、確かに本人の有利な弁護をまったくしなかったけど、二審以降の弁護人はしっかりと被告の弁護をしている。だから、一審については第三七条三項に違反するけれども、二審以降の弁護士は、本人の意向を聞いたんだから裁判手続に瑕疵がないと認定するわけです。

しかし、内田さんが先ほど言われたように、曖昧な証拠を一審で争わなくて確定してしまうと、上級審で争っても裁判所はなかなか認めようとはしないことがあるわけです。実際菊池事件では高裁は検察側の主張を全面的に認めています。

結局、熊本地裁判決が憲法違反を認めながら、手続に違法がなかったと結論づけている理由の背景に、特別法廷がなぜハンセン病に関わる事件で多く開かれたのか、特別法廷によってどんな被害があったのかということについて、何にも考えが及んでいないということを示しています。そういう意味では、最高裁の行った検証だけでなく、この熊本地裁判決も、特別法廷について、真正面から見直していないというのが私の言いたいことなんです。だから、今、私たちは国民的再審請求をせざるを得ないという立場にいるんじゃないかと思うんです。

内田さんがもう一つ言われていた再審請求が認められて、無罪が認められたとしても、警察も検察も裁判所も何もしてない。日弁連も何もしないで本当に日本では変わったのかという論点があります。内田さんがいわれたことに私が、一番、合点がいったのは、市民も何もしないという議論なんです。内田さんのこの議論というのはこの社会を変えていくために、やっぱり主権者として、あるいはこれから議論したいんですが、加害者としての我々の自覚、というのがないことが、社会を変えられない理由なのだという問題意識をお持ちなんでしょうか。要するに、国民的再審請求という権利を強く言いたいことのバックグラウンドをお話いただければと思います。

内田　釈迦に説法ですが、近代の人権というのは、市民革命によって樹立されていくわけです。その市民革命の典型というのは、フランス革命といわれているのです。そのフランス革命は、市民がバスティーユ監獄を襲撃するということが契機になるわけです。なぜ監獄を襲撃するということが契機になったかというと、古い時代の最も悪というのがその時代の刑罰制度とか刑事裁判制度にあるというように、市民の方々が考えたからです。最も凄まじい人権侵害、国家による人権侵害というのは、刑罰制度とか刑事裁判制度にあるというように市民が考えたわけです。

それが契機になって、市民革命、そして近代の人権というのが確立してくるわけです。そういう意味で、フランス人権宣言の中で最も多くの条項を使っているのが刑事裁判と犯罪・刑罰に関する条項です。古い、野蛮な、そういうものを放棄して、人道的な、人権に合ったようなものにしましょうとうたわれたわけです。

その考えは、今日まで続いていて、世界人権宣言の中でも最も多くの条項を割いているのが、犯罪と刑罰、刑事裁判制度に関する条項なのです。それは今日でも、国家が侵す最大の人権侵害というのは、刑事裁判とか犯罪・刑罰の中にあるのだと考えられているからなのです。そういうように考えると、誤った刑事裁判というのは国民にとって、あるいは市民にとって、最重要な課題のはずなのですが、これがなかなか認識されていない。歴史が十分に学ばれていない。

人権というけれども、被告人の人権とか被疑者の人権とか、受刑者の人権とか、その家族の方の人権というのは、我々とあんまり関係ない世界だよね、特別な世界だよねって、こういう意識が強い。人権の歴史を振り返った時に、最も我々にとって重要な人権だという意識はまだ樹立されていないと思うのです。

それはやはり学校等で教えられていないからだと思うのです。人権というのは、優しい心です、思いやりの心です、ってことくらいしか教えていない。本当の個々の人権というのは、こういうものなのだ。こういう人権侵害があるのだ。こういうことについては法的な規律があるのだ。こういうところは裁判でもうまくいっていない。裁判で十分じゃない。こういうところをきちんと教えられると、もっともっと多くの方にとって、自分たちの問題だということが広がると思うのですけど、それがされていない。残念ながらメディアの方でもなかなかそういう啓発は十分にしていただいていない部分があると思うのです。

絶えず国連から勧告を受けているのですが、なかなかその勧告を政府が実行しない。それが国民、市民にも十分に広まっていない。こんな勧告をこんなに繰り返し受けても実行しない。もう日本は劣等生になっているのではないか。こんな評価が広まっているということも国民、市民は知らないということも大きいのではないかなと思っています。

遠藤　すでに、なぜ日本は変わることができないのかという四番目の柱に入っているんですけれども、ここは太田さんが一番言いたいことがあるはずだと思うんですけれども。太田さんは先ほどの熊本地裁で敗訴した後に、原告であった竪山さんが、「自分たち被害者はできるだけのことはすべてやった」、「あとはお前たちの番だ」と言われたと、よくご紹介されてますけれども、この言葉すごく含蓄のある深い言葉ですよね。

太田　はい。「後はお前たちの番だ」という言葉のもう一つ前に、こういう言葉がついている。「Fさんを死刑場に送った加害者であるお前たちの番だぞ」なんです。ところが、このことはいろんな場所で話をしても、我々のものだということは、とても伝わりにくいです。特に、残念ながら、教育現場のみなさんの中で話をする時に、これがまた一番伝わりにくい実感があります。そこがわかりにくいというのが残念ながらあるんです。

というのは、例えば、去年の秋桜忌の場で、家族の方が再審請求を出されましたという知らせがありました。じゃあ、俺らはもう用事がないのかなという反応が一方であり、あるいは、その後、その方と我々は当然接点はないわけです。なぜなら、その家族の方は、たとえ請求人団であっても、我々の前に名前と顔を出して話すことはできない。今、うちの幹事団の中でも、親戚筋に当たる方が、この話題にしようとしても、もうその話は出すなというような状況の中で名乗り出られた。そういう今の現実を維持しているのは、我々市民なんですよね。そういう意味で、加害者なんですよね。

自分の経験で二つ例を出しますけれども、一つはインターネット上で、本当に口にするのは残念なんですけれども、家族原告の、匿名原告の方の名前がインターネット上で出てしまったという事実があります。もう一つは、さっき話したFさんの名前が出せない菊池事件というものの、残念ながら、つい二日ほど前に手に入れた新しい本、ハンセン病問題に関わる新しい本なんですが、そこでは、ちゃんと事件名が昔のままで、Fさんの名前の実名も全部出てしまっているんですよ。ついこの間出た本ですよ。

それぐらいの認識で、今の私たちは、社会の中で顔が出せない、名前が出せない、そういう社会を支えてしまっているんですよ。そういう意味で、やっぱり加害者なんだということが言えると思います。そういう意味で加害者として、「お前らの番だぞ」というのは、実際その通りだと思います。じゃあ、私たちに何ができるかということになると思います。

遠藤　別の角度かもしれませんけど、私が紹介したいのは、熊本で起こった免田事件です。免田さんは人吉で起きた殺人事件で死刑の確定判決が確定したあと、何度も再審請求を繰り返して、最後にようやく再審で無罪を勝ち取りました。しかし、免田さんは熊本には住居を戻すことができなかったんです。免田さんは、熊本に帰りたかったはずなんですけれども、大牟田という、熊本との県境に住居を構えられて、わずかな距離なんですけれども、熊本にはついに住居を構えることができなかった。

それはなぜかというと、人吉の当時を知っている人たちのなかには、裁判でも勝っても、本当はあいつがやったに決まっているという人たちがまだいるということです。そういう雰囲気が、長い時間をかけてせっかく免田さんが再審裁判で無罪を勝ち取ったという事実を、社会が受け入れられない。免田さんは熊本に戻りたくても戻れないまま亡くなられたわけです。

弘前大学事件については、鎌田さんは本も書かれていますけど、あの事件について何かお話しいただくことがありますか。

鎌田　はい、今、いろいろ考えているんですけど、まず、その弘前大学教授夫人殺人事件という一九四九年の事件ですけど、これは、那須さんという、那須の与一の三〇代目ぐらいの人が、弘前に住んでいたんですけど、それで仕事中現場をウロウロしていたのは自分で犯罪を何とか解決しようという、警官志望だったんで、それで怪しいというので捕まりました。

それで、結局、一審無罪ですけど、二審で懲役一五年になって、プライドがあるから途中で罪を認めないで一五年まるまる入っていたんです。それで、冤罪を背負ったまま出所した。そのうち、真犯人が、俺がやったんだという人が、すぐそばに住んでる人だったんですけど、現れたんです。現れた理由はいろいろあるんですけど省略します。それで、真犯人が現れて、裁判が始まったけど、裁判所はそれを認めなかったです。それで、もう一回やって、ようやく認めたという事件だったんです。

おっしゃるように、地域には住めないんで、みんな転々として遠くに住んでいたんですけど、県内ですけど。それで、ようやく無罪判決になって、解決して、国家賠償で少しお金入りますけど、家族は全部苦しんでいるから、家族補償という裁判をやったのですが、那須さんは国賠は負けたんです。負けたらすぐその裁判費用の請求書が来たというんで怒っていました。

多分、布川事件の桜井さんの国家賠償なり損害賠償は請求が通ったんじゃなかったでしょうかね。ハンセン病は家族補償が成立したから良かったんです。

言いたいのは、犯人が現れても、もうそれを修正できない。なぜかというと、あいつら同じ刑務所にいたから結託して芝居打ったんだというのが地元の評判で。新聞記事もそういう記事をずっとやっていました。だから、マスコミの犯罪性というのも、ものすごく大きくて、例えば、狭山事件ですけど、これも被差別部落が、石川さんが逮捕されてあそこは「犯罪の温床」であるという記事が堂々と載っている。とにかく怪しい地域だとか、そういう差別的な記事が出ている。

だから、裁判官の人権意識ということもありますけど、やっぱり裁判官もすぐ転勤させられてしまう。結局、袴田事件第一審の熊本裁判長の悲劇というのがあります。彼は無実を信じていた。だけど、彼は陪席裁判官だったから、裁判長がマスコミの力に負けて、頑張りきれなかった。それで有罪判決。有罪判決というのは死刑です。

ですから、その周りの雰囲気、裁判制度だけの問題じゃなくて、社会の差別意識の問題とか、そういうことを含んでいるのです。さっき言ったんですけど、コロナと同じように、コロナとか、もっと強い病気とかというのは、例えば、愛国心というのが社会を席巻してしまったら、それから外れた奴は非国民で、大杉栄とか社会主義者たちみたいに殺される。在日朝鮮人もそうですけど、そういう社会の恐怖というのは、どうしたらなくしていけるのかという問題。

問題なのは、ハンセン病だと、一人ぐらい死刑になってもしょうがないとか、被差別部落だったら、まあいいだろうとか、間違っていても大して悪いとも思わない。もうこれは頭の中の差別だから、具体的に人間が現れてきちんと訴えると伝わるんですけど。菊池事件は姿も名前もわからないという。そういう二重三重の差別で死刑になる前から、もう死刑になっていたのと同じ状況だった。それをどういうふうに訴えて、名誉を回復するか、ということだと思います。

この間も言ったんですけど、法廷闘争だけじゃなく、こういうひどい差別事件があったんだということを、今の社会がどんどんどんどん、非常事態、緊急事態、憲法改悪という、戦争に向かっています。こういう犠牲者をそのままにして進んでいけるのか。人権無視から戦争へとならないための、歯止めにもなる。というようなことも考えているんです。以上です。

遠藤　太田さん、Fさんを殺したのはお前たちだとかいう加害者論に対して、いや、私はそんな覚えがないって人たちがいても、鎌田さんの話を聞くと加害者論というのは説得力を持ちますよね。

太田　はい、もう一つ、加害者論の追加をすると、こういうふうにも言われました。お前らは、まあ、お前らとは言いませんけれども、「あんたたちも被害者なんだよ」と。国の、例えば、ここで「無らい県運動」とか、あるいは国の隔離政策によって、大変な恐ろしい病気だと思い込まされて、それで、一生懸命、その「無らい県運動」に加担していくような、そういう加害者にさせられた被害者なんだぞと。だから一緒に闘えという言い方をされて、ガツンとやられた感じがしたんですけれども、そこをやっぱり、お互いにわかっていかないと広がりがないなと思っています。

遠藤　内田さんに、今の国民の意識調査をちょっとお話しいただけますか。要するに、無関心層がひじょうに多いという議論ですけど。

内田 私は治安維持法違反事件の研究もしているのですが、こういう事件があったのです。奥さんが夫のために食事を作った。それから生活費を少し工面した。当時は当たり前のことでしたが、夫が共産党の委員長だったため、国体結社支援罪でこの奥さんは懲役三年の実刑判決が言い渡された。

当然ながら、おかしい判決ですので、再審して無罪を勝ち取って、名誉回復ということを考えなければいけないのですが、ご家族の方に再審請求されますかと言うと「しません」と言われる。どうしてですかと言うと、「そんなことをしたら国民からバッシングを受けて、治安維持法で有罪になった家族だというようなことになって、社会的に孤立しますので、できません」という、そういう現状なのです。誤判を是正するということ自体が国民の偏見差別のためにストップがかけられているという状況なわけです。

お隣の韓国では、治安維持法違反事件については法律で全面的に名誉回復して被害救済を図っている。しかし、日本では、国会で国会議員が政府に対してそういう法律を作って名誉回復する気があるかと質問すると全くありませんと回答される。

治安維持法違反事件というのは、適法に作られた法律で適法に審理されて下された適法の判決ですから、全然変える気持ちはありません。冤罪だというなら、それを実現するのは自助努力ですよね。自分たちの努力でおやりなさい。我々は一切しませんよ。国の態度はこういうところでですね。この政府の自助努力論というのを我々、国民、市民が是正するように、国会議員に働きかけているか、政府に働きかけているかというと決して働きかけていないのです。何もしていない。

治安維持法違反事件という、ああいうひどい事件、ひどい判決で犠牲者になった方々の名誉回復のために、我々が国民として、主権者として何かしましょうかということにはなっていない。むしろ逆に、まだまだ不作為の加害者に留まっている。同じようなことは、この菊池事件においても行われているのではないかと思うのです。

ある民間の調査によると、ハンセン病に係る偏見差別について、無関心層は六〇パーセントぐらいといわれているわけです。学ぶ気もありませんし、関心もありませんということで、この六〇パーセントということが菊池事件の冤罪をはらす上での壁になっているのです。その壁になっているということ自体に、無関心のために、自分の加害者性に気づいていないというところだろうと思います。
それで、国民的再審請求の運動というのは、その六〇パーセントの方に働きかけて、あなたが何もしないということが、実は加害なのですよ。今も差別偏見を残すことになっているのですよ。そのために、すごい憲法違反の人権侵害を救済できない。救済の壁になっている。そういうことを、訴えていって、わかっていただくということが非常に大きなことじゃないかと思います。それをご遺族にやれというのは、これはもうむちゃくちゃな話だと思うのです。

遠藤 少し駆け足ですけど、次の運動の課題で、太田さんから、国民的再審請求人団にまた入りたい、請求に入りたいという場合、入れるのかというご質問がありました。これは大事なご質問ですので金丸さんから、太田さんの質問にお答えいただけますか。

金丸 はい、すみません。国民的再審請求の件なんですけれども、これから今まで再審請求された方に加えて、再審請求人になるとして再審請求ができるかというところの問題なんですが、これは、そもそも再審請求が何なのかというところの議論と関係してくると思うんです。

国民的再審請求というのは、内田先生からの説明にもありましたが、あくまでも請願権に基づいて、裁判所に対してお願いをしているということで、再審手続きとは違って、何か法律上の国民的再審請求法みたいなのがあるわけではないということになります。

なので、裁判所もそういうふうな前提でしか受けていない中で、じゃあ、今、改めて追加の再審請求人が再審請求をしますということが、ただの請願としてのお願い以上の意味を何か有するのかというところを考えた時に、そこは正直、あまり裁判所との関係では意味がないと思います。これだけ多くの方たちが、今、この事件について興味を持っているし、菊池事件をやり直す必要性を感じていますというところを伝えるというところに一番のメインがあるので、今の段階で改めて再審請求人を増やして何かをするというのは、基本的にはあまり必要性がないのかなという感じではあります。

遠藤 それに対して、太田さんの方から、じゃあ、どういうふうに運動をつくっていこうかというご提案があればお願いいます。

太田 実は、休憩の間に内田さんにこのことを伺っていたんですよ。再審請求人を増やせませんかねと。そしたら、裁判所に届けている人数じゃなくても、それは増やせばいいじゃないかと言われて、そういうものかと思ってちょっと元気を出したとこなんですけれども。

お金のない再審請求人団がこれまで、これもついさっき思いついたんですけど、北野さんがいらっしゃいますけど、新聞の意見広告一つ出せなかったと思うんですよね。これぐらい、なんとかやれたら、菊池事件なんて見たこともないという人は、狭山や沖縄でいっぱい意見広告やっているように、私たちが一生懸命、お金を集めて意見広告を一回だけでも、A紙だけでも出せたらこれは違うんじゃないかなと思って、少し昼休みの時に話をしてお土産をいただいて帰れる気がしました。以上です。

遠藤　最初のお話は委任状を出さない、法廷に名前を出さない再審請求人がいてもいいということですよね。そういう意味では、再審請求人をなのればいいわけですね。

太田　そういうことですね。

内田　はい。

遠藤　わかりました。やっぱりこの運動の課題というのは、そういう意味でまだまだ私たちにあると思うんです。ですから、まだまだ知恵を出さなくてはいけないんではないかと思います。今日のこのシンポジウムをお聞きいただいたみなさんが、法廷の議論とこの運動の議論と、その間にこういう再審請求制度がこの国でどんなにおかしい制度であるのかとか。特別法廷についても、裁判所はもう結論を出したように見えるけど、実際には出してない。今回の再審請求が親族証言でも証拠の上からでも犯人と思われない人を死刑にしてしまったという、その責任の重さを、裁判官が本気で向き合って、答えを出せるかという問題でもあるということを、裁判官がどこまで自覚してくれるか、また自覚するように働きかける必要があるんじゃないかと思ったりしています。そこらへんを、今日の議論を聞いていらっしゃるみなさんがこの菊池事件について少しでも理解していただけたらと思う次第です。

一応、あとの一〇分を質問の時間に当てていますので、時間が短いかもしれませんけど、今日パネリストになっていただいたみなさんに、一人三、四分ずつ最後にこれだけは訴えたい、これだけは話しておきたいということがおありでしょうか。早速、太田さんからお願いします。

太田　はい。私は、最後に一言ということになると、もちろん、Fさんの名誉回復ということも重要なんですけれども、今の、例えば、ご家族の名のれない現状とか、そういうことを考えると、市民としては、菊池事件を通して今もあるハンセン病に対する差別の現実というものを、きちんと学んでいくということ。そうすると、その家族の問題とか、そういうあらゆる課題を考えることができると思うので、菊池事件を通してということも併せて考えていきたいなと思っています。

遠藤　ありがとうございました。では、次に鎌田さん、一言、お願い致します。

鎌田　はい。冤罪は、とにかく、冤罪になった人たち、ご本人、家族が訴えて訴えて、死んで訴えても、まだ直らない。三鷹事件、名張ぶどう酒事件、菊池事件も裁判所に正義はないのか、という形になっています。それはどうしてかというと、一つには、裁判官は出世というと語弊がありますけど、過去の裁判を否定できない。地裁から家裁にやられるとか、高裁から家裁に格落ちさせられるよりも、地裁から高裁へと登っていきたいと。検事も誤ちを認めるとそこから道を失う。

　さっき天皇制というご意見があって、全くそうだと思ったんですけど、それをどう直すかというのも一つの問題なんですよね。それから、再審に対して検事は抗告しないという制度上の問題が必要です。まだまだ、人権が大事にされていない。誤ちはやっぱり正すしかないわけです。

　教訓からいうと、九九人の容疑者を逃がしても、一人の冤罪者をつくらない。そういう人間性のある司法というのを、国民は訴える必要があるし、僕たちの運動の課題だし、まして、この事件は。本当、二重三重に殺されたという最もひどい事件なんで、これを解決しないと日本の民主主義はありえないという世論をどう作るかということが課題で、新聞広告というのは、全く賛成です。

遠藤　はい、では北野さん。よろしくお願い致します。

北野　二つ、話をしたいんですが、二つとも結論は同じなんです。一つは身内というか、同僚の恥をさらして申し訳ないんですが、ハンセン病の裁判で朝日新聞は二回誤報を出しています。一回目は国賠訴訟の時、小泉内閣は控訴するという予告記事を書いて見事に外しました。控訴するという記事が出た後、小泉総理は控訴を断念すると発表しました。家族訴訟の時も同じ間違いをしました。朝日新聞は安倍内閣は控訴すると書いて、安倍内閣はその記事が出た頃に控訴をしないという決断をして、朝日新聞の朝刊が出た頃にＮＨＫが控訴をしないという逆の結論を報道しＮＨＫが正しかったというものです。

　一回目にはちょっと関与できなかったんですけど、二回目の時には、控訴する方針という記事が出ているのを見て本当に大丈夫かと私は社内で何度も確認をしました。二〇年前、二〇〇一年の時に、朝日新聞はこういう大失敗をしている、本当に大丈夫ですかと。もう一回、同じ二の舞を踏むのではないですかということを聞いた。しかし、私自身は控訴するともしないとも確証が取れていなかったので、担当記者やデスクが大丈夫ですと言ったのを反論できませんでした。それで、ふたを開けてみて、ありゃ、またやってしまったのかという恥ずかしいことになりました。

なぜそういうことになったかというと、やはり記者の側にそれらしい情報が流れてきて、それを確認したと思ったら確認できなかったとか、そういう技術的な問題はあるんですが、思い込みがあったと思うんです。そういうものを、厚労省は控訴したかった。ああいう自分たちの先輩が、役所が間違っていたという判決は認めるわけにいかないという全体的な雰囲気があることはわかっていたのです。それを控訴しないことにして、国の責任ありという判決を確定させていいのかというような雰囲気があったわけです。やはりそういう、先ほどから、出ているように、国が間違えるわけがないというのもあるし、国が間違えてもそれを認めるわけがないという思い込みがあったと思います。

いや、しかし、政治家の決断として、いや、ここはもう控訴断念しようというものがあったんだとすれば、やはりそれは運動の力なんだと思うんですよね。運動が非常に盛り上がり、控訴を許すのかと。控訴を許したら次の選挙どうなるのかみたいな。やはり、そういう恐れを政治家に抱かせるぐらい運動が盛り上がったということころです。そういう政治部記者が思いもしなかったような、控訴断念という結論に二回とも至った。それを、朝日新聞は見事に読み間違えたわけですけれども。そこは運動によって、そういうふうにひっくり返ることもまれにあると思うんです。

同じように、このシンポジウムの最初に遠藤先生がなぜ菊池事件は伝わりにくいかという問いかけをされて、私は、本人が死刑執行によって亡くなってしまい、ご家族が名のり出られない状況で取材する相手がいない、なかなか人間ドラマが描けないというような、そういう困難があるというようなことを考えているという、そういう趣旨のことを申し上げたと思いますが、じゃあ、それで全く記事が書けないかというとそうではない。

これも、関東大震災は一〇〇年前の話ですから、その当事者、殺されかかったが、なんとか生き延びた人、あるいはそれを目撃した人、みんな死んでいるんだけれども、それをずっと聞き取りをして継承して本に書いています。最近では、それを映画にしたり歌にしたり、そういう作品にして世に問うという人が出てきている。作品にして世に問うことをしている映画監督なり歌手なり学者なり、そういう語り部の先生なり、そういう人たちを取材しても、記事は成立する。ということは、運動で、これおかしいと、これは何とかしなければいけないと、もう我を忘れて運動に打ち込んで訴えている人に、そこに記者が、あ、この人は記事になるというドラマを見出せば、それはご本人でなくても、当事者でなくても家族でなくても記事になる。

そういうようなことは、やはりこれもまた運動の力があるのではないかと思いますので、そこはお伝えしたいと思います。

遠藤　ありがとうございます。そういう意味では、再審請求人団にとって力強い励ましとヒントをいただいたような気がします。では、次に金丸さん、お願い致します。

金丸　私も二点ほど、最後にお話しさせていただこうと思います。まず、これまでの菊池事件に対する動きというのは、やはり憲法違反の手続きだというところを中心に進んできたと感じています。憲法違反については、内田先生からもお話がありましたが、国民の権利、憲法というのは、国民の権利を守るものであり、そして、その権利を守るための、不断の努力をするのは国民の義務であると憲法上定められているのです。国民のみなさん、私も含めてそうですけれども、やはり自分たちの権利を守っていくためには、憲法違反の手続きで人の命が奪われるようなことはあってはいけないということを、ぜひ多くの人に知っていただいて、まず、菊池事件に興味を持っていただくということは非常に重要なことだと思っていますので、ぜひこれからもよろしくお願いします。

もう一点なんですけれども、これに加えて、先ほど内田先生のお話にもあったように、もう一つの車輪の片側であるFさんが無罪であるということについてなんですけれども、これまでは弁護団として、無罪であるところについての説明というのは、おそらく十分できてこなかったなと思っています。

それは、再審請求人であるみなさんに対してですらそうだと感じています。先日の秋桜忌の時に国宗弁護士の方から、これから集会をできるだけ開いて、弁護団がそこに行って、みなさんにそこら辺の、無罪であるというところの説明についてもしていきたいというような話をしています。そういうふうなことをしない限り、この事件を再審請求を認めさせるということになかなか結びつかないだろうなと思っています。いろいろと親族間のトラブルも含まれる話でお話ししづらかったりだとか、ご本人の名前、あるいは親族の名前が出せなくて、説明していてもわかりづらい部分もあると思うんですけれども、ぜひ知りたいと言っていただければ、いつでも弁護団が伺ってお話しさせていただこうと思っています。ぜひ、小規模でも結構ですから、集会を開いていていただいて、弁護団を呼んでいただければと思います。よろしくお願いいたします。

遠藤　金丸さんの今の話では、私もこの間、家族訴訟について学ぶ場があって、この菊池事件も家族問題ですよね。そういう意味で、家族の方たちが社会で生きることがどれほど苦しいことかということを、私たちがしっかり理解できないと、再審請求が、日本で、なぜ実現できないのかという問題は解けない。しかし、私たちは家族の方となかなか触れ合う機会がなくて、むしろ触れ合わないことが配慮することだと思ってきたところもあって、そこは弁護団の方たちが一番ご存知のはずですから、私たちがもっと知り得る情報を、個人名とか個人の生活を教えてほしいというのではなくて、ぜひ伝えていただきたいと思います。

最後になって恐縮です。今日のシンポジウムでは、内田さんのお話は、加害者としての私たちが受け止めるという問題に触れられるところまでで、残念ながら秋桜忌でご講演の国民的再審請求権の権利の方向性、法律構成という論点までは辿り着いていないんですけれども、加害者としての私たちが受け止めるという問題には、少しは触れられたと思うんですけれども、内田さん、最後にこのシンポジウムでみなさんにお伝えしたいことをお話しいただけないでしょうか。

内田　戦後、日本国憲法ができて、日本国憲法で基本的人権の尊重というのをうたったということもあって、多くの国民、市民の方は人権については戦前よりは戦後の方が良くなっていると思ってらっしゃるのだと思うのです。しかしながら、戦前よりももっと悪くなった人権問題というのは少なからず存在するわけです。

その一つが刑事裁判です。戦争期を除くと戦前の刑事裁判の無罪率というのは、陪審裁判の場合は一二パーセントぐらい無罪率があるわけです。非陪審事件でも無罪率は六パーセントないし七パーセントある。

それに対して、戦後の日本の、日本国憲法の下の刑事裁判の無罪率というのは〇・一パーセントです。つまり、戦前よりは戦後の方が検察官、捜査機関の言いなりの判決になっているということです。

これは、検察官、捜査機関の主張にチェックがかかっていない、無罪方向でのチェックが十分にかかっていないということを意味します。その原因の一つは、捜査段階の自白調書を有罪証拠にできるようになったということです。戦前でもそういうことは認められていなかった。そういうことをすれば、自白強要のための拷問とかを招くことになる。だから有罪証拠にできませんとなっていた。ところが戦後は全ての事件について、捜査段階の自白調書、捜査機関が作った自白調書を有罪証拠にすることができるようになった。こんなことを認めている先進国って日本ぐらいと言っても過言ではないわけです。

それから、「代用監獄」（代用刑事施設）に長期間拘束する、そして、自白を取る。弁護人との接見も制限する。こういうことも、無罪率が〇・一パーセントになった原因です。これも、国連から絶えず是正勧告を受けているところです。こういうように戦後、日本の刑事裁判は戦前より悪くなっているわけです。でも多くの人は法律家も含めて、それを知らない。よくなったと誤解している。だから、是正しなければと思っていない。

もう一つ、戦前よりも悪くなっているのが、ハンセン病強制隔離政策です。戦前よりも戦後の方がより悪くなっている。「無らい県運動」も質、量の面でより悪くなっている。

この悪くなっているものが相乗的に作用したというのが、この菊池事件の誤った死刑判決というわけです。つまり、戦後の基本的人権の尊重という憲法の尊重に全く反する現象二つが交差して、この菊池事件の死刑判決というのは出ているわけです。それを直していくということは、実は基本的人権の尊重を実現する道、別の言い方をすれば、改めて日本国憲法を作っていくという運動でもあるということです。国がやらなければ、それをやるのは国民しかないわけです。市民しかない。それを我々はやっていきましょう。こういう問題提起でもあるというようにご理解いただければありがたいと思います。

遠藤　ありがとうございました。では、今日の第二部のシンポジウムは、ここで閉じさせていただきます。このシンポジウムがみなさまのお役に立つシンポジウムであったならば幸いです。

訓覇　改めまして、パネリストのみなさまに拍手をお願いしたいと思います。ありがとうございました。時間的に、運営にご協力いただいてありがとうございます。

少し時間がありますので、今から誠に申し訳ないんですけれども、会場からのみということにさせていただきます。オンラインで参加のみなさま、ご質問とか、もちろん、おありと思いますので、オンラインで参加のみなさまは市民学会のメールアドレスをご承知と思います。今回申し込んでいただいたメールアドレスに、どなたに対するご質問かということを明記していただいて、質問内容をお示しいただきたいと思います。それをコーディネーターの方に通してお答えを、市民学会からさせていただきたいと思います。そのような形での質問の受け方になりますことをまずお許しいただいた上で、今日、第一部、第二部といっても、第一部のパネリストの方がほとんどいらっしゃらなくて。実質上は第一部の方へのご質問という形ではお受けしにくいことになりますが、第二部の方のみなさんは今ここにおられます。また、ご質問ということだけでなくて、今日のテーマからできるだけ離れないような形でお願いをしたいんですけれども、ご意見というようなことも、第一部に対しても出していただければと思います。できるだけ多くの方にご発言していただきたいと思います。できるだけ簡潔な形で、ご意見ご質問を述べていただきたいと思います。オンラインの関係上、申し訳ないんですけれども、車椅子に乗っていらっしゃる方もご移動をお願いして、私の立っている所まで、誠に申し訳ないんですけれども、来て、発言を、車椅子のまま来ていただいて結構ですので、はい。そしたら、今、一人手が挙がっております。

もし、映りたくない方からご質問があった時には、その場所で音声だけとらせていただきます。

島晃　どうもありがとうございました。市民学会並びに今日の弁護士先生、また、報道機関に問題提起をさせていただきたいと思います。実は、差別を受けている当事者として一点お話しいたします。

先日、九月にセブンイレブンに車椅子で入ると入店拒否をされました。実は昨年、長野県で行われた市民学会の時、ローソンでも入店拒否を受けました。どちらの店長にもそれは障がい者差別につながりますよと申し上げましたけど、どちらの店長も差別してないと言い切りました。改めて私は、無自覚の差別をなくす取り組みを国民的に、ここにいらっしゃいます弁護士の方々、また報道機関から起こしていただきたいと私は問題提起をいたします。

私は車いすに乗っているから買い物も断られました。これは今日駆けつけていただいた黄光男さんも受けたハンセン病の家族と全く一緒です。そういう理由で差別をする者も絶えない。これは私たち障がい者は、日常的に受けています。ただ、泣き寝入りをしているだけです。だから、そういう面では、無自覚の差別ということを、大きく、国民的な課題として訴えなければ、差別というのはまだまだ、さらに、どちらの店長も差別をしている意識すらないということが、私は大きな問題かと思いますので、何とぞよろしくお願いします。以上です。
訓覇　ありがとうございました。せっかくですので、もしパネリストの方。次に手が挙がっていますので、順番に、はい。今のことに対して、よろしいですか。何かコメントしていただくような。そしたら、北野さん、ご指名ですので一言お願いします。
北野　はい、どうお答えしたらいいかわからないですが。差別とは何か、人権とは何かということを記事を書くために、こういうハンセン病市民学会だったら、ハンセン病の差別は問題だという共通認識がある程度おありの方が、当然、集まっているという前提で、お話しできるわけですけれども。広く一般に読まれる記事、まして、インターネット上に出すような記事だと、多分、その辺の大前提が共有されていない。差別とは何か人権とは何かというところから、多分、議論を始めないと、きちんと伝わらないというようなことを常に意識をさせられます。
だから今、島さんがおっしゃった店長が差別していないと言うのは、差別する側が言っていい言葉ではないんですが、でもそれを簡単に言えてしまう。やはりそこは差別とは何かというようなところが共通認識ができていないというところから、多分、きちんと始めなければいけないのかなと改めて思いました。
訓覇　はい、それでは、和泉先生、お手が挙がっております。よろしくお願いします。
和泉眞藏　今日はひじょうに楽しいというか、勉強だったりディスカッションをありがとうございました。今日のディスカッションの中で、私はハンセン病医学の専門家ですから、その立場から言わせてもらうと、一体ハンセン病に対する差別がなぜこんなに今でも続くのかというあたりですが、基本は何かというと、先ほど特別法廷のことが書いている中にどういう理由で特別法廷が開かれているかを調べたんですけれども、ハンセン病がたくさんある中で、他の病気もあるんですけど、私が一番気になったのは、結核に対する差別というか、結核だから、あなたは特別法廷でやるというのがほとんどない。あるのはあるんですけど重症な人だけなんです。
結局、なぜハンセン病だけがそうなったか。特別に悪い病気というふうに考えられたかというと、これは、医学的には非常に簡単で政府がそういうふうな政策を続けて、ハンセン病になった人は、一般の病院では治療をしない。それから、療養所に強制隔離するという政策を、戦後も続けたからです。これは国際的には、一九五〇（昭和二五）年ぐらいからもう既に隔離政策はダメだということでやめることになっていたにもかかわらず、日本では一九九六年まで続けた。

こんな特別な扱いをしておいて、それで、ハンセン病を特別な病気と考えない国民がいること自体がおかしいと思いませんか。これは裁判官も含めて、それはそうなりますよね。そういうことでやっているんです。ですから、ここを変えなかったことが基本のところにある。それを国民がちゃんとやらなかったというようなことです。

私たちは京大でずっと療養所以外で医療をやっていましたから、そこで反対していたんですけど。だけど、それは国民全体の意識を変える基本のところは、国の間違った医療政策だと思います。

訓覇　はい、ありがとうございます。何かパネリストの方で、はい、どうぞ。

太田　その点については、ハンセン病を理解するのではなく、ハンセン病問題を理解するんだという、日頃、私たちはしょっちゅう、ずっとそう言い続けているわけですが、ここに来て、改めてやっぱり病としてのハンセン病というのは、きちんと学び直さないとダメだなと思っていて、市民学会にも提起をしたところですので、改めて学び直すということしたいと思っています。希望しています。

訓覇　はい、ありがとうございます。はい、それでは、もうお一方、原田さん。

原田　朝から長時間、一部二部とみなさんお疲れ様でした。非常に中身が濃かったんですが、このシンポジウムをずっと聞かせてもらって、一つだけ思い出したことがあったんです。太田さんの話とも関係あるんですけれども。水俣病問題の裁判だけでなく、ハンセン病問題の裁判にも取り組まれ、二〇二〇年に亡くなられた板井優弁護士が多分これ、二〇〇一年の勝訴の後の感想だったと思うんですが、「正義は勝つと言うが、力のない正義は勝たない。勝つためには力なる正義が必要だ。国と闘うには、多くの市民を巻き込み、世論に後押しをしてもらう必要がある」と言われました。

これは菊池事件の国民的再審請求の裁判を起こすということに、生きてくるかなと思いますので。みなさんでこの国民的再審請求をもっと世論に広げるということを少しずつやっていきたいと思います。朝日新聞の北野記者もパネリストとして参加されていますので、ぜひよろしくお願いいたします。

訓覇　お答えはよろしいですね。はい。ありがとうございます、はい、どうぞ。

森川　みなさん、お疲れ様です。国立ハンセン病療養所の職員でつくる労働組合、全医労で主に事務処理をしております森川といいます。今日、こういった形で参加させていただいて、改めて私たち、自分たちの権利、そして憲法、そういったことを守っていくためには、やっぱり間違ったことをきちっと正して自分たちから声を上げていく。ここの重要性というのは改めて、それを作るためにも、先ほど原田さんからも話があったように運動を作りながらやっていくということを、改めて私たちも実感したところであります。

そういう意味でいけば、今日この会場にお配りするような形で置かせていただいています。今のハンセン病全体の問題、屋会長からも人の問題のお話がありましたけれども、そういったところでの問題。そして、今日の問題になっている差別偏見、そういったところをきちっと国としても、というところで求めている。ハンセン病の改善を求めている、署名のほうも取り組むということにしております。

また、今日の議論、学びながら私たちの中でも、いま、この署名をやっていくためにも、私たちの中でも学びをきちんともう一度やろうというところでも提起をしておりますので、そういった意味でも今日のところも含めて、広めていきたいと思います。今日は本当にありがとうございました。

訓覇　はい、ありがとうございました、それでは、そろそろ時間ですけれども。どうぞ。お顔出しオッケーでしたら、前にお願いいたします。

発言者　今日はとても勉強になるお話をありがとうございました。私、邑久光明園の職員なんですが、最近入所者さんからお聞きした話で、この方は中学生の時、子どもの時に入所されている方で、中学生、高校生の時にこの事件がやっぱり問題になっていました。

まだ、事件になる前からで、手紙を書いたり、贈り物を送ったりで、それが全療協ニュース、全患協ニュースに載ったりとか、そういうこともあったそうですが、今、こうやって再審請求の動きがあるということを、その方が知られて、なんとおっしゃったかというと、「あの時は誰も助けてくれなかった」と。ずっと孤立無援の中で、入所者さん、そして当事者の方のご家族も闘ってきて、本当に助けのない中で、偏見差別にまみれた裁判、判決が起こって、命を奪われたと。

それを、今、私たちが改めようとしなければ、また、同じ過ちを繰り返して、私たち、この社会の一人ひとりがどう動くか、それが問われているのかな、同じ過ちを繰り返さないようにしていかなくてはいけないんじゃないかなと、その方からのお話で感じたところです。すみません、コメントですけど、私の考えですが、どうもありがとうございました。

訓覇　ありがとうございました。それでは閉会に入っていきたいと思います。市民学会から少しお知らせ、ご案内をさせていただきます、二〇二四年の五月一一日、一二日、もう日にちが決まっております。札幌で総会、交流集会を開催します。できるだけ飛行機の予約とか、そういうこともありますので、日にちだけはもう確定しております。詳しいご案内は年明けになると思いますけれども、できるだけ早く募集要項とか、出していきたいと思いますけれども、ぜひご参加のご予定をお願いしたいと思います。

それから、もう一つ。前回の鹿屋の集会のまとめの全体会の時に、今日ここでパネリストなってくださっている太田さんのほうから、市民学会で部会をもう一つ設置したいというご提言を受けまして、組織的に検討させていただきまして、先頃、新しく啓発資料調査部会という部会を設置することにさせていただきました。これについてはホームページで、部会というコーナーがあります。現在、家族部会や教育部会、宗教部会等が活動しておりますけれども、そこにもう一つ、新しい部会が加わります。

みなさん、それに参加したいと、自分も入っていきたいという方、近日中になりますけれども、ホームページに連絡ができるボタンを作ります。また、市民学会の事務局のほうにそのことをお伝えくだされば、部会がこれから準備会等を始めていかれるということですので、まずは実動するまでの窓口は、私のところでさせていただきたいと思いますので、ぜひみなさん、お一人お一人、参加して、この課題について考えていただければ幸いでございます。

以上、市民学会からのご案内は二つ。それから先ほど、全医労の森川さんからもありましたけれど、署名ともう一つ、菊池事件の再審開始を求める署名、これはずっと続けていただいております。この署名用紙も受付の所に置いておりますので、また、引き続き取り組みに参画していただければと思います。

午前午後と長時間、オンラインのみなさまも大変お疲れかと思いますけれども、本当に一緒に取り組んでいく、また、大きなきっかけをパネリストのみなさま、ご参加していただいたみなさまの共同の力で一つ、一歩をまた踏み出せるかなということをありがたく思っております。本当にお疲れ様でした。パネリストのみなさま、本当にありがとうございました。この様子は、また年報等で、今日の記録もみなさまの元にお届けできるようにしていきたいと思います。

では、これを持ちまして、第四回ハンセン病市民学会シンポジウムを閉会とさせていただきます。お疲れ様でした。ありがとうございました。

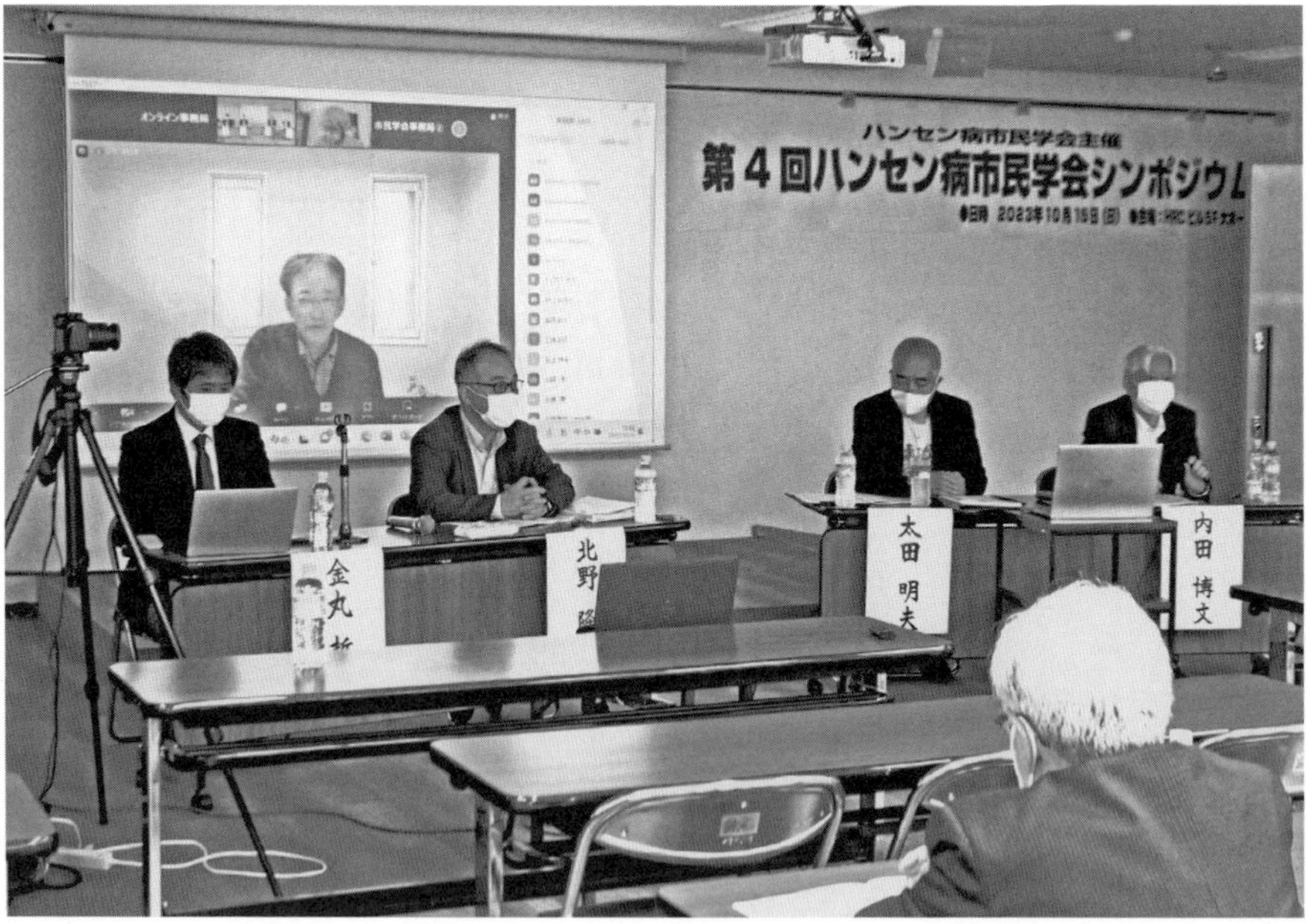

(1) 共同代表は、会を代表し、本会設立の趣旨に拠り、総合的視点を意識して、組織の運営に携わる。
(2) 運営委員は、本会設立の趣旨に拠り、ハンセン病問題に係る分野研究や地域活動など課題別視点を意識して、組織の運営に携わる。
(3) 事務局長は、13条で定める事務局を統括します。
(4) 事務局次長は、事務局長を補佐します。
(5) 会計は、本会の会計を掌理します。
(6) 書記は、本会が運営上開催する諸会議を記録し、整理・管理します。
(7) 事務局員は、本会の事務を分担し執り行います。
(8) 会計監査は、本会の会計を監査します。

10. 委員の任期は２年とします。ただし、再任を妨げません。
選出方法については別途内規で定めます。
11. 共同代表の選出と運営委員の選出は、運営を円滑に行うため年度を隔てて実施するものとします。
12. 本会の組織や活動等に関する重要事項を協議し，総会提出の議案を検討するために、本会に組織委員会をおきます。組織委員会は、共同代表、運営委員、事務局長，事務局次長をもって構成します。また、組織委員会は、緊急事態への対応にもあたります。
13. 本会の日常業務を執行するために事務局をおきます。
14. 本会に必要に応じて部会をおくことができます。部会には部会長をおくことができます。
15. 本会の会計年度は、毎年4月1日から翌年3月31日までとします。
16. 本会の規約の変更は、総会の議を経なければなりません。
17. 本会の所在地は、以下といたします。
〒552-0001　大阪府大阪市港区波除4-1-37　ＨＲＣビル３階

附則
１．本規約は、2005年５月14日より施行します。
２．この改正は、2008年５月10日より施行します。
３．この改正は、2016年５月14日より施行します。
４．この改正は、2024年５月11日より施行します。

委員選出に関する内規

委員候補の提案は下記の方法によって定める。

１．共同代表は、組織委員会が、学会の会員の中から、学会を代表するにふさわしい識見をもった者を選考して作成した候補者リストに基づいて、総会前に、会員の信任投票をおこない、投票者の過半数の信任を得た者を選任する。信任投票は、事務局が実施し、その結果を総会に報告する。
２．運営委員は、あらかじめ期間を定めて公募した候補者リストの中から、ハンセン病問題に係る地域活動や学会の部会活動などの視点を考慮して共同代表が選出した候補者を、総会に提案し、総会の承認を得た者を選任する。
　２ 公募手続き、候補者リストの作成は、事務局が行う。
　３ 会員であれば、誰でも、公募に応じることができるものとする。
３．事務局長、事務局次長、会計、書記、事務局員、会計監査は、共同代表が総会に候補者を提案し、その承認を得て選任する。

ハンセン病市民学会規約

1．本会は、ハンセン病市民学会と称します。
2．本会は、ハンセン病に対する偏見や差別を解消し、ハンセン病問題における歴史の教訓を、これからの社会のあり方へと引き継ぐことを目的とします。
3．本会は、前項の目的を達成するために、交流、検証、提言の３つを活動の柱にします。
(1) 交流活動　ハンセン病回復者だけではなく、ハンセン病問題に関心を持つ人たちが、同じ当事者としてそれぞれの立場で率直に意見を交換し、交流する場を設けます。
(2) 検証活動　ハンセン病問題の歴史の検証は緒についたばかりです。全国には埋もれている資料や隠された事実がまだまだたくさんあると思われます。それらを発掘し検証することで、ハンセン病問題の歴史が正しく認識されるように務めます。
(3) 提言活動　ハンセン病回復者の高齢化が進んでいく中で生じている入所施設の将来のあり方や、社会復帰した人がおかれている状況、また偏見や差別を解消していくための取り組みのあり方など、直面する様々な課題にみんなで智慧を出し合い、構想をまとめ、国や自治体及び社会に提言していきます。
4．本会は以下の事業を行います。
(1) 交流集会（年１回）。
(2) 機関誌、ニュース等の発行。
(3) 講演会や市民交流会などの活動。
(4) 分野別部会の設置と成果の公表。
(5) その他本会の目的を達成するために必要な事業。
5．本会は交流集会と同時に総会を開き、これを本会の最高機関とします。
6．本会の目的に賛同する人は誰でも会員になることができます。また、申し出によりいつでも退会することができます。会員は、個人会員（一般会員、維持会員、学生会員）および団体会員とし、それぞれ別に定める会費を払うものとします。総会における議決権は個人会員のみが平等に有します。会員は、本会の行う事業に参加し、機関誌等に投稿することができます。
7．会費の額は交流集会の総会で決定します。ただし、会費を３年以上滞納した会員は、自動的に会員資格を抹消されます。
8．本会は、次の委員をおきます。
(1) 共同代表　10名以内
(2) 運営委員　15名以内
(3) 事務局長　１名
(4) 事務局次長　２名
(5) 会計　１名
(6) 書記　１名
(7) 事務局員　若干名
(8) 会計監査　２名
9．委員の職務は次のとおりとします。

ハンセン病市民学会では皆さまの投稿をお待ちしています

ハンセン病市民学会は、交流・検証・提言を三つの柱として、幅広く活動していくことをめざしています。その一環として、毎年一回、年度末に年報を発行し、さまざまな活動の成果を反映させていきたいと考えています。開かれた学会として、さまざまな方からの投稿を募集しています。この年報を、研究発表の場として、また交流と議論の場として、大いに利用してください。

「投稿規定」は以下の通りです。

一、本誌に掲載される原稿は、論文、研究ノート、史料紹介、実践報告、書評・紹介、時評・通信とします。

二、原稿の枚数は、四〇〇字詰原稿用紙に換算して、論文五〇枚程度、研究ノート三〇枚程度、史料紹介五〇枚程度、実践報告二〇枚程度、書評・紹介五～一〇枚程度とします（図表含む）。

三、投稿の締め切りは、毎年八月末とします。

四、手書きの場合は、縦書きで二〇〇字ないし四〇〇字詰の原稿用紙を使用してください。パソコンの場合は、A4判・四〇字×三〇行、縦書きでお願いします。なお、プリントアウトしたもの一部と、テキストファイル形式のCD―Rを同封してください。

五、投稿原稿は、締め切り後に審査委員会で審査のうえ採否を決定し、その結果を二カ月後に投稿者に連絡します。

六、審査委員会は、ハンセン病市民学会の組織委員・事務局員の一部、ならびに組織委員会で承認された者によって構成されます。

七、他誌への二重投稿はご遠慮ください。掲載原稿の転載は、原則として一年間は控えてください。また、転載にあたっては必ず会の承諾を得てください。

八、原稿料はお支払いできませんので、掲載誌複数部数の寄贈をもって原稿料に代えさせていただきます。

九、投稿された原稿は返却いたしません。

以上

原稿の送付先は以下のとおりです。

〒五五二－〇〇〇一

大阪市港区波除四丁目一番三七号　HRCビル三階

ハンセン病市民学会事務局　宛

なお、封筒の表に「原稿在中」と明記してください。

編集後記

年報の発行が遅れたことをお詫びいたします。コロナ禍で交流集会が延期になる中、シンポジウムはオンラインで開催することができましたので、今回の年報は、二〇二一年、二〇二二年、二〇二三年に開催されたシンポジウム三年分の報告を掲載する『ハンセン病市民学会年報二〇二〇・二〇二一合併号』として発行することになりました。コロナ禍で開催されたシンポジウムのテーマは本当に時機を得たものであったと改めて感じました。

二〇二一年、二〇二二年は国による「ハンセン病に係る偏見差別の解消のための施策検討会」が開催され、訓覇事務局長も私も当事者市民部会の委員として論議に参加していた時で、ハンセン病回復者と家族に対する偏見差別の現在性を明らかにし、課題を論議していましたので、シンポジウムでの学びはとても大きいものでした。各地での取り組みに生かしていただければと思います。

（ハンセン病市民学会事務局：加藤めぐみ）

昨年九月一四日、全療協事務局長であった藤崎陸安さんがご逝去されました。藤崎さんは、療養所入所者の先頭に立ち、ハンセン病療養所が当面する多くの困難な課題に真正面から取り組んでこられました。また市民との連携にも力を注がれ、ハンセン病市民学会の活動にも、常にご理解、ご協力いただきましたこと感謝に堪えません。心より追悼の意を表します。

さて、市民学会の年報は、発行当初から、その年に開催された全国交流集会の記録を中心に編集を行ってきましたが、新型コロナウイルスの感染拡大は、交流集会が二年度にわたって開催できないという事態を招くことになりました。その間のできごとについては、皆さまのご記憶に新しいことと思いますが、ウイルスの感染拡大とともに広がっていったのが「コロナ差別」という、「病」に関わるあらたな差別でした。異論をはさむことを許さない「同調圧力」は、ウイルスより人の目が怖いという顛倒した社会を形成し、病を得た人に病とは別の苦しみを与え、その被害は家族や医療関係者にも及びました。そのさなかに、医療、人権などに関わる多くの人たちの反対を押し切り「感染症法」等の「改正」がなされましたが、その際の、ハンセン病違憲国賠訴訟全国原告団協議会の声明の中に、「わたしたちの被害は、必ずしも、実際に強制力によって隔離されたことによってのみ生じたものではありません。むしろ、強制力によって隔離されるべき者として、法律上位置付けられてしまったことによって生じたものです。それによって、わたしたちは、激しい偏見・差別の対象となり、社会の中で居場所を失いました」という一文がありました。これは、社会の中での隔離の被害の性質をあらためて突きつけてくるものであるとあると思います。今回の年報には、コロナ禍においてあらたに露わになった隔離の被害、そしてハンセン病問題の全面解決に向けての喫緊の課題をテーマにしたハンセン病市民学会シンポジウムの記録を収載しております。同じ過ちを繰り返さないことへの一助として、ご一読ください。

最後に、年報の発行が滞っておりますことに対して、編集責任者として、こころよりお詫び申し上げます。

（事務局長・訓覇　浩）

年報2013　第９回交流集会記録
「戦前と戦後の無らい県運動を検証する」
「私たちが再び加害者の立場に立たないために」
「療養所で入所者の人権をどう守るか」　他

年報2014　第10回交流集会記録
「重監房資料館の新設の意味を考える」
「納骨堂を残すことはなぜ大切なのか」
「療養所の入所者の人権が守られるための制度を提案する」　他

年報2015　第11回交流集会記録
「ハンセン病問題に関する国連の取り組み」
「バトンをつなごう」
「いま初めて語る家族の思い」　他

年報2016　第12回交流集会記録
「奄美和光園の将来構想を考える」
「全療協の闘い」
「ハンセン病療養所の現状と課題」　他

年報2017　第13回交流集会記録
「大島青松園の過去・現在・未来」
「大島の人を語る」
「隔離の歴史をのこし、つなぐ」　他

年報2018　第14回交流集会記録
「沖縄におけるハンセン病隔離政策の歴史とその特徴」
「ハンセン病問題と沖縄の基地問題」
「家族訴訟が問う、国の加害責任とは？」　他

年報2019　第15回交流集会記録
「島を出た八重山人たち」
「回復者の人権と入所者自治を守るために」
「ハンセン病回復者が安心して暮らし続けるために」　他

＊いずれも定価1500円～1800円（税別）で頒布
＊お申し込み先　ハンセン病市民学会事務局
☎06-4394-7078

「ハンセン病市民学会年報」バックナンバーのご案内

年報2005　第１回交流集会記録
斎藤貴男「ハンセン病問題と現代社会を結んで考える」
シンポジウム「ハンセン病市民学会に期待するもの」
小林洋二「ハンセン病国賠訴訟の成果と将来の課題」　他

年報2006　第２回交流集会記録
小特集「胎児標本問題」
鎌田慧「ハンセン病とわたし」
徳田靖之「ハンセン病問題の現状と課題」　他

年報2007　第３回交流集会記録
宮坂道夫「重監房とは何だったのか」
黒坂愛衣・福岡安則
「子どもが差別を受けたことがいちばん悲しい」　他

年報2008　第４回交流集会記録
内田博文「今、なぜハンセン病問題基本法か」
小特集「ハンセン病問題基本法の成立」
神谷誠人「基本法で何が変わるのか、何を変えるのか」　他

年報2009　第５回交流集会記録
「入所者にとっての隔離の歴史」
シンポジウム「隔離の百年から共生の明日へ」
「啓発活動の在り方を検証する」　他

年報2010　第６回交流集会記録
「島の生活を語る」
「隔離の島から生まれた当事者運動」
「邑久長島大橋の架橋運動から学ぶもの」　他

年報2011　第７回交流集会記録
「ハンセン病回復者のいま」
「いま、ぬけだそう！手をつなぎ共に生きる社会へ」
「ハンセン病国賠訴訟の意義と今後の課題」　他

年報2012　第８回交流集会記録
「語れない言葉と向き合うために　東日本大震災とハンセン病と」
「療養所でいのちの意味を考える」
「今、菊池事件を問い直す」　他

ハンセン病市民学会年報2020・2021合併号

ハンセン病市民学会シンポジウム　第2回・第3回・第4回 記録

2024年7月8日　初版第1刷発行

編集·発行　ハンセン病市民学会
事務局
〒552-0001　大阪市港区波除4-1-37　HRCビル3階
TEL 06-4394-7078　FAX 06-4394-7079
振替 00910-7-332397
ホームページ　http://shimin-g-hp.jimdo.com

発売元　解放出版社
〒552-0001　大阪市港区波除4-1-37　HRCビル3階
TEL 06-6581-8542　FAX 06-6581-8552
東京事務所　〒113-0033 東京都文京区本郷1-28-36 鳳明ビル102A
TEL 03-5213-4771　FAX 03-5213-4777
振替 00900-4-75417　ホームページ https://www.kaihou-s.com

印刷　㈱国際印刷出版研究所

ISBN978-4-7592-6818-8　NDC304　287P　21cm